Kuni Becker

Die perfekte Frau und ihr Geheimnis

Eß- und Brechsucht:
Hilfen für Betroffene und Angehörige

Mit einem Vorwort von Prof. Dr. Volker Pudel

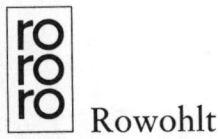

Rowohlt

Originalausgabe
Lektorat Heike Wilhelmi

Veröffentlicht im Rowohlt Taschenbuch
Verlag GmbH, Reinbek bei Hamburg, Januar 1994
Copyright © 1994 by Rowohlt Taschenbuch
Verlag GmbH, Reinbek bei Hamburg
Umschlaggestaltung Michaela Booth
Satz Sabon (Linotronic 500)
Gesamtherstellung Clausen & Bosse, Leck
Printed in Germany
1290-ISBN 3 499 19576 3

Morgenwonne

Ich bin so knallvergnügt erwacht.
Ich klatsche meine Hüften.
Das Wasser lockt. Die Seife lacht.
Es dürstet mich nach Lüften.

Aus meiner tiefsten Seele zieht
Mit Nasenflügelbeben
Ein ungeheurer Appetit
Nach Frühstück und nach Leben.

Joachim Ringelnatz

Inhalt

Vorwort

Kaum dreißig Jahre Schlaraffenland, und die Kehrseite eines Nahrungsmittelangebotes im Überfluß konturiert sich mehr und mehr. Unbefangenheit, Leichtigkeit, Spontaneität, aber auch Genuß, Erlebnis und Wohlgefühl weichen Angst, Kontrolle, Schuldgefühlen, Scham und Selbstwertzweifeln. Essen als Problem. Die Kalorie als Damoklesschwert.

Ein verhängnisvolles «Patentrezept», an dem auch die Wissenschaft nicht ganz unschuldig ist, wurde in die Öffentlichkeit getragen: Diät. Diät als die Wunderwaffe im Schlaraffenland gegen jedes Figurproblem. Und je mehr Blitz- und Crashkuren propagiert wurden, um so mehr Frauen, inzwischen aber auch immer mehr Männer, leiden unter Eßproblemen. Erst 1979 bekam eine der verbreiteten Eßstörungen von dem Londoner Psychiater Gerald Russell ihren Namen: Bulimia nervosa. Die Eß-/Brechsucht als Reaktion auf das Schlaraffenland, in dem nur Schlankheit zählt? Die Magersucht als ein Irrweg zur Selbstbehauptung? Der Kummerspeck als Resonanz von Lebensfrust und Trost? Eßanfälle als letzte Chance, sich das zu gönnen, was die Welt vorenthält?

Es gibt inzwischen viele Bücher und Ratgeber über Eßstörungen. Kuni Becker hat nicht nur ein weiteres Buch geschrieben, sondern eine umfassende Information, eine wissenschaftlich begründete Analyse und ein Unterstützungsprogramm für Betroffene und ihre Angehörigen entworfen. Sie erläutert Hintergründe, sie veranschaulicht die Problematik an Fallbeispielen, sie gibt hilfreiche Denkanstöße, und sie macht Mut. Das gesamte Buch basiert auf ihrer langjährigen therapeutischen Erfahrung; aus der sie die Überzeugung gewonnen hat: «Es dauert seine Zeit, doch Bulimie ist heilbar.»

Ich wünsche allen Leserinnen und Lesern dieses fundierten Buches, daß sie sich Seite für Seite überzeugen lassen: Es gibt Wege aus der Eßstörung; sie sind zwar steinig und kurvig, führen aber über kleine Schritte doch zum lebenswerten Ziel *genußvoll essen*.

Göttingen, im September 1993
Prof. Dr. Volker Pudel

Einführung

Seit Beginn der 70er Jahre wächst der Bekanntheitsgrad und wohl auch die Verbreitung von Eßstörungen rapide. Diese Entwicklung hat eine Vielzahl von Experten und Laien veranlaßt, sich für dieses Phänomen zu interessieren. Zunächst als Modefimmel schlankheitsgläubiger Teenager abgetan, erkannte man das abweichende Eßverhalten allmählich als zentrales Ausdrucksmittel einer ernsthaften Erkrankung, unter der Tausende junger Frauen litten. Eine wahre Publikationsschwemme war die Folge, und Störungen des Eßverhaltens gelangten zunehmend in die öffentliche Diskussion.

Diese Entwicklung läßt vermuten, daß der allgemeine Kenntnisstand in bezug auf dieses Thema heute recht zufriedenstellend sein müßte. Tatsache jedoch ist, daß trotz der oben beschriebenen Öffentlichkeitspräsenz dieser Erkrankungen sowohl bei vielen Betroffenen und deren Angehörigen als auch bei Ärzten, Psychologen und Ernährungsberatern * Unsicherheit und Unwissenheit über Eßstörungen vorherrschen. Sicher gibt es in diesem Personenkreis nicht wenige, deren diesbezügliche Wissenslücken auf Zeitmangel oder Desinteresse zurückzuführen sind. Andererseits stelle ich in den Briefen und Telefonaten von Hilfesuchenden immer wieder folgendes fest: Viele Personen mit Eßproblemen sowie deren Freunde und Angehörige sind nahezu verzweifelt bemüht, sich über Eßstörungen zu informieren und zu erfahren, was sie tun können, um zu helfen, beziehungsweise wie und wo sie selber Hilfe finden können.

Dieses Buch ist als Antwort auf all die Hilferufe gedacht, die mich in den letzten Jahren erreicht haben. Es werden keine Patentrezepte vermittelt, wie Sie die Bulimie in Rekordzeit loswerden oder jemandem helfen können, dies zu tun. Das Ziel ist zum einen, durch fun-

---

* Im alltäglichen Sprachgebrauch und in der Literatur ist es immer noch üblich, für Berufsbezeichnungen ausschließlich die männliche Form zu wählen. Im Zuge der Gleichberechtigung – und der Einfachheit halber – wird im weiteren Textverlauf diesbezüglich überwiegend die weibliche Ausdrucksform verwendet. Selbstverständlich werden Personen mit Eßstörungen von Therapeutinnen *und* Therapeuten behandelt.

dierte Informationen über die Bulimie und ihre Zusammenhänge ein besseres Verständnis für das Wesen dieser Erkrankung zu schaffen. Zum anderen soll das Buch sowohl den Angehörigen als auch den direkt Betroffenen Anregungen und Hilfestellungen geben, ihre eigene Situation einschätzen und positiv verändern zu können.

Dieses Buch kann und soll keine Psychotherapie ersetzen. Zwar werden Möglichkeiten gezeigt, sich selbst zu helfen. Es soll aber auch deutlich gemacht werden, daß die Heilungschancen durch Selbsthilfe begrenzt sind und es besser ist, sich professionelle Unterstützung zu organisieren, sobald diese Grenze erreicht ist. Dieser Schritt soll durch ausführliche Informationen in bezug auf Behandlungsmethoden und -formen, Kosten, Adressen, Literatur etc. erleichtert werden. Insofern kann das Buch als Motivation, Vorbereitung und möglicherweise auch als Begleitlektüre zu einer Psychotherapie verstanden werden.

Ich weiß nicht, mit welchen Voraussetzungen Sie an dieses Buch herangehen: Ob Sie selbst unter der Eßstörung leiden oder Angehörige(r) einer Erkrankten sind, ob Sie noch zögern oder bereits den festen Entschluß gefaßt haben, etwas zu verändern. Eventuell sind Sie noch unsicher, ob überhaupt eine Eßstörung besteht, und wollen Klarheit gewinnen. Möglicherweise haben Sie erst gerade entdeckt, daß Sie (oder Ihre Angehörige) unter Bulimie leiden; vielleicht leben Sie aber auch bereits seit Jahren in dem Wissen um die Eßprobleme und haben schon vieles ausprobiert, um diese «Schwäche» zu überwinden.

Wie immer Ihre Ausgangssituation auch sein mag – ich bitte Sie, die folgende Herangehensweise zu beherzigen:

- Nehmen Sie sich all die Zeit, die Sie für eine gründliche Bestandsaufnahme und für eventuelle Veränderungen brauchen. Lassen Sie sich hierbei von niemandem unter Druck setzen.
- Haben Sie Geduld, und stellen Sie sich darauf ein, daß der Entwicklungs- und Veränderungsprozeß sich über einen längeren Zeitraum – vielleicht über Jahre – erstrecken wird. Es braucht seine Zeit, um Einstellungen, Gefühle und Verhaltensweisen, die bereits seit langem bestehen, zu verändern.

- Gestehen Sie sich die Möglichkeit zu, auszuprobieren und experimentieren zu dürfen, ohne perfekt sein zu müssen.
- Rechnen Sie mit Schwierigkeiten und Rückschlägen, ihr Auftreten ist völlig normal.
- Nutzen Sie Rückschläge als Lernchancen, denn Ausrutscher weisen auf die Punkte hin, an denen man noch arbeiten könnte.
- Beschwindeln Sie sich nicht, aber überfordern Sie sich auch nicht. Zeigen Sie keinen falschen Stolz, wenn Sie feststellen, daß der Umgang mit den Problemen über Ihre Kräfte geht. Gönnen Sie sich Ruhepausen. Überprüfen Sie in diesen Situationen jedoch sorgfältig und ehrlich, ob es nicht günstiger wäre, sich professionelle Hilfe zu organisieren.

Es dauert seine Zeit, doch Bulimie ist heilbar. Ich wünsche Ihnen auf Ihrem Weg dorthin Mut, Geduld und den festen Willen zur Veränderung!

Teil I:

Allgemeine Informationen

Gestörtes und «normales» Eßverhalten

In diesem Buch geht es um gestörtes Eßverhalten. Um ein Verhalten als *gestört* bezeichnen zu können, muß man wissen, was *nicht gestörtes* Verhalten ist. Diese Abgrenzung ist oft nicht einfach. Menschen neigen dazu, das von der Mehrheit praktizierte Verhalten als *normal, nicht gestört, richtig* zu betrachten. Abweichendes Verhalten gilt entsprechend als *unnormal, gestört, falsch.* Die durch die Bevölkerungsmeinung vorgenommenen Etikettierungen *normal – unnormal* können sich im Laufe der Zeit stark verschieben. Besonders im Bereich von Mode und Kultur kann man häufig beobachten, daß Einstellungen oder Verhaltensweisen, die ursprünglich von der Mehrheit als extrem abweichend abgelehnt wurden, allmählich akzeptiert und sogar übernommen werden. Auch die Auffassung darüber, was ein *normales* und was ein *unnormales* Eßverhalten ist, scheint sich in der Bevölkerung in den letzten Jahrzehnten verändert zu haben. So ist beispielsweise das Diäthalten, früher eher eine Ausnahmesituation im Ernährungsalltag, heute allgemein als *normale* Verhaltensweise akzeptiert. Auch Männer achten heutzutage auf ihre schlanke Linie – etwa jeder sechste deutsche Mann hat bereits eine Diät hinter sich. Doch nach wie vor stellen die Frauen den größten Teil der Diäthaltenden. Ungefähr jede zweite westdeutsche Frau und ca. jede dritte Ostdeutsche hat schon mindestens eine Abmagerungskur durchgeführt.

Ebenso *normal* scheint es heute zu sein, Schwierigkeiten mit dem Eßverhalten zu haben. Experten vertreten zunehmend die Annahme, daß diese Schwierigkeiten im Eßverhalten zum Teil durch das Diäthalten erst provoziert werden. Etwa zwei Drittel der westdeutschen Frauen und sogar mehr als drei Viertel der ostdeutschen

Frauen klagen über Schwierigkeiten im Eßverhalten und nennen Süßhunger, Heißhunger und Essen in Gesellschaft als die belastenden Probleme. Ausgeprägt sind auch die Ernährungsschwierigkeiten der Männer: Gut die Hälfte der westdeutschen und drei Viertel der ostdeutschen Männer haben Probleme mit dem Eß- und Trinkverhalten. Die Probleme der Männer sind ähnlich gelagert wie die der Frauen; Männer haben jedoch offenbar stärkere Schwierigkeiten im Umgang mit Alkohol.

Man hat herausgefunden, daß die typischen Schwierigkeiten im Eßverhalten (Süßhunger, Heißhunger, streßbedingtes Essen) in enger Beziehung stehen zu der Häufigkeit, mit der in der Vergangenheit Diäten durchgeführt wurden. Diese Ergebnisse untermauern die Annahme, daß chronisches Diätverhalten einen Risikofaktor für die Entstehung gestörten Eßverhaltens darstellt. Vor dem Hintergrund des hohen Verbreitungsgrades von Diätverhalten in der weiblichen Bevölkerung besteht somit die Gefahr, daß die Vielzahl von Frauen und Mädchen, die häufiger Diät halten, sich mit ihrem Eßverhalten bereits im Übergangsbereich zum ernsthaft gestörten Eßverhalten befinden, das heißt als Risikogruppe für manifeste Eßstörungen (Anorexia und Bulimia nervosa) einzustufen sind.

Spontanes, unbefangenes Eßverhalten scheint eher selten geworden zu sein. Es hat vielfach einem Eßverhalten Platz gemacht, das längerfristig Schwierigkeiten bereitet. Bisher hat man eine «Störung» üblicherweise als eine Abweichung von der Norm betrachtet. Aufgrund der Normalität von Eßproblemen in der Gesamtbevölkerung kann aber heute nicht mehr davon ausgegangen werden, daß *normales* Eßverhalten auch *nicht gestört* bedeutet. Diese verwirrende Tatsache macht es schwierig, ernsthaft gestörtes Eßverhalten im Alltag zu erkennen. Leider wird dadurch auch ermöglicht, daß sich Erkrankungen wie Bulimia und Anorexia nervosa relativ unbemerkt verbreiten können, ohne daß rechtzeitig eingegriffen wird.

Im folgenden werden acht Kriterien genannt, die ein gestörtes Eßverhalten kennzeichnen. Sollte auch nur einer der genannten Punkte bereits seit mehreren Monaten auf Sie zutreffen, können Sie davon ausgehen, daß Ihr Eßverhalten entweder bereits gestört ist oder Sie

Ergebnisse einer Repräsentativumfrage im November 1990

Wie oft haben Sie bereits Schlankheitsdiäten durchgeführt?
(Mehrfachnennungen, Nennungshäufigkeit in Prozent)

	Frauen		Männer	
	West	Ost	West	Ost
noch nie	57,8	64,5	83,8	86,7
1–3mal	18,4	18,4	9,0	7,2
4–8mal	11,5	7,2	2,9	2,9
9–15mal	2,4	1,5	0,8	0,5
mehr als 15mal	1,7	1,5	0,4	0,2
regelmäßig	3,5	2,7	1,1	0,5
fast immer	4,7	4,2	1,9	2,0

Was bereitet Ihnen in Ihrem Eßverhalten die größten Schwierigkeiten?
(Mehrfachnennungen, Nennungshäufigkeit in Prozent)

	Frauen		Männer	
	West	Ost	West	Ost
Verlangen nach Süßem	33,7	46,0	22,1	36,3
Alkoholische Getränke	9,3	15,5	24,1	35,2
Essen in Gesellschaft	28,1	45,1	23,9	41,3
Langeweile	17,4	11,9	13,6	7,6
Streß	9,4	4,7	9,9	2,7
Heißhunger	23,2	35,8	20,1	33,2
Kalorienzählen	7,1	10,2	3,1	4,3
sich nicht trauen, sich satt zu essen	5,3	13,3	2,9	5,4
keine Schwierigkeiten	36,5	20,3	42,3	24,2

Quelle: Iglo-Forum (1991): Iglo-Forum-Studie '91: «Genußvoll essen – bewußt ernähren», Hamburg

zumindest dabei sind, eine ernsthafte, behandlungsbedürftige Eß-störung zu entwickeln. Je mehr der acht Kriterien mit Ihrem Eß-verhalten übereinstimmen, desto massiver sind Ihre Probleme. Höchste Zeit, etwas dagegen zu unternehmen!

Es kommt häufig vor, daß Menschen mit Eßproblemen ihre Schwierigkeiten bagatellisieren und sich selbst sowie andere mit der Bemerkung beruhigen, das sei «nur so eine Phase». Es kann durch-aus Zeiten geben, in denen sich das Eßverhalten deutlich verändert; zum Beispiel in Perioden besonderer Belastung (Prüfungen etc.) oder Freude (Verliebtsein etc.). Diese Veränderung ist jedoch üb-licherweise nur vorübergehend. Nach Abklingen der Ausnahme-situation kehrt man ohne besondere Probleme zum bisherigen Eß-verhalten zurück.

Daher ist es bei der Überprüfung der acht Punkte wichtig, ehrlich zu sich selbst zu sein:

- Falls (mindestens) ein Kriterium auf Sie zutrifft, bemühen Sie sich, genau hinzusehen, wie lange dieses Eßverhalten schon an-dauert. Sollte dies bereits länger als ca. sechs Monate der Fall sein, kann man nicht mehr von einer kurzfristigen Phase spre-chen, sondern muß davon ausgehen, daß sich das Problem verfe-stigt hat.
- Wenn die Veränderung des Eßverhaltens auf ein bestimmtes Er-eignis zurückzuführen ist, überlegen Sie bitte, ob es überhaupt noch einen eindeutigen Zusammenhang zu dieser Situation auf-weist oder ob es sich verselbständigt hat.

Kriterien für ein gestörtes Eßverhalten

1. Das Eßverhalten ist angstbesetzt:
Der Umgang mit Essen wird als ausgesprochen schwierig empfunden, und es bestehen diesbezüglich große Unsicherheiten.
Entscheidungen in bezug auf das Essen treffen zu müssen (wann,
was, wieviel) wird als Überforderung oder sogar Bedrohung erlebt. Essen ist eher mit Angst verbunden als mit Spaß und Genuß.

2. Das Eßverhalten ist überwiegend außenorientiert:
Körperliche Appetit- und Sättigungssignale werden nur unklar
wahrgenommen, und/oder es wird nicht angemessen darauf reagiert. Das heißt: Bei Hunger wird nicht (oder nur unregelmäßig)
gegessen, bei Sättigung nicht (oder selten) mit dem Essen aufge-
hört. Das Eßverhalten orientiert sich nicht (oder selten) an diesen
inneren Signalen, sondern hauptsächlich an äußeren Bedingungen wie Gelegenheit, Uhrzeit, Kalorienzahl, Anblick und Geruch
leckerer Speisen, Ort etc. Eine gewisse Außenorientiertheit in bezug auf das Essen läßt sich kaum vermeiden (z. B. durch festgelegte Pausen am Arbeitsplatz). Problematisch wird es, wenn auch
sonst, sozusagen «freiwillig», außenorientiert gegessen wird,
ohne auf innere Signale zu achten.

3. Das Eßverhalten ist rigide:
Es wird übermäßig kontrolliert und manipuliert, zum Beispiel
durch strenge Diätpläne und die Einteilung der Lebensmittel in
«erlaubte» und «verbotene». Der Umgang mit dem Essen ist
nicht flexibel und läßt keinen Raum für individuelle Bedürfnisse
und Vorlieben. Das Eßverhalten ist nicht spontan, entspannt und
unbefangen.

4. Das Eßverhalten ist chaotisch:
Es zeigt keine klare Struktur, entweder weil die Person nicht auf
einen geregelten Essensrhythmus achtet (Mahlzeiten werden
vergessen, zugunsten anderer Tätigkeiten ausgelassen, oder es

wird keine Zeit dafür eingeplant) oder weil sie sich außerstande sieht, eine klare Mahlzeitenstruktur herzustellen beziehungsweise einzuhalten (das Essen wirkt für die betroffene Person unbeherrschbar, und/oder es bestehen große Unsicherheiten darüber, wann, was und wieviel gegessen werden darf bzw. sollte).

5. *Das Eßverhalten ist abwechselnd rigide und chaotisch:*
Beispiel: Das stark kontrollierte Eßverhalten wird regelmäßig durch Heißhungeranfälle unterbrochen, bei denen die Menge und Dauer der Nahrungsaufnahme nicht mehr kontrolliert werden kann. Es besteht das Gefühl, dem Essen hilflos ausgeliefert zu sein.

6. *Das Eßverhalten als Mittel zur Streßbewältigung:*
Das Essen wird oft dazu benutzt, um mit unangenehmen Situationen oder intensiven Gefühlen fertig zu werden. Wechselnde persönliche Stimmungen wirken sich stets deutlich auf das Eßverhalten aus; es wird auf Stimmungsschwankungen hauptsächlich mit Mehr- oder Weniger-Essen oder mit dem Verzehr sonst gemiedener Nahrungsmittel reagiert.

7. *Das Eßverhalten ist extrem gewichtsabhängig:*
Das Essen wird maßgeblich unter dem Aspekt der Gewichtskontrolle betrachtet und ist mit entsprechenden Ängsten und Zwängen belastet. Es besteht ein übertriebener Wunsch nach Schlankheit – selbst bei Ideal- oder Untergewichtigkeit. Bereits eine geringe Gewichtszunahme löst entweder Resignation («Jetzt ist sowieso alles egal») mit nachfolgendem vermehrtem Essen aus oder aber starke Angst und die sofortige Einleitung von Gegenmaßnahmen (Fasten, Sport, Erbrechen, Abführmitteleinnahme, Appetitzüglergebrauch etc.).

8. *Das Eßverhalten kontrolliert die Gedanken:*
Ein großer Teil des Tages wird damit verbracht, zu überlegen, was (noch) gegessen werden darf oder sollte. Die gedankliche Be-

schäftigung mit Essen und Nicht-Essen fordert einen Großteil der Aufmerksamkeit und Energie, so daß andere Aktivitäten deshalb zu kurz kommen.

Möglicherweise haben Sie festgestellt, daß eines oder sogar mehrere der genannten Kriterien auf Sie zutreffen. Vermutlich sind Sie nun daran interessiert, zu erfahren, ob Ihr offenbar gestörtes Eßverhalten bereits als Bulimie-Erkrankung einzuordnen ist. Daher werden nun die Kriterien genannt, die üblicherweise benutzt werden, um eine Bulimia nervosa zu diagnostizieren.

Merkmale einer Bulimie

Man hat sich mittlerweile international darauf geeinigt*, daß die Diagnose *Bulimia nervosa* beim Vorliegen der folgenden Merkmale gestellt werden kann:

1. *Wiederholtes Auftreten von Eßanfällen.*
   Bei einer solchen Heißhungerattacke werden große Essensmengen in verhältnismäßig kurzer Zeit gierig verschlungen. Es besteht ein unwiderstehlicher Drang zu essen und/oder das Gefühl, das Eßverhalten während eines solchen Eßanfalles nicht unter Kontrolle halten zu können. Als Richtlinie für die Bulimie-Diagnose geht man von mindestens zwei Freßanfällen pro Woche über einen Mindestzeitraum von drei Monaten aus.

2. *Gebrauch verschiedener Methoden zur Gewichtskontrolle.*
   Um einer Gewichtszunahme nach einem Eßanfall entgegenzusteuern, wird regelmäßig zu Maßnahmen zur Gewichtskontrolle gegriffen. Selbst eingeleitetes Erbrechen ist wohl eine der häufigsten «Entleerungstechniken». Nach dem Erbrechen folgt oft ein erneuter Eßanfall, und anschließend wird wieder erbrochen, usw. Auch der Gebrauch von Abführmitteln, strenge Diäten beziehungsweise Fastenkuren oder übermäßige körperliche Betäti-

---

* Die diagnostischen Kriterien der Bulimia nervosa sind im DSM III-R (Diagnostic and Statistical manual for Mental disorders; 3. überarbeitete Auflage) festgelegt. Das ist ein international verwendeter Leitfaden zur Klassifikation psychischer Störungen, herausgegeben von der Amerikanischen Psychiatrischen Vereinigung (American Psychiatric Association).

gung sollen einen Gewichtsanstieg nach einem Heißhungeranfall verhindern. Der Mißbrauch von Medikamenten wie Appetitzügler, Schilddrüsenpräparate oder Entwässerungsmittel zum gleichen Zwecke kommt ebenfalls nicht selten vor. Diabetiker mit Eßstörungen vernachlässigen häufig absichtlich die Insulinbehandlung, um ihr Gewicht zu kontrollieren.

3. *Krankhafte Beschäftigung mit dem eigenen Gewicht und panische Angst vor einer Gewichtszunahme.*
Auffallend ist die andauernde, übertriebene Beschäftigung mit Figur und Gewicht. Es existiert eine scharf definierte Gewichtsgrenze. Die Furcht davor, dick(er) zu werden, ist extrem.

Eß-/Brechsüchtige sind sich der Abnormität ihres Eßverhaltens meist durchaus bewußt, und der aus dieser Einsicht resultierende Leidensdruck ist entsprechend groß. Einem Heißhungeranfall beziehungsweise einem Eß-Brech-Zyklus folgt daher üblicherweise eine depressive Stimmung, die geprägt ist von Schuld-, Ekel- und Schamgefühlen. Das Erlebnis, die Kontrolle über das Eßverhalten verloren zu haben, löst Frustration, Ärger und Selbstvorwürfe aus und mündet in dem Vorsatz, ab sofort das Eßverhalten und das Gewicht noch strenger zu kontrollieren. Dieses Vorhaben kann jedoch immer nur eine Zeitlang durchgehalten werden. Die rigide Kontrolle provoziert nahezu den nächsten Eßanfall. Üblicherweise mündet der verzweifelte Versuch, die Kontrolle über das Eßverhalten zurückzugewinnen, in einen Teufelskreis. Denn der Wechsel von Kontrollverlust und rigider Kontrolle nimmt bald eine Eigendynamik an, die für die Betroffenen nicht mehr steuerbar erscheint. Das Aussteigen aus eigener Kraft ist auch deshalb schwer, weil die Bulimikerin in ihrer panischen Angst vor einer Gewichtszunahme meist keine andere Möglichkeit sieht, als das Erbrechen als zwar unangenehme, aber bewährte Methode zur Gewichtskontrolle beizubehalten.

Möglicherweise haben Sie beim Durchlesen der zentralen Bulimie-Merkmale festgestellt, daß eines oder sogar mehrere der genannten Kriterien nicht oder nicht immer auf Sie zutreffen. Vielleicht betrachten Sie dies als Beweis dafür, gar nicht unter einer

Was bedeutet das Wort *Bulimie* eigentlich?

Bulimie ist abgeleitet aus den griechischen Wörtern *bous* = Ochse/Stier und *limos* = Hunger und bedeutet soviel wie *Stierhunger*, im übertragenen Sinn *Heißhunger*. Der Heißhungeranfall stellt zwar ein wichtiges Erkrankungsmerkmal dar, ist aber nur eins von mehreren zentralen Symptomen, die zusammen das Syndrom Bulimia nervosa bilden (das Beiwort *nervosa* bedeutet *seelisch bedingt*). Die Bezeichnung Bulimie ist also – genaugenommen – nicht ganz korrekt, denn sie basiert auf der einseitigen Hervorhebung eines Krankheitsmerkmales. Aus dem gleichen Grund ist auch der Name Eß-/Brechsucht nicht ganz richtig, da das Erbrechen nur eine von mehreren verwendeten Maßnahmen zur Gewichtskontrolle darstellt. Gleiches gilt für den Ausdruck Freß-/Kotzsucht, der häufig von den Betroffenen selbst verwendet wird, da sie diese drastische Benennung als zutreffender empfinden.

Selbstverständlich ist die korrekte begriffliche Definition des Syndroms für den wissenschaftlichen bzw. professionellen Umgang mit der Erkrankung von großer Wichtigkeit. Die Alternativbezeichnungen Bulimie und Eß-/Brechsucht haben jedoch in der Bevölkerung einen wesentlich größeren Bekanntheitsgrad als der Ausdruck Bulimia nervosa. Dieses Buch wendet sich an Laien. Es kann angenommen werden, daß die Leser vorrangig am praktischen Umgang mit der Erkrankung interessiert sind und weniger an theoretisch-definitorischen Aspekten. Daher werden im folgenden auch die Synonymbezeichnungen Bulimie und Eß-/Brechsucht bzw. Freß-/Kotzsucht verwendet.

Eßstörung zu leiden. Bitte überprüfen Sie in diesem Fall noch einmal ganz genau und ehrlich die eingangs beschriebenen acht Kriterien für ein gestörtes Eßverhalten (siehe Seite 20 f). Falls eins oder mehrere davon für Sie gültig sind, können Sie davon ausgehen, daß Sie ein gestörtes Eßverhalten haben. Wenn unter dieser Voraussetzung die Bulimie-Diagnosekriterien für Sie nicht zutreffen, ist es wahrscheinlich, daß Sie entweder nicht an einer typischen Bulimie, sondern an einer anderen Eßstörungsform erkrankt sind oder daß Sie noch nicht unter einer ausgeprägten Bulimia leiden, aber bereits auf dem Wege dorthin sind. In jedem Fall ist ein Be-Handlungsbedarf gegeben!

Abgrenzung von anderen Eßstörungen

Die Abgrenzung der verschiedenen Eßstörungsarten untereinander ist oft nicht einfach. *Anorexia nervosa (Magersucht)*, *Bulimia nervosa* und *Fettsucht* haben viele Gemeinsamkeiten und können sich stark überlappen. Erschwerend kommt hinzu, daß die unterschiedlichen Eßstörungsformen nicht selten im Verlauf der Erkrankung ineinander übergehen: Viele Anorektikerinnen haben (dauerhaft oder zeitweise) Eß-/Brechanfälle, so manche Bulimikerin oder Fettsüchtige blickt auf magersüchtige Phasen zurück. Nicht wenige Fettsüchtige schaffen es unter großen Mühen und Willensanstrengungen, ihr Gewicht auf einem Normal- oder Idealniveau zu halten, und sind deshalb nicht auf den ersten Blick als Fettsüchtige zu erkennen. Diese *latent Fettsüchtigen* geraten aufgrund der von ihnen durchgeführten extremen Gewichtskontrollmaßnahmen dem Krankheitsbild der Bulimia sehr nahe.

Damit angesichts dieser Vermischungsmöglichkeiten keine Verwirrung entsteht, muß manchmal auf augenfällige und zum Teil recht grobe Unterscheidungsmerkmale zurückgegriffen werden, um die typische Magersüchtige, Bulimikerin oder Fettsüchtige zu erkennen.

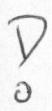

Die eindeutig Fettsüchtige unterscheidet sich von anderen Eßgestörten am deutlichsten durch das sichtbare Übergewicht der Betroffenen. Sie leidet üblicherweise ebenfalls unter Eßanfällen, es gelingt ihr – im Gegensatz zur Bulimikerin – jedoch nicht, ihr Gewicht durch Kontrollmaßnahmen (Diät, Erbrechen, exzessives Sporttreiben etc.) dauerhaft zu kontrollieren beziehungsweise zu reduzieren.

Die typische Magersüchtige fällt durch ihr deutliches Untergewicht auf, das sie jedoch nicht als solches zu registrieren scheint: Auch bei starker Abmagerung fühlt sie sich «zu fett», und die Angst, dick(er) zu werden, ist extrem. Anders als bei der Bulimikerin ist ihre psychische Situation nicht geprägt durch das Bewußtsein, an einer schweren Eßstörung zu leiden: Es fehlen das Krankheitsgefühl sowie ein Leidensdruck trotz ständiger Gewichtsabnahme und dem damit verbundenen Ausbleiben der Menstruation. Im Gegenteil kann man bei Magersüchtigen – auch bei extremer Abmagerung – Hyperaktivität und eine regelrecht euphorische Stimmung feststellen. Diese vermeintliche (!) Unbeschwertheit erreichen sie häufig, indem sie ihre Einstellung und ihr Verhalten dem Essen gegenüber im Sinne einer speziellen Ideologie oder Lebensphilosophie positiv umbewerten. Sie sehen ihre Symptomatik beispielsweise als Verwirklichung des Ideals einer asketischen Lebensweise, die oft verbunden ist mit der Vorstellung von Stärke, Überlegenheit und Triebbeherrschung. Im Gegensatz dazu empfindet sich die Bulimikerin bewußt als schwach, wertlos und schämt sich für ihr abweichendes Eßverhalten.

Auffällig ist auch eine außergewöhnlich stark ausgeprägte Fähigkeit zur Selbstkontrolle bei der eindeutig Magersüchtigen. Diese ermöglicht ihr, selbst bei minimalen Essensmengen das Eßverhalten konsequent zu zügeln, was der Bulimikerin aufgrund ihrer Schwierigkeiten mit der Selbstkontrolle nicht gelingt.

Wie immer abweichendes Eßverhalten auch deklariert wird, alle Eßstörungsformen haben eine Gemeinsamkeit: Die Kontrolle von Gewicht und Essen und damit verbundene Schwierigkeiten sind von extremer Wichtigkeit für die betroffene Person und bilden den Dreh- und Angelpunkt des täglichen Lebens. In diesem Buch wird speziell auf diese Aspekte eingegangen. Aus diesem Grund kann davon ausgegangen werden, daß auch Frauen, die nicht unter einer typischen Bulimia, sondern einer Eßstörungsmischform leiden, von der Lektüre profitieren können.

Bulimie bei Männern

Die Bulimia galt bisher als typische Frauenkrankheit. In den letzten Jahren häufen sich jedoch die Hinweise darauf, daß zunehmend auch Männer von dieser Eßstörung betroffen sind. Eine Untersuchung in der ehemaligen Bundesrepublik im Jahr 1990 * ergab sogar, daß genausoviel Männer wie Frauen Anzeichen für ein bulimisches (Eß-) Verhalten zeigen. Die genaue Abschätzung des Vorkommens von Bulimie bei Männern ist schwierig. Es wird angenommen, daß sie noch stärker als Frauen dazu neigen, ihre Eß-/Brechsucht zu verheimlichen, weil die Bulimie als ausgesprochene Frauenkrankheit bekannt ist. Da Männer außerdem eine höhere Hemmschwelle haben, sich bei seelischen Problemen mitzuteilen und professionelle Hilfe in Anspruch zu nehmen, gelangen Bulimieerkrankungen von Männern nur selten in die Statistiken. Entsprechend konnten diesbezügliche Untersuchungen bisher nur an sehr kleinen Stichproben bzw. an Einzelfällen durchgeführt werden. Ein Großteil des Wissens, das man über männliche Bulimiker gesammelt hat, stammt aus den USA, wo die Bulimie insgesamt besser erforscht ist als bei uns.

Die bisher untersuchten eß-/brechsüchtigen Männer waren bei Krankheitsbeginn ca. 22 Jahre alt, etwas älter also als bulimische Frauen. Genauso wie weibliche Bulimikerinnen weisen auch die Männer einen relativ hohen Bildungsstand auf. Unterschiede hinsichtlich der Persönlichkeitsmerkmale von bulimischen Frauen und Männern konnte man nicht feststellen.

---

* Ernährungsbericht 1992, Kapitel 3: Ausgewählte sozio-kulturelle Einflüsse auf das Ernährungsverhalten. Herausgegeben von der Deutschen Gesellschaft für Ernährung e. V., Feldbergstr. 28, 60323 Frankfurt/M.

Das Eßverhalten der männlichen Bulimiker gleicht weitgehend dem der weiblichen Betroffenen. Die Männer benutzen offenbar lediglich seltener Abführmittel, Diuretika und Appetitzügler, um ihr Gewicht zu regulieren. Während alle bulimischen Frauen unter einer krankhaften Angst vor dem Dickwerden und Störungen der Körperwahrnehmung leiden, sind diese Merkmale bei männlichen Eß-/Brechsüchtigen nicht immer vorhanden.

Im Vergleich zu anderen Männern sind männliche Bulimiker in der Kindheit und Vorpubertät häufiger übergewichtig gewesen, machen mehr Diäten und wiegen sich öfter. Außerdem weist ihr Gewicht stärkere Schwankungen auf.

Es gibt deutliche Hinweise darauf, daß eß-/brechsüchtige Männer erhebliche Probleme in der psychosexuellen Entwicklung und mit der Geschlechtsrollenidentität haben. In bisherigen Untersuchungen wurde festgestellt, daß Homosexualität bei Bulimikern häufiger vorkommt als bei anderen Männern. Unabhängig von homo- oder heterosexuellen Neigungen weisen bulimische Männer insgesamt ausgeprägte Ängste vor Beziehungen und größere Hemmungen und Unsicherheiten im sexuellen Verhalten auf. Auffallend wenige sind verheiratet bzw. haben Partnerin oder Partner, vergleichsweise viele wohnen bei den Eltern oder allein.

Das derzeitige Wissen über die Bulimie bei Männern ist noch sehr fragmentarisch. Bisher hat man kein klares Bild darüber gewinnen können, welche Faktoren diese Eßstörung bei Männern bedingen und aufrechterhalten. Entsprechend war es auch noch nicht möglich, gezielte Behandlungsmöglichkeiten zu entwickeln. Weiterführende systematische und detaillierte Untersuchungen sind notwendig.

Dieses Buch wendet sich trotz der offenbar zunehmenden Zahl von bulimischen Männern an Frauen. Warum? Nun, dies scheint mir die «sauberste» Lösung zu sein, um Mißverständnisse und Verwirrungen zu vermeiden, denn

- von wenigen Ausnahmen abgesehen, basiert das aktuelle Wissen über die Eß-/Brechsucht auf Erfahrungen, die man mit bulimischen Frauen gemacht hat;
- der derzeitige Informationsstand läßt in weiten Bereichen keine

Stellungnahmen und Ratschläge zu, die zuverlässig auch für Männer gelten;

- nach wie vor ist der weit überwiegende Teil der Erkrankten weiblich.

Selbstverständlich können auch betroffene Männer Nutzen aus der Lektüre dieses Buches ziehen. Sie müssen jedoch noch genauer als die Leserinnen überprüfen, ob die Informationen und Verhaltensvorschläge für sie gültig sind.

Sandra –
die perfekte Frau und ihr Geheimnis

Natürlich ist jeder Mensch, der an Bulimia nervosa erkrankt ist, ein einzigartiges Individuum, das seine ganz persönlichen lebensgeschichtlichen Erfahrungen, eigene Gefühle, Meinungen und Überzeugungen in sich trägt. Jedoch hat man inzwischen herausgefunden, daß – abgesehen von den abweichenden Eßgewohnheiten – bei vielen Bulimikerinnen bestimmte Gemeinsamkeiten in bezug auf ihre Lebensgeschichte, ihre Denk- und Gefühlswelt und ihr Verhalten erkennbar sind. Auch scheint diese Erkrankung in bestimmten Bevölkerungsgruppen häufiger vorzukommen. Die Betroffenen stammen offenbar vorwiegend aus Familien der Mittel- und Oberschicht, viele besitzen Abitur oder einen Hochschulabschluß beziehungsweise eine akademische Ausbildung. Der Erkrankungsbeginn liegt am häufigsten zwischen dem Pubertätsalter und dem zwanzigsten Lebensjahr; das Durchschnittsalter beträgt ca. 24 Jahre. Üblicherweise liegt eine Vorgeschichte mit wiederholten, zum Teil drastischen Diätversuchen vor. Meist dauert es etwa fünf Jahre, bis die Betroffene das erste Mal professionelle Hilfe in Anspruch nimmt.

Die 22jährige Sandra, die wegen ihres Eßproblems zu mir in die Beratung kam, vereint viele der Merkmale, die man häufig bei Bulimikerinnen beobachten kann. Ihre Geschichte erscheint mir daher als geeignetes Beispiel, um eine Bulimie zu skizzieren und deren Verlauf zu veranschaulichen.

Sandra hatte sich telefonisch an mich gewandt und um einen Beratungstermin wegen ihrer Eßstörungen gebeten. Sie wisse nicht mehr weiter und brauche dringend Hilfe. Ihre Stimme klang gedrückt, es schien ihr sehr schlecht zu gehen.

Als Sandra drei Tage später zur vereinbarten Zeit im Institut erscheint, bin ich zunächst verblüfft. Anstelle des erwarteten Häufchen Elends kommt eine sehr lebhaft und heiter wirkende junge Frau auf mich zu und begrüßt mich strahlend. Sie ist hübsch, schlank, hat eine peppige Frisur, ist modisch gekleidet, dezent geschminkt.

Es gehe ihr heute bereits wesentlich besser, erzählt sie, da sie ihr Eßverhalten seit vorgestern im Griff habe. Deshalb habe sie schon überlegt, den Beratungstermin bei mir abzusagen. Aber dann sei es ihr «irgendwie» doch besser erschienen zu kommen. Meine Telefonnummer hatte sie schon vor Monaten von einer Freundin erhalten, aus verschiedenen Gründen jedoch immer wieder gezögert, anzurufen: Oft gab es Phasen, in denen das Gefühl vorherrschte, gar nicht krank zu sein und keine ernsthaften Probleme zu haben. Wenn sich schließlich doch Zweifel an ihrer Gesundheit meldeten, dann war sie unsicher, ob die Schwierigkeiten, die sie hatte, überhaupt schlimm genug waren, um eine Beratung in Anspruch nehmen zu können. Außerdem war sie sicher, ihre Probleme allein in den Griff bekommen zu können, wenn sie sich nur etwas mehr anstrengen würde. In Zeiten, in denen es ihr richtig schlecht ging, war es ihr einfach unmöglich erschienen, jemand anderes die «abartigen Sachen» zu offenbaren, die sie tat.

Ich bitte sie, mir von diesen «abartigen Sachen» zu erzählen. Sandra berichtet von ihren Heißhungeranfällen mit anschließendem Erbrechen, die sie fast täglich hat. Begonnen hatte alles vor etwa vier Jahren, als sich ihr damaliger Freund wegen einer anderen Frau von ihr trennte. Diese Trennung war ein Schock für Sandra, und sie machte sich viele Gedanken darüber, welche Vorzüge die «andere» wohl im Vergleich zu ihr hatte. Insgeheim vermutete sie, diese Frau sei äußerlich attraktiver als sie selbst und daher begehrenswerter. Um ihr angeknackstes Selbstwertgefühl (das ohnehin nicht besonders ausgeprägt war) aufzubauen, begann sie, Diät zu halten. Das hatte sie zwar vorher auch schon ab und zu gemacht, aber diesmal war es ein besonders strenger Diätplan, den sie eine ganze Zeit eisern durchhielt und damit auch fast zehn Kilogramm abnahm. Zwar war sie vorher nicht übergewichtig gewesen, aber nun hatte sie ein richtiges Mannequingewicht. Sie erhielt viele Komplimente für ihre tolle Figur, genoß die Aufmerksamkeit und fühlte sich «irgendwie wertvoller».

Nach dem Abitur zog sie in eine andere Stadt und nahm dort ihr Studium auf. Diese Umstellung fiel ihr sehr schwer. Alles war so fremd: die neue Wohnung, die Stadt, das Studium. Sie fühlte sich einsam und war viel allein. Es kam immer häufiger vor, daß sie sich mit Essen tröstete. Zunächst ganz bewußt, aber mit der Zeit kam es häufiger zu Heißhungeranfällen, bei denen sie manchmal riesige Mengen an Nahrung wahllos in sich hineinstopfte. Hinterher war sie jedesmal todunglücklich über diesen «Ausrutscher». Sie konnte sich nicht erklären, warum ihr das immer wieder passierte. Was ihr aber die größten Sorgen bereitete, war ihr ständig steigendes Gewicht. Sie fühlte sich fett und unförmig und versuchte immer wieder, diese «Entgleisungen» durch strenge Diätpläne wieder auszubügeln, was ihr aber stets nur kurzfristig gelang.

Alle Probleme schienen gelöst, als sie in einer Frauenzeitschrift zufällig auf einen Artikel über Eß-/Brechsucht stieß. Dort berichtete eine betroffene Frau über ihre Schwierigkeiten. Die interessanteste Information war für Sandra der «Trick» mit dem Erbrechen. Warum war sie noch nicht von allein darauf gekommen! Erbrechen war die Lösung: Nun konnte sie essen, soviel sie wollte, und doch nicht zunehmen.

Eine Zeitlang fühlte sie sich mit ihrem neuen «Wundermittel» recht gut. Sie ging dazu über, Eßanfälle regelrecht zu planen. Es konnte ja nichts passieren, sie hatte ja die Möglichkeit, hinterher alles «ungeschehen» zu machen. Manchmal hatte sie zwar so ein Gefühl, daß das irgendwie nicht in Ordnung war, was sie da tat, aber intensiver dachte sie nicht darüber nach. Denn bisher – so fand sie – brachte ihr diese Methode nur Vorteile: Sie bekam Komplimente wegen ihrer Figur, sie selbst konnte sich besser leiden und all das essen, was sie sich früher aus Figurgründen verboten hatte. Selbstverständlich sprach sie mit niemandem über ihre Heißhungerattacken und das Erbrechen, das wäre zu peinlich gewesen, denn «normal» fand sie das, was sie tat, ja nicht gerade. Mit der Zeit veränderte sich ihre Hochstimmung jedoch. Sie hatte die Kontrolle über das Essen und Erbrechen verloren. Es kam nun immer öfter zu Eßanfällen mit anschließendem Erbrechen – nicht nur mehr zu Hause, sondern beispielsweise auch in der Uni. Selbst wenn sie gerade eine ihrer häufigen Diäten durchführte, war sie den ganzen Tag über fast nur noch damit beschäftigt, an Essen und Erbrechen zu denken: wann die nächste Gelegenheit dazu sein würde, was sie dann alles essen wollte und wo sie alles am schnellsten wieder «loswerden» könnte. Bald hatte sie herausgefunden, wo es in der Uni abgelegene Toiletten gab, in denen sie ungestört erbrechen konnte. Sie ging dazu über, möglichst allein zu essen, denn sie fand es unangenehm, in Gegenwart anderer etwas zu sich zu nehmen. Sie fühlte sich dann beobachtet und konnte sich nicht auf das Essen konzentrieren. Sandra benutzte immer häufiger Ausreden, um gemeinsame Mahlzeiten zu vermeiden. Auch in der Freizeit zog sie sich zunehmend von anderen zurück, um ungestört essen und erbrechen zu können. Bald drehte sich ihr ganzes Leben nur noch um ihre Eß-/Brechanfälle.

Anders als am Anfang ging es ihr jedoch danach nun sehr schlecht. Sie fühlte sich deprimiert, ekelte sich vor sich selbst, machte sich Vorwürfe. Sie faßte den Entschluß, mit ihren merkwürdigen Eßgewohnheiten aufzuhören und wieder «ganz normal» zu essen. Jedoch mußte sie schnell feststellen, daß sie dies längst nicht mehr so einfach konnte. Der Drang zu fressen war einfach zu groß, um ihn beherrschen zu können, und die Angst vor einer Gewichtszunahme zu stark, um hinterher nicht zu erbrechen. Außerdem hatte sie jetzt so häufig Eßanfälle, daß ihr Gewicht ständig schwankte und sie trotz Erbrechen zunahm. Deshalb achtete sie noch stärker als früher darauf, ihr Gewicht zu kontrollieren. Sie stellte unentwegt neue, strenge Diätpläne auf, mit denen sie ihr Eßverhalten in den Griff bekommen wollte, und probierte öfters neue Schlankheitsmittel aus. Sie ging jetzt auch häufig zum Sport und achtete insgesamt darauf, sich viel zu bewegen. Aber je mehr Mühe sie sich gab, die Kontrolle wieder zu erlangen, um so schlimmer schien alles zu werden. Sie war ständig erschöpft und müde, es fiel ihr zunehmend schwerer, sich auf ihr Studium zu konzentrieren. Immer wieder kam es zu Heißhungeranfällen, denen sie sich hilflos ausgeliefert fühlte. Mittlerweile hatte sie das Gefühl, das Essen und Erbrechen habe sich wie eine unsichtbare Wand zwischen sie und das Leben gestellt – als Hindernis und Schutzwall zugleich. Sie hatte den Eindruck, das Leben zwar wahrzunehmen, nicht aber daran teilnehmen zu können, zwar mit anderen Menschen zusammenzusein, aber keinen wirklichen Kontakt zu ihnen zu haben. Als ihr dies klar wurde, war Sandra verzweifelt, dachte sogar an Selbstmord. Es erschien ihr unmöglich, aus diesem Teufelskreis jemals wieder herauszufinden.

Eines Abends – Sandra war wieder einmal mitten in einem Freßanfall – klingelte es an ihrer Wohnungstür. Durch den Spion sah sie, daß es eine Mitstudentin war, mit der sie sich in der letzten Zeit angefreundet hatte. Spontan beschloß Sandra trotz Eßanfall, die Tür zu öffnen und der Bekannten von ihrem Problem zu erzählen. Die beiden sprachen den ganzen Abend miteinander. Sandra war danach sehr erleichtert, sich endlich einmal offenbart zu haben. Diese Bekannte war es auch, die von unserem Institut gehört hatte und Sandra die Telefonnummer besorgte.

Nachdem wir über Sandras Eßverhalten gesprochen haben, stelle ich kurz einige Fragen über ihre Lebenszusammenhänge: Sie studiert im 6. Semester Medizin – bisher recht erfolgreich. Jedoch macht ihr das Studium keinen Spaß, und sie hat zunehmende Schwierigkeiten, das Arbeitspensum zu schaffen. In letzter Zeit überlegt sie häufig, ob sie nicht vielleicht besser eine andere Ausbildung beginnen sollte. Sie denkt dabei meist an den Beruf, den sie eigentlich hatte erlernen wollen: Logopädin. Den Gedanken daran verwirft sie jedoch stets wieder, da sie dies ihren Eltern nicht antun könnte. Für die Eltern war es damals, als Sandra so hervorragende Abiturnoten mit nach Hause brachte, ganz klar gewesen, daß ihre Tochter Medizin studieren würde. Sandra hatte zwar protestiert, sich dann aber doch gefügt. Zum einen wollte sie keinen Streit, und zum anderen würden die Eltern schon wissen, was gut für sie sei. Ihre Eltern sind sehr stolz auf die Leistungen ihrer Tochter, und Sandra möchte ihre Gefühle nicht verletzen, indem sie sich undankbar zeigt.

Der Kontakt zu den Eltern (der Vater ist leitender Angestellter, die Mutter Hausfrau) ist auch heute noch recht gut, obwohl sie 250 km entfernt wohnen. In der Woche wird öfter miteinander telefoniert, und mindestens einmal im Monat fährt Sandra nach Hause. Die Eltern sind über Sandras Tagesablauf informiert, anstehende Entscheidungen werden selbstverständlich gemeinsam besprochen. Besonders zur Mutter hat Sandra eine gute Beziehung. Mit ihr kann Sandra über alles sprechen. Sie haben keine Geheimnisse voreinander – nur über die Eßstörung hat Sandra ihr (und auch dem Vater) nichts erzählt.

Ich frage Sandra, ob denn zu Hause niemand ihre Eßanfälle bemerke oder sich über ihre Eßgewohnheiten wundere. Sandra berichtet, sie erzähle immer, sie sei gerade «auf Diät». Die gemeinsamen Mahlzeiten lasse sie meist aus oder esse spezielle Diätgerichte; die Heißhungeranfälle fänden heimlich in ihrem Zimmer statt. Die Eltern sähen es als positiv an, daß Sandra so auf ihr Äußeres achte. Die Mutter mache selber häufiger Diäten und habe daher Verständnis für die Figursorgen ihrer Tochter. Der Vater schüttele zwar manchmal den Kopf über den «Diätfimmel» der beiden, äußere sich aber anerkennend über eine erfolgreiche Gewichtsabnahme.

Obwohl Sandra bereits seit drei Jahren ein eigenes Apartment im Studentenwohnheim bewohnt, fällt es ihr schwer, in ihrer Universitätsstadt heimisch zu werden. Zwar fühlt sie sich nicht mehr so verloren wie am Anfang und hat relativ viele Bekannte, mit denen sie ab und zu etwas unternimmt, doch das innere Einsamkeitsgefühl besteht fort. Sie hat keine Probleme, Kontakte zu jungen Männern zu bekommen, und hatte auch schon festere Partnerbeziehungen. Doch sobald die Beziehungen intensiver wurden, fühlte sie sich «irgendwie gestreßt» und zog sich zurück. Obwohl sie sich einen Freund wünscht, vermeidet sie im Moment näheren Kontakt zu Männern aus Furcht, den auf sie zukommenden Anforderungen nicht gewachsen zu sein. Sie sehnt sich nach einer «richtigen» Freundin, die sie versteht und der sie sich anvertrauen kann. Obwohl Sandra sich große Mühe gibt, liebenswürdig und hilfsbereit zu sein, entwickeln sich ihre Beziehungen zu Frauen aber selten über relativ unverbindliche Bekanntschaften hinaus. Trotz ihrer Sehnsucht nach einer innigen Freundschaft ist diese Unverbindlichkeit Sandra oft auch ganz recht. So bleibt ihr mehr Zeit für ihre täglichen Eß-/Brechrituale und für ihr liebstes Hobby: Sport. Es ist ihr so wichtig, ihr Sportpensum – viermal die Woche – einzuhalten, daß sie selbst wichtige Termine deshalb verschiebt und zum Beispiel auch trainiert, wenn sie krank ist. Sie braucht sportliche Aktivitäten einfach, um sich «normal» zu fühlen.

Gegen Ende des Gesprächs fällt mir auf, daß sich mein anfänglicher Eindruck von Sandras Lebhaftigkeit verändert hat und ich ihre Art und ihr Äußeres nun eher als maskenhaft empfinde. Sandra scheint immer zu lächeln, selbst wenn sie mir traurige oder unangenehme Dinge erzählt. Beim näheren Hinsehen fallen mir die leichten Schwellungen und Rötungen der Augenlider auf; an ihrem rechten Zeigefinger bemerke ich schwielenartige Hautveränderungen – verräterische Zeichen, die auf häufiges Erbrechen schließen lassen. Obwohl sie ein so attraktives Äußeres hat, wirkt ihr Körper nicht richtig anwesend. Sandra gestikuliert wenig und verändert ihre – recht unbequeme – Sitzhaltung die ganze Beratungszeit über kaum.

Bemerkenswert ist, daß Sandra – obwohl sie offensichtlich massive Probleme in mehreren Lebensbereichen hat – lediglich die Schwierigkeiten mit dem Essen deutlich zu registrieren scheint. Das zeigt sich bereits zu Beginn unserer Sitzung in ihrer Antwort auf meine Frage, wie sie sich derzeit insgesamt fühle: «Eigentlich geht es mir ganz gut, wenn bloß das Essen nicht wäre...» Auch nachdem sie mir von all ihren anderen Schwierigkeiten erzählt hat, ist der Dreh- und Angelpunkt ihrer Gedanken deutlich das Eßproblem, verbunden mit ihrer Angst vor einer Gewichtszunahme. In der Beseitigung ihrer Eß- und Gewichtssorgen scheint sie die Lösung all ihrer Lebensprobleme zu sehen.

Entsprechend wünscht sie sich von mir Tips, mit deren Hilfe sie ihr Eßverhalten möglichst schnell normalisieren kann. Sie bittet mich weiter darum, ihr einen ausgewogenen Diätplan zu erstellen, denn sie möchte ihre Gesundheit nicht länger durch ihr ungünstiges Eßverhalten ruinieren. Ihr Ziel ist es, auf möglichst «gesunde» Art einige Pfunde abzunehmen.

Verständlich daher ihre Enttäuschung, als ich ihr erkläre, daß ihre Probleme meiner Ansicht nach vielfältiger und schwerwiegender sind, als ihr das bisher klargewesen ist, und daß mit der Beseitigung ihrer Eßschwierigkeiten alle anderen Sorgen nicht automatisch auch gelöst sind. Es leuchtet ihr jedoch ein, daß Probleme, die sich über mehrere Jahre hinweg aufgebaut haben, nicht in wenigen Wochen durch ein paar Tips verschwinden werden. Sie muß auch zugeben, daß rein ernährungsbezogene Ratschläge keinen Nutzen für sie haben würden, da sie selber im Laufe ihrer Diätkarriere zur Ernährungsspezialistin geworden ist und alle Informationen über gesundes Essen in- und auswendig kennt. Ich erkläre ihr, welche angemessenen Hilfsmöglichkeiten es für sie gibt, und wir sprechen über Sandras diesbezügliche Ängste und Bedenken.

Am Schluß der Sitzung vereinbaren wir, daß Sandra sich die Zeit nimmt, die sie braucht, um die von mir erhaltenen Informationen zu überdenken. Sie wird mich anrufen, wenn sie sich sicher ist, daß sie bereit ist, ihre Schwierigkeiten anzupacken.

Das bulimische Verhalten

Das allgemeine Eßverhalten

Auf den ersten Blick ist für Außenstehende meist kein extrem abweichendes Eßverhalten feststellbar. In Gegenwart anderer essen Bulimikerinnen (wenn sie überhaupt an gemeinsamen Mahlzeiten teilnehmen) üblicherweise ausgesprochen diszipliniert und sind recht wählerisch in der Auswahl ihres Essens. Daß sie fast immer «auf Diät» sind, fällt kaum auf, da dies heute bei Frauen eine eher übliche Verhaltensweise ist.

Die Einstellung Eß-/Brechsüchtiger dem Essen gegenüber ist geprägt durch die Einteilung von Nahrungsmitteln in *erlaubte* und *verbotene*. Erlaubtes Essen ist meist eiweißbetonte typische Diät-Nahrung wie Quark, Joghurt, Salat und Obst. Verboten sind gewöhnlich fette und süße Dickmacher, das heißt fett- und kohlenhydratreiche Speisen wie Kuchen, Süßigkeiten und Pudding.

Nicht selten findet man eine – im Prinzip begrüßenswerte – Vorliebe für vollwertige Ernährung, oft verbunden mit ausgeprägtem Ernährungswissen. Für diese Gruppe der Betroffenen bezieht sich die Einstellung zur Nahrung zunächst auf die Differenzierung zwischen *gesundem* und *ungesundem* Essen. Als erlaubt *(gesund)* werden dabei vollwertige Nahrungsmittel betrachtet, worunter die Betroffenen besonders Obst, Gemüse und Salat verstehen. Als verboten *(ungesund)* gelten zum Beispiel Weißmehlprodukte und Speisen, die Zucker enthalten. Bei genauerem Hinsehen verbirgt sich hinter dieser Einteilung also häufig doch die Unterscheidung in Diät-Nahrung und Dickmacher.

Das Eßverhalten außerhalb eines Heißhungeranfalls wird meist bestimmt durch mehr oder weniger rigides Diäthalten auf der Basis der erlaubten Nahrungsmittel. Auffallend ist die häufig festzustellende Unregelmäßigkeit in bezug auf Essenszeiten und Menge des Essens. Für die Nahrungsaufnahme wird im Tagesablauf oft keine oder ungenügend Zeit eingeplant, die benötigte Essensmenge oft unter- oder überschätzt. Es kommt jedoch auch vor, daß Betroffene zu festgelegten Zeiten relativ normal essen, sich jedoch danach regelmäßig erbrechen. Interessant ist, daß trotz des oft ausgeprägten Wissens über Ernährung meist eine extreme Unsicherheit besteht, zum Beispiel im Hinblick auf angemessene Häufigkeit und Menge der täglichen Nahrung.

Chronisches Diäthalten

Bulimikerinnen haben meist schon ungezählte Diäten und Diätversuche hinter sich. Das häufige Diäthalten stellt einen gravierenden Eingriff in das ursprünglich autonom funktionierende Hunger-und-Sättigungs-System dar.

Das bleibt nicht ohne Folgen. Experten vertreten zunehmend die Annahme, daß Schwierigkeiten im Eßverhalten zum Teil durch Diäthalten erst provoziert werden. Erste wissenschaftlich fundierte Hinweise auf diesen Zusammenhang gab bereits eine 1950 in den USA durchgeführte, lange Zeit nicht beachtete amerikanische Studie[*]. In einem Hungerexperiment mit 36 jungen, gesunden Männern erhielten die Versuchspersonen sechs Monate lang nur die Hälfte ihrer gewohnten Nahrungsmenge. Die Folgen: Heißhungerattacken, gestörtes Sättigungsgefühl, Befindlichkeitsstörungen, abgesenkter Grundumsatz, stagnierende Gewichtsabnahme und eine überproportionale Zunahme des Fettgewebes nach Wiedererlangung des Startgewichtes.

[*] Keys, A., et al. (1950): The biology of human starvation. Minneapolis, University of Minnesota Press

Eine der wesentlichsten Grundlagen des chronischen Diäthaltens ist die Annahme, man könne das Körpergewicht über eine verstandesmäßige Kontrolle beliebig verschieben und damit dauerhaft regulieren, ohne daß körperliche und seelische Beeinträchtigungen entstehen. Daß dies nicht klappt, zeigen die frustrierenden Erfahrungen von Millionen Abnahmewilligen und zunehmend auch wissenschaftliche Untersuchungen.

Während einer Diät ist üblicherweise eine Verlangsamung oder gar ein Stillstand der Gewichtsabnahme sowie die meist rasche Gewichtszunahme nach Beendigung der Diät zu beobachten. Die *Setpoint-Theorie* geht davon aus, daß sich der Organismus mit Hilfe verschiedener Kompensationsmechanismen aktiv gegen einen Gewichtsverlust wehrt. Denn eine Gewichtsabnahme würde eine Unterschreitung des *natürlichen Soll-Gewichtes* (Set point) und somit eine Beeinträchtigung des biologischen Gleichgewichtes bedeuten.

In mehreren Studien wurde festgestellt, daß der Organismus auf eine Drosselung der Energiezufuhr (= Diät) mit einer Reduzierung der Stoffwechselaktivitäten reagiert. Er funktioniert sozusagen auf Sparflamme, was die Kalorienverbrennung und damit die Gewichtsabnahme verlangsamt. Man nimmt an, daß dieser Mechanismus sich im Laufe der durch viele Hungersnöte geprägten Evolution als Überlebensschutz entwickelt hat.

Es gibt Hinweise darauf, daß diese Anpassungsprozesse des Stoffwechsels auch nach der Beendigung einer Diät aktiv sind: Die nach Abschluß der Hungerperiode zugeführten Kalorien werden vom Organismus um ein Vielfaches effizienter verarbeitet als nach einer Phase normaler Energiezufuhr. Daraus resultiert häufig ein rapider Gewichtsanstieg.

Mittlerweile hat man festgestellt, daß sowohl längerfristiges als auch wiederholtes Diäthalten die beschriebenen Stoffwechsel-Anpassungsprozesse – und damit indirekt das Körpergewicht – beeinflussen: Mit jeder erneuten Diätphase scheint eine Gewichtsabnahme langsamer und eine Gewichtszunahme nach Beendigung einer Diät schneller zu erfolgen, da der Stoffwechsel offenbar nach jeder Diät länger braucht, um sich zu normalisieren. Der aus häufigen Diätversuchen paradoxerweise resultierende allmähliche Gewichtsanstieg, der oft sogar über das Vor-Diät-Gewicht hinausgeht, wird als *Jo-Jo-Effekt* bezeichnet.

Die Anpassungsreaktion des Organismus auf eine Hungersnot (= Diät) trägt auf fatale Weise zur Aufrechterhaltung gestörten Eßverhaltens bei: Da Bulimikerinnen häufig Diät halten, ist davon auszugehen, daß sich ihr Grundumsatz entsprechend gesenkt hat und dies auch noch einige Zeit nach Beendigung jeder Diät so bleibt. Da der Organismus in dieser Phase mit relativ wenig Energie (=Kalorien) auskommt, ist eine normale Nahrungsmenge für ihn bereits eine «Überernährung», die er sogleich als Energiereserve für schlechte Zeiten in seinen Fettdepots speichert. Damit passiert aber genau das, wovor die Betroffene panische Angst hat: Sie nimmt zu. Der Gewichtsanstieg bei normaler Nahrungszufuhr bestärkt sie in der Annahme, ihr Gewicht durch strenge Diät und/oder durch häufiges Erbrechen halten zu können. Als Folge greift sie verstärkt auf diese Maßnahmen zurück, jedoch mit der gleichen beunruhigenden Konsequenz: Ihr Organismus stellt sich auf diese Mangelernährung ein, indem er den Energieverbrauch drosselt, und die Betroffene nimmt nach Diätende gleich wieder zu. So ist die Bulimikerin quasi gezwungen, ihr gestörtes Eßverhalten immer weiter aufrechtzuerhalten, um ihr Gewicht halten zu können. Der einzige sinnvolle Ausweg aus diesem Dilemma erfordert von ihr Mut und starke Nerven: Sie muß einen ersten Gewichtsanstieg in Kauf nehmen und eine Zeitlang eine ausreichende und angemessene Nahrungsmenge essen, bis sich die beschriebenen körperlichen Anpassungsprozesse zurückgebildet haben und sich ihr Organismus wieder an die Aufnahme normaler Nahrungsmengen angepaßt hat.

Ist das Diäthalten exzessiv und nähert sich dem Bereich der absichtlichen Unterernährung, verbunden mit deutlichem Untergewicht, so hat dies nachhaltige Auswirkungen auf den gesamten Organismus. Es kommt zu Unregelmäßigkeiten oder Ausbleiben der Menstruation bis hin zur Unfruchtbarkeit. Bei einer starken Gewichtsabnahme verringert sich auch die Herzmuskelmasse. Daraus resultiert ein erniedrigter Blutdruck und die Gefahr von Herzversagen. Unterernährung geht üblicherweise mit einem Absinken des Kaliumspiegels einher, was zu lebensbedrohlichen Herzrhythmusstörungen führen kann. Auch die Nierenfunktion wird durch exzessives Diäthalten beeinträchtigt. Dies äußert sich zum Beispiel in häufigem Urinieren (auch nachts) und vermehrtem Durst. Weiter kann durch den Kaliummangel die Muskulatur des Verdauungstraktes so erschlaffen, daß es zu einer Verzögerung der Magenentleerung und einer Abnahme der Darmentleerung kommen kann. Diese Störungen zeigen sich durch Völlegefühl, Sodbrennen, Wiederhochkommen der Nahrung und Verstopfung.

Eßanfälle

Die Auffassung bulimischer Personen darüber, ab welcher Nahrungsmenge ein Eßanfall beginnt, ist subjektiv sehr unterschiedlich. Die Spannbreite reicht vom Essen eines «verbotenen» Schokoriegels bis hin zum Verschlingen exzessiver Nahrungsmengen im Bereich zwischen 1000 und 10 000 Kalorien.

Bedingungen, die einen Heißhungeranfall zu begünstigen scheinen, sind das Alleinsein zu Hause, besonders nach dem Unterricht beziehungsweise nach der Arbeit. Die bevorzugte Zeit ist der späte Nachmittag oder der Abend. Ansonsten kommen Heißhungerattacken zu jeder Tages- und Nachtzeit vor. Üblicherweise finden die Eßanfälle – die Betroffenen empfinden den Ausdruck *Freßanfall* vielfach als zutreffender – im Verborgenen statt und werden sorgsam verheimlicht. Es gibt jedoch Betroffene, bei denen der Drang, übermäßig zu essen, so stark wird, daß sie trotz der Anwesenheit anderer einen Heißhungeranfall starten. Die Dauer einer Heißhungerattacke kann einige Minuten bis hin zu Stunden betragen. Die innere Stimmung vor Beginn einer Heißhungerattacke wird von vielen als «unruhig» oder «ungeheuer angespannt» beschrieben.

Viele planen einen Eßanfall im voraus. Es wird bereits lange vorher überlegt, wann sich im Tagesablauf ein günstiger Zeitpunkt für einen Heißhungeranfall bietet. Oft steht die Möglichkeit, «fressen» zu können, sogar im Mittelpunkt der Tagesplanung. In diesem Zusammenhang wird meist auch gezielt für einen Eßanfall eingekauft. Andererseits berichten viele Betroffene davon, eine Heißhungerattacke komme für sie völlig überraschend, wie ein «Hurrikan aus heiterem Himmel». Sie fühlen sich dann von ihren Eßgelüsten völlig überrumpelt und überwältigt, als würde «eine fremde Macht» Besitz von ihnen ergreifen. Der Drang bzw. die Gier zu essen («Freßdruck») erscheint dann unbeherrschbar und wird begleitet von der Furcht, einmal angefangen, nicht mehr mit dem Essen aufhören zu können. Die meisten Betroffenen haben das Gefühl, die Kontrolle über das eigene Eßverhalten und die aufgenommene Essensmenge völlig verloren zu haben. Wirkliche Hungergefühle sind vergleichsweise selten Auslöser einer solchen Attacke. Häufiger sind es als unangenehm erlebte Gefühlszustände wie Traurigkeit, Langeweile, Enttäuschung, Einsamkeit oder Ängstlichkeit. Unabhängig davon, ob ein Freßanfall nun geplant oder überraschend stattfindet, sein Ablauf wird oft wie ein Ritual auf immer gleiche Weise zelebriert.

Auffallend ist meist die sorgsame Unterscheidung zwischen Nahrung, die gegessen wird, und Nahrung, die (während einer Heißhungerattacke) gefressen wird. Während erlaubte Nahrungsmittel (meist eiweißbetonte Diätnahrung) gegessen werden, besteht das gefressene Essen größtenteils aus verbotenen Nahrungsmitteln (fett- und kohlenhydratreiche Speisen). Häufig wird auch der Eßanfall mit erlaubten Nahrungsmitteln eingeleitet und geht dann in das Hinunterschlingen verbotener Speisen über.

Ein wichtiger Aspekt für die Nahrungsauswahl bei einem Heißhungeranfall ist offenbar auch, daß die Speisen ohne großen Zubereitungsaufwand verfügbar sind. Manchmal ist auch eine Unterscheidung zwischen *weichen* und *harten* Eßanfällen möglich. Bei einem weichen Anfall wird Wert darauf gelegt, daß keine große Kauarbeit geleistet werden muß. Es werden also möglichst weiche Nahrungsmittel verschlungen, wie zum Beispiel Pudding, roher Kuchenteig oder Eis. Entsprechend werden bei einem harten Eßanfall harte Nahrungsmittel gegessen, die regelrecht zermalmt werden. Während eines Freßanfalls wird meist viel getrunken (oft Cola). Das geschieht hauptsächlich, um durch die große Flüssigkeitsmenge das anschließende Erbrechen zu erleichtern. Auch die Nahrungsmittelauswahl bei einem Freßanfall zeigt vielfach einen rituellen Charakter, indem dazu stets die gleichen Nahrungsmittel in gleicher Reihenfolge verwendet werden.

Gefressen wird meist, ohne auf den Geschmack der Nahrung zu achten; auch ein Sättigungsgefühl wird nicht gespürt. Üblicherweise wird weit über die Sättigungsgrenze hinaus gegessen, bis die Aufnahmekapazität des Magens erreicht ist («zum Platzen voll»). Die Erschöpfung und das Bedürfnis, schlafen zu gehen (um «alles zu vergessen») oder die Anwendung von Entleerungspraktiken, das heißt selbst eingeleitetes Erbrechen, Einnahme von Abführmitteln (Laxantien) oder Entwässerungsmitteln (Diuretika), beenden den Freßanfall. Eine längerfristige Reaktion auf einen Heißhungeranfall ist häufig strenges Diäthalten – eventuell unterstützt durch Appetitzüglereinnahme – und/oder exzessive körperliche Betätigung.

Das bulimische Eßverhalten wirkt sich meist extrem belastend auf die Finanzen der Bulimikerin aus, denn die täglich verschlungenen Nahrungsmengen wollen bezahlt werden. Viele Betroffene verfügen nur über ein geringes und unregelmäßiges Einkommen, da sie noch in der Ausbildung sind. Oft noch auf elterliche finanzielle Unterstützung angewiesen, wissen sie nicht, wie sie denen den chronischen Geldmangel erklären sollen. Ähnlich geht es den Bulimikerinnen, die in einer Wohngemeinschaft mit anderen (Partner, Freunde, Kommilitonen etc.) leben, die meist nichts von der Eßstörung wissen. Sie müssen den Mitbewohnern die ständige Ebbe in der Haushaltskasse und das Verschwinden von Lebensmitteln plausibel machen. Es kommt sogar vor, daß manche Eß-/Brechsüchtige stehlen, um ihr Eßverhalten zu finanzieren.

Die durch regelmäßige Eßanfälle entstehenden gesundheitlichen Beeinträchtigungen sind gravierend und vielfältig: Übelkeit, Völlegefühl, Blähungen, Schwellungen des Unterbauches, Kopfschmerzen, Schwindel, Taubheit und Kribbeln in Fingern und Zehen, Entzündungen der Bauchspeicheldrüse bis hin zur akuten Magenerweiterung und dem Risiko eines Magendurchbruchs.

Regelmäßiges Erbrechen

Nach einem Heißhungeranfall hat die Betroffene üblicherweise mit körperlichem und seelischem Unwohlsein zu kämpfen. Sie ist erschöpft und hat meist Magenschmerzen, fühlt sich «aufgedunsen» und «fett», ist deprimiert und ärgerlich, daß *es* trotz aller guten Vorsätze und Versprechungen wieder passiert ist. Am liebsten würde sie alles ungeschehen machen. Hinzu kommt die extreme Angst, durch die beim Eßanfall verschlungenen Nahrungsmittel an Gewicht zuzunehmen.

In der aufkommenden Panik wollen viele nur eins: die Kontrolle über das eigene Eßverhalten wiedererlangen und die gefährlichen Kalorien möglichst schnell wieder loswerden – egal wie. Den meisten erscheint in dieser Situation das Erbrechen als die wirksamste Entleerungsmethode. Die Effektivität dieser Gewichtskontrollstrategie wird jedoch überschätzt: Durch Erbrechen gelingt es nicht, alle Kalorien aus dem Magen zu entfernen, so daß es bei häufigerem Auftreten von Eß-/Brech-Zyklen doch zu einem Gewichtsanstieg kommen kann.

Außer zur Gewichtskontrolle wird das Erbrechen als Möglichkeit benutzt, innere Anspannung abzubauen. Der Vorgang des Erbrechens selbst ist nicht mit Gefühlen des Genusses oder der Befriedigung verbunden; er löst statt dessen Selbsthaß und massive Abscheu vor dem eigenen Tun aus. Aber danach empfinden die Betroffenen üblicherweise ein Gefühl der Entspannung und der Leichtigkeit.

Die meisten Bulimie-Erkrankten beginnen erst ein bis vier Jahre nach dem Einsetzen von Heißhungeranfällen mit dem Erbrechen. Viele erfahren von dieser «idealen» Gewichtskontrollmethode durch Freundinnen oder auch durch Zeitungsberichte.

Das Erbrechen – die Betroffenen ziehen den Ausdruck «Kotzen» vor – erfolgt üblicherweise im direkten Anschluß an einen Freßanfall. Es wird meist schon zu Beginn der Heißhungerattacke fest einkalkuliert. Es wird erbrochen, indem ein Finger oder ein Gegenstand (Löffel, Zahnbürste) in den Rachen gesteckt wird. Wenn häufig der Finger zum Auslösen des Würgereflexes benutzt wird, können Hautabschürfungen, Schwielen oder Narben an den Fingern oder auf dem Handrücken entstehen. Manche erbrechen aber auch ohne Hilfsmittel durch willkürliche Muskelkontraktionen oder indem sie sich über die Toilette gebeugt auf den Bauch drücken.

Vielfach wird direkt nach dem Erbrechen ein erneuter Eßanfall gestartet; Überessen und Erbrechen können so mehrfach aufeinander folgen. Während das Erbrechen im Anschluß an einen Heißhungeranfall anfangs eher einen rituellen Charakter hat, wird es später immer mehr zu einer Zwangshandlung. Die Häufigkeit des Erbrechens variiert stark; manche Betroffene erbrechen nur ein paarmal im Monat, manche bis zu zwanzigmal täglich.

Durch regelmäßiges Erbrechen werden wichtige Körperfunktionen wie das Verdauungs- und Atmungssystem sowie die Nieren- und Herztätigkeit stark beeinträchtigt. Die entstehenden gesundheitlichen Schädigungen können lebensbedrohlich sein. Elektrolytstörungen, Herzrhythmusstörungen, Tetanie, Schädigung der Nieren, Haarausfall, Hamsterbacken, das heißt aufgedunsene Wangen aufgrund der Schwellungen der Ohrspeicheldrüsen, Zahnschmelzschäden durch ständige Übersäuerung der Mundhöhle bis hin zum Zahnverfall, Entzündungen des Rachenraumes durch Einführen des Fingers oder anderer Gegenstände zum Auslösen des Brechreizes, Entzündungen der Speiseröhre infolge des Rückflusses von Magensaft, Sodbrennen, chronische Heiserkeit, Schwierigkeiten und Schmerzen beim Schlucken, Risiko eines Speiseröhrenrisses, Verzögerung der Magenentleerung durch gastrische Atonie. Es wird außerdem angenommen, daß durch häufiges Erbrechen die natürliche Sättigungsgrenze nach oben verschoben wird: Da die aufgenommene Nahrung zum großen Teil wieder erbrochen wird, erfährt der Organismus selten das Gefühl, satt zu sein. Der Sättigungsmechanismus fordert daraufhin immer größere Essensmengen, bis er das Signal *satt!* gibt. Das bedeutet, daß die Betroffenen immer mehr essen müssen, um noch ein Sättigungsgefühl zu verspüren.

Eine weitere Folge von häufigem Erbrechen ist die Störung des Säure-Basen-Haushalts und der Elektrolyte. Daraus resultiert langfristig ein Kaliumverlust, der wiederum zu Muskelschwäche, Herzrhythmusstörungen, Erschlaffung der Darmmuskulatur u. a. führt. Durch den extremen Flüssigkeitsverlust bei häufigem Erbrechen kann es zu Austrocknung kommen.

Gefährlich können auch die Auswirkungen des Erbrechens auf das Atmungssystem sein, da Magensäure und Mageninhalt in Luftröhre und Bronchien angesaugt werden. Die resultierende Irritation dieser Struktur zeigt sich durch Husten, es kann auch zu einer lebensgefährlichen Lungenentzündung (Aspirations-Pneumonie) kommen.

Abführmittelmißbrauch

Für Abführmittel (Laxantien) wurden im Jahre 1990 in den alten Bundesländern 270 Millionen DM ausgegeben. Dem Abführmittelmißbrauch wird dadurch Vorschub geleistet, daß Laxantien rezeptfrei in jeder Apotheke zu bekommen sind.

Als Maßnahme zur Gewichtsregulation * (und das ist häufig der Zweck der Einnahme) sind Abführmittel vollkommen ungeeignet: ein regelmäßiger Stuhlgang steht objektiv in keinerlei Zusammenhang zum eigentlichen Körpergewicht. Entscheidend ist hier für viele Frauen wohl der subjektive Eindruck, nach dem Stuhlgang «leichter» zu sein und einen flacheren Bauch zu haben.

Laxantien führen erst zu einer Entleerung des Darms, nachdem die meisten Kalorien bereits vom Körper aufgenommen worden sind. Wenn bei Abführmittelgebrauch trotzdem anfänglich ein gewisser Gewichtsverlust festzustellen ist, so liegt dies hauptsächlich am Flüssigkeitsverlust, der durch das Abführmittel ausgelöst wurde. Der Flüssigkeitsverlust wird jedoch vom Organismus schnell durch das Einlagern von Wasser wieder ausgeglichen, was zu einer Wiederzunahme an Gewicht führt.

---

* Angaben zu Publikationen, in denen eine detaillierte Beurteilung von Schlankheitsmitteln vorgenommen wird, finden Sie in der Literaturliste.

Bei regelmäßigem Gebrauch (und der ist vorprogrammiert!) sind gesundheitliche Beeinträchtigungen wie Störungen des Säure-Basen-Haushalts und der Elektrolyte zu erwarten (Stuhlgang ist kaliumreich!). Der dadurch verursachte Kaliummangel bewirkt Muskelschwäche, die selbstverständlich auch die Darmmuskulatur betrifft. Diese erschlafft, was letztendlich zur Darmträgheit führt. Die Einnahme von Laxantien verstärkt also genau das Übel, das ja eigentlich bekämpft werden sollte. Da machen auch die als «natürlich» angebotenen Abführmittel aus Aloe, Rharbarber, Faulbaumrinde oder Sennesblättern keine Ausnahme. Weitere medizinische Risiken bei Abführmittelmißbrauch sind Durchfall, Unterbauchschmerzen, vermehrte Wassereinlagerungen (Ödeme), Blutungen im Magen-Darm-Trakt und Trommelschlegelfinger. Auch Fettdurchfall, bei dem ungespaltenes Fett in großen Mengen als flüssige, beim Abkühlen erstarrende Masse abgeschieden wird, tritt auf.

Mißbrauch von Entwässerungsmitteln

Besonders pflanzliche Entwässerungsmittel (Attichwurzel, Birkenblätter, Brennesselkraut u. a.) werden heute häufig in Schlankheitsmitteln angeboten. Der Hinweis auf die «natürlichen» Inhaltsstoffe suggeriert dabei Ungefährlichkeit und erhöht die Akzeptanz dieser Präparate gerade bei gesundheitsbewußten Frauen ungemein.

Der Gebrauch von Entwässerungsmitteln (Diuretika) zur Gewichtsregulation ist jedoch unsinnig, denn auch hier basiert eine Gewichtsabnahme auf schnell wieder ausgeglichenen Flüssigkeitsverlusten. Entwässerungsmittel sollten nur unter ärztlicher Kontrolle eingenommen werden. Sinnvolle Anwendungsmöglichkeiten für Diuretika sind hauptsächlich erkrankungsbedingte Wassereinlagerungen (Ödeme), Behandlung von Herzschwäche und Bluthochdruck sowie eine Durchspülungstherapie bei entzündlichen Erkrankungen der ableitenden Harnwege. Ernsthafte gesundheitsschädigende Folgen ergeben sich bei einem Diuretika-Mißbrauch vor allem durch die gesteigerte Ausscheidung von Körperflüssigkeit und Salzen, wobei die Fähigkeit der Körperzellen zur Rückresorption zunehmend vermindert wird. So kommt es bald zu Störungen des Elektrolythaushaltes, speziell zum gefährlichen Absinken des Kaliumspiegels. Ein Kaliummangel beeinträchtigt die Muskelfunktionen, kann also – da auch das Herz ein Muskel ist – zu Herzschwäche führen. Weitere Auswirkungen von Diuretika-Mißbrauch sind: ein ungünstiger Anstieg des Blutfettgehalts und der Harnsäurewerte, ein hoher Calcium- und Blutzuckerspiegel, ein Absinken des Natrium- und Magnesiumspiegels sowie Austrocknung.

Bei Absetzen von Entwässerungspräparaten nach längerem Mißbrauch kann es zu vermehrten Wassereinlagerungen im Körper kommen. Hier heißt es, die Nerven zu bewahren: Die vermehrte Wasseransammlung ist harmlos und vorübergehend! Jedoch ist die damit verbundene kurzzeitige Gewichtszunahme von den Betroffenen schwer zu ertragen, und leider führt dies oft zur Wiederaufnahme des Diuretikagebrauchs.

Appetitzüglermißbrauch

Das Wirkprinzip von Appetitzüglern ist die zentrale Stimulation des Stoffwechsels und des Energieverbrauchs sowie zum Teil auch die Hemmung des Appetit- und Sättigungszentrums im Gehirn. Für die Dauer der Einnahme kommt es zu einer kurzfristigen Gewichtsabnahme durch die Appetithemmung. Nach dem Absetzen des Präparates erfolgt jedoch eine rasche Wiederzunahme, das heißt, es ist kein Langzeiterfolg erzielbar. Mit einer unkontrollierten und langfristigen Einnahme von Appetitzüglern ist eine hohe Suchtgefahr verbunden. Außerdem lösen die Inhaltsstoffe eine ganze Reihe drastischer Nebenwirkungen aus, wie zum Beispiel Bewußtseinsstörungen, Persönlichkeitsveränderungen, Konzentrationsstörungen, Erregungszustände, Reizbarkeit, Schlafstörungen, Erschöpfungs-

zustände und Herzrhythmusstörungen. Die Einnahme von Appetitzüglern ist also insgesamt abzulehnen. Sie bringen keine anhaltenden Abnahmeeffekte, sind aber mit hohen Nebenwirkungsrisi-
ken belastet. Appetitzügler wurden deshalb bereits 1986 unter ärztliche Verschreibungspflicht gestellt. Trotzdem wurde in deutschen
Apotheken mit dem Verkauf von Appetitzüglern zum Beispiel im
Jahr 1987 ein Umsatz von knapp 70 Millionen DM erzielt, denn
sehr schnell brachten die Anbieter zahlreiche nicht-rezeptpflichtige
Nachfolgepräparate auf den Markt. Viele Verbraucher denken, daß
diese rezeptfreien Präparate harmlos sind, doch auch sie beinhalten
aufgrund ähnlicher Inhaltsstoffe die beschriebenen Gefahrenquel-
len.

Exzessives Sporttreiben

An Bulimie erkrankte Personen versuchen oft, eine Gewichtszunahme zu verhindern oder eine Abnahme zu erreichen, indem sie
viel Sport treiben und so zusätzlich Kalorien verbrennen. Dazu werden bereits praktizierte sportliche Aktivitäten intensiviert, vielfach
wird aber auch erst im Rahmen der Eßstörung ein sportliches Interesse entwickelt, das zuvor nicht bestand.

Die Übergänge zwischen wünschenswerter Aufmerksamkeit der
körperlichen Fitneß gegenüber und übermäßigem Trainieren sind
fließend. Vorsicht ist angebracht, wenn die sportlichen Aktivitäten
zwanghaften Charakter annehmen und anfangen, den Tagesablauf
der Betroffenen zu beherrschen. In diesem Fall entsteht meist das
Gefühl, nicht «richtig» zu sein, wenn nicht trainiert worden ist. Es
wird zum Beispiel auch bei Krankheit oder Müdigkeit Sport getrie-
ben, und selbst wichtige Ereignisse werden als Störung dieser Rou-
tine empfunden. Oft bestimmt das Trainingsausmaß auch, was gegessen werden darf und was nicht.

Die Folgen des körperlichen Raubbaus durch die permanente Belastung bis an die Grenzen der physischen Leistungsfähigkeit zeigen

sich unter anderem durch Probleme mit Muskeln und Knochen, Unregelmäßigkeiten oder Ausbleiben der Menstruation, Schwächeanfälle, Schwindel, Müdigkeit und Unkonzentriertheit. Da der Organismus durch das chaotische Eßverhalten meist ohnehin in keinem besonders guten Zustand ist, sind langfristige gesundheitliche Schädigungen unausweichlich.

Seelische und soziale Hintergründe

Jeder Mensch, der direkt oder indirekt von Bulimie betroffen ist, stellt sich natürlich die Frage nach den Ursachen dieser Erkrankung. Derzeitige Erklärungsansätze beziehen sich im wesentlichen auf drei Ebenen:

1. Die Gesellschaft
2. Die Familie
3. Die Persönlichkeit

Die bisherigen Erfahrungen zeigen, daß die Gründe für eine Bulimieerkrankung meistens nicht nur in einem der genannten Bereiche zu suchen sind. Je nach individueller Lebensgeschichte können gesellschaftliche, familiäre und persönlichkeitsbezogene Faktoren eine gleichwertige oder unterschiedlich große Rolle in bezug auf die Entstehung und Aufrechterhaltung der Bulimie spielen. Ein generell gültiges Ursachenmuster für die Bulimieentstehung konnte bisher nicht festgestellt werden. Es muß daher stets auf die Einzelperson bezogen erforscht werden, welche Gründe zur Entwicklung der Bulimie beigetragen haben.

Möglicherweise können Sie bereits das erste Durchlesen des folgenden Kapitels nutzen, um Ihrem eigenen Eßproblem auf die Spur zu kommen. Achten Sie darauf, welche Begründung der Bulimieentstehung Sie spontan am meisten interessiert und berührt, auf welchen Ansatz Sie mit Zustimmung oder vielleicht auch mit starker Ablehnung reagieren. Wenn eine Erklärung unmittelbar intensive Gefühle bei Ihnen auslöst, ist das ein recht sicheres Zeichen dafür, daß sie eine besondere Bedeutung für Sie hat.

Seien Sie jedoch nicht beunruhigt, wenn Sie keine deutlichen

Hinweise durch Ihre Gefühle erhalten. In diesem Fall betrachten Sie die beschriebenen Erklärungsansätze einfach als Anregungen zum Nachdenken. Nehmen Sie sich die Zeit, die Sie brauchen, um diese neuen Informationen «sacken» zu lassen und einzuordnen.

Die Gesellschaft

Es gibt eine ganze Reihe von möglichen persönlichen Gründen, warum jemand eine bulimische Erkrankung entwickelt. Jedoch auch bei der ganz individuellen Spurensuche kommt man nicht umhin, einen Blick auf die gesamtgesellschaftlichen Zusammenhänge zu werfen, die die Entstehung, Verfestigung – und vor allem oft jahrelange Geheimhaltung – einer solch schwerwiegenden Erkrankung möglich machen. Jede Epoche hat ihre Modekrankheiten: In unserer Gesellschaft scheint eine gewisse Bereitschaft zu bestehen, einem gestörten Eßverhalten einen Boden für die Entwicklung zu bieten. Nur so läßt sich die fast epidemieartige Ausbreitung der Eß-/ Brechsucht erklären. Als Dreh- und Angelpunkt dieser Überlegungen kann der starke Wunsch nach Schlankheit betrachtet werden. Der Schlankheitswahn ist zum einen zentrales Merkmal manifester Eßstörungen, zum anderen sind heute alle Bevölkerungsschichten davon besessen.

Der Schlankheitskult

Eine «gute» Figur gilt heute als Symbol für Jugend, Schönheit und Gesundheit, ist Garant für eine dynamische, leistungsfähige und attraktive Ausstrahlung. Kurz: Schlankheit ist heute eine Qualitätsbezeichnung, ein ästhetisches Werturteil und daher höchst erstrebenswert. Diese Botschaft ist allgegenwärtig: in der Werbung, in den Medien, in der Mode, in zahlreichen Buchpublikationen. Der zugrunde gelegte Maßstab ist dabei ebenso eng wie unklar – es gilt einfach, möglichst schlank zu sein.

Galten in früheren Zeiten füllige Menschen als humorvoll, ausgeglichen und gemütlich, werden sie heute eher diskriminiert. Dicke werden – bereits von Kindern – als willensschwach, unzuverlässig, faul, inkompetent und zügellos betrachtet und beurteilen selbst ihresgleichen auch so.

Eine im Herbst 1990 durchgeführte Untersuchung zum Attraktivitätsideal der Deutschen * (repräsentativ für die alten Bundesländer) ergab folgende Resultate: Die superschlanke, jugendlich-sportliche Figur wurde von der Bevölkerung eindeutig als am attraktivsten bewertet, obwohl nur die wenigsten Befragten selbst dieser Traumfigur entsprachen. Frauen wie Männer waren also der Ansicht «schlanker ist schöner», jedoch scheinen die Männer das Attraktivitätsideal für sich selbst nicht in so hohem Maße als verbindlich zu betrachten wie die Frauen. Denn die Diskrepanz zwischen Wunsch und Wirklichkeit – die bei Männern und Frauen gleichermaßen zu beobachten war – löste bei den Frauen offenbar mehr Unzufriedenheit und konkrete Veränderungswünsche aus als bei den Männern: Nur die Hälfte (55 Prozent) der weiblichen Befragten fanden ihr derzeitiges Gewicht *richtig* (Männer 65 Prozent), und ca. 38 Prozent stuften sich als *zu dick* ein (Männer 25 Prozent). In der gleichen Studie gaben ca. 40 Prozent der Frauen (und 24 Prozent der Männer) an, ihr Gewicht bzw. ihre Figur verändern zu wollen. Daß diese Veränderungsbestrebungen keine bloßen Lippenbekenntnisse sind, zeigt der deutliche Konjunkturaufschwung, den ganze Industrie- und Berufszweige durch das Schlankheitsstreben der Deutschen erfahren haben.

Vom Wunsch der Bevölkerung nach einer guten Figur profitieren Lebensmittel-, Sport-, Kosmetik- und Bekleidungsindustrie, Reformhäuser, Naturkostläden, Apotheken, Autoren und Verlage, Schlankheits- und Schönheitsinstitute, Sanatorien, Ernährungsberater, Diätassistenten sowie Ärzte und Psychotherapeuten.

---

* Ernährungsbericht 1992, Kapitel 3: Ausgewählte sozio-kulturelle Einflüsse auf das Ernährungsverhalten. Herausgegeben von der Deutschen Gesellschaft für Ernährung e. V., Feldbergstr. 28, 60323 Frankfurt/M.

Der Markt der Schönheits- und Schlankheitsindustrie ist inzwischen unüberschaubar geworden. Allein im Zeitraum zwischen 1985 und 1990 sind 666 Bücher zum Themenkomplex Schlankheit und Gewichtsabnahme auf dem deutschen Markt erschienen, das entspricht etwa zehn neuen Schlankheits-Büchern pro Monat. Nicht enthalten sind in dieser Bilanz wissenschaftliche Arbeiten sowie die vielen Diätprogramme, die immer wieder in den verschiedenen Koch-, Diät-, Frauen- und Mädchenzeitschriften offeriert werden.

All die im Grunde positiven Entwicklungen der letzten Jahre – der Trend zum gesünderen Leben, die stärkere Hinwendung zu den Bedürfnissen von Körper und Seele, die in Mode gekommene Sportlichkeit – sind längst fest in der Hand der Schlankheitsindustrie. Für jedes «Life-Style-Concept» gibt es ein individuelles Diätprogramm: umweltbewußt abnehmen mit der «Öko-Diät», ganz sanft mit der «Yin-und-Yang-Diät», karrierebewußt mit der «Top-Diät für Erfolg und persönliche Bestleistung», ein wenig dekadent mit der «Gourmet-Diät».

Da aufgrund der Angebotsvielfalt die Gefahr besteht, daß der Markt übersättigt, suchen die Anbieter stets neue Verkaufsargumente. Um das Kaufinteresse der Konsumenten zu stimulieren, arbeiten Werbefachleute immer ungenierter mit den Wünschen und Ängsten der Verbraucher. Vor diesem Hintergrund entstehen abenteuerliche Produktnamen wie «Wunschkinddiät» und «Millionärsdiät», auch die «Original-Immuntraining-Diät» verkauft sich im Aids-Zeitalter vermutlich recht gut. So leicht durchschaubar derartige Strategien beim näheren Hinsehen auch sein mögen – die dazugehörigen Diät-Bücher finden reißenden Absatz.

Die in anderen Bereichen recht kritische deutsche Konsumentin erweist sich in bezug auf die Werbeversprechen der Anbieter von Schlankheitsmitteln als überraschend leichtgläubig. Doch bei der Leichtgläubigkeit und damit verbundenen kleineren Fehlgriffen bleibt es leider nicht. Eine große Zahl von Frauen ist offenbar fest entschlossen, noch viel weiter zu gehen, um ihren Traum von der guten Figur zu verwirklichen. Ihr starkes Bedürfnis nach Schlankheit macht selbst vor massiven Eingriffen in die Unversehrtheit des eigenen Körpers nicht halt. So gehört der übermäßige – und sehr gefährliche – Gebrauch von Appetitzüglern und Abführmitteln für Tausende zum Alltag. Abnahmewillige unterziehen sich zum Beispiel operativen Eingriffen, die ursprünglich mit der durchaus ehrbaren Absicht entwickelt wurden, gesundheitliche Beeinträchtigungen massiv adipöser Menschen zu lindern. Besonders in den USA – wo sowohl die Übergewichtsprävalenz als auch der Schlankheitskult ausgeprägter ist – sind Verfahren wie das Verdrahten der Kiefer, das Abklemmen eines Darmstückes (Dünndarm-Bypass), operative Magenverkleinerungen und ähnliches zum Zweck der Gewichtsreduktion keine Seltenheit. Irritierend ist dabei folgendes: Obgleich die langfristige Effektivität dieser Verfahren in bezug auf eine Gewichtsabnahme insgesamt als unbefriedigend beurteilt werden kann und das mit der Behandlung selber verbundene Gesundheitsrisiko unverhältnismäßig hoch ist (es gab sogar Todesfälle!), werden diese Techniken weiter praktiziert. Zwar erfolgt die Durchführung derartiger Eingriffe zur Zeit hauptsächlich in den USA, zu befürchten ist allerdings eine Übernahme dieser Praxis auch in Europa.

Die bisher erwähnten gewöhnlichen und weniger gewöhnlichen Methoden zur Gewichtsregulation sind lediglich ein kleiner Ausschnitt aus dem derzeit zur Verfügung stehenden «Waffenarsenal» zum Erreichen einer schlanken Figur. All die angebotenen Strategien, Mittelchen und Geheimtips zu beschreiben und zu bewerten würde bei weitem den Rahmen dieses Buches sprengen. Viele der angebotenen Methoden sind umstritten, werden von Fachleuten als dubios oder sogar gesundheitsgefährdend eingestuft. Nicht zuletzt durch die steigende Popularität von Eßstörungen gelangen diese kritischen Beurteilungen seit einigen Jahren vermehrt an die Öffentlichkeit. Der begründete Protest gegen den Schlankheitsterror wächst, und das Dünnsein um jeden Preis gerät zunehmend ins Kreuzfeuer der Kritik.

Trotz dieser positiv erscheinenden Entwicklung ist fraglich, ob wirklich eine Trendumkehr stattgefunden hat oder ob die zunehmende Kritik und schlechten Erfahrungen in bezug auf das Diäthalten nicht lediglich zu einer Verschiebung der Mittel geführt haben, das Ziel – eine schlanke Figur – jedoch nach wie vor das gleiche geblieben ist. So ist es durchaus möglich, daß die derzeit aktuelle Sport- und Fitneßwelle bei vielen Menschen die bisherige Funktion des Diäthaltens übernommen hat. Bereits 1990 gaben über die Hälfte aller westdeutschen Frauen und Männer an, sportlich aktiv zu sein, um so ihr Gewicht zu kontrollieren.

Gegen das Verändern und Verschönern der äußeren Erscheinung ist im Prinzip gar nichts einzuwenden – solange es sich um eine spielerische Erweiterung und nicht um eine repressive Einschränkung der Individualität handelt. Betrachtet man jedoch die Verbissenheit und zum Teil auch Brutalität, mit der besonders Frauen in bezug auf das Erreichen einer schlanken Körperform vorgehen, fällt es schwer, in einem derartigen Verhalten einen positiven Entwicklungsschritt zu entdecken.

Bulimie als Resultat gesellschaftlicher Zwänge

Im Rahmen des feministischen Ansatzes * wird davon ausgegangen, daß bulimische Frauen völlig mit der traditionellen, «typisch weiblichen» Geschlechtsrolle verschmolzen und bedeutend weniger emanzipiert sind als nicht-bulimische Frauen. Diese Aussage wird von einigen wissenschaftlichen Untersuchungen gestützt, von anderen dagegen nicht bestätigt.

Geht man vom Zutreffen der obigen Aussage aus, ist das Leben

---

* Grundlage der feministischen Position ist die Kritik an der ungleichen Behandlung von Frau und Mann in unserer Gesellschaft. Obwohl deutsche Frauen heute unter formaljuristischen Gesichtspunkten weitgehend den Männern gleichgestellt sind, ist im Alltag nach wie vor eine Überbewertung der männlichen und eine Diskriminierung der weiblichen Rolle erkennbar. Dieses Mißverhältnis spiegelt sich leider immer noch in der Macht der Männer und der Ohnmacht bzw. Unterdrückung der Frauen wider. Feministinnen machen die gesellschaftlichen Verhältnisse u. a. für bestimmte Erkrankungen von Frauen verantwortlich. Sie fordern Gleichberechtigung und arbeiten aktiv auf eine entsprechende Veränderung der Verhältnisse hin.

bulimischer Frauen geprägt durch passive, häusliche Interessen. Traditionell weibliche Themen wie Schönheit, Schlankheit und Aufopferung zugunsten anderer stehen im Vordergrund. Das Zeigen von als männlich geltenden Verhaltensweisen wie Härte und Aggressivität wird als «unweiblich» abgelehnt. Die Lebenseinstellung ist geprägt von der Auffassung, daß der Status einer Frau weitgehend von ihrer Wirkung auf Männer abhängt. Attraktivität stellt demnach ein wichtiges «Kapital» dar. Mit zunehmender Attraktivität steigt ihr «Marktwert», und die Chancen, von einem Mann als Partnerin gewählt zu werden, maximieren sich. Die Partnerwahl der Frau selbst hat aus dieser Perspektive im wesentlichen durch passives Zurschaustellen ihrer äußeren Vorzüge zu erfolgen. Das Selbstbild ist geprägt von einem Gefühl der Abhängigkeit und Unselbständigkeit und dem Eindruck des Ausgeliefertseins an äußere Ansprüche und dementsprechender Angst, diesen nicht zu genügen. Der Eindruck, nicht attraktiv zu sein, löst daher Verunsicherung, Schuldgefühle und einen Verlust an Selbstwertgefühl aus. Daher wird viel Energie in das Verschönern des äußeren Erscheinungsbildes gesteckt. Entsprechend überwertig ist die Motivation, auf eine schlanke Figur zu achten.

Meines Erachtens ist diese einseitig traditionell weibliche Einstellung bei bulimischen Frauen heute nicht (mehr) in jedem Fall so klar beobachtbar. Es gibt nicht wenige bulimische Frauen mit liberaler Einstellung, die die Frauenrolle durchaus reflektiert haben. Ihr Verhältnis zum herkömmlichen Frauenbild ist zwiespältig bis ablehnend. Nicht wenige rebellieren offen gegen das Klischee der «idealen» Frau durch betont «männliches» Auftreten.

Wie wohl die meisten jungen Frauen befinden sich auch viele Bulimikerinnen heute in bezug auf Einstellung und Verhalten irgendwo zwischen einer traditionell weiblichen und einer liberal-emanzipierten Position und sind in einem verunsichernden Dilemma gefangen: Einerseits wurden traditionelle Verhaltensmuster verinnerlicht, andererseits besteht zum Beispiel aufgrund einer qualifizierten formalen Ausbildung der Wunsch und die Möglichkeit, eine berufliche Karriere anzustreben – zwei Rollenanforderungen, die beim heutigen Stand der Dinge unvereinbar erscheinen. Es kann angenommen werden, daß betroffene Frauen in dieser Pattsituation nach Handlungsmöglichkeiten suchen und daher besonders aufnahmefähig für diesbezüglich angebotene Lösungsstrategien sind.

Hier erhält Schlankheit eine große Bedeutung. Zum einen verspricht das Schlanksein einen Ausweg aus der problematischen Lage, indem es die als unvereinbar geltenden Bestrebungen integriert. Denn Schlanksein gilt heute gleichermaßen als Synonym für traditionell-weibliche Attraktivität als auch für emanzipiert-selbstbewußtes Durchsetzungsvermögen und Aktivität. Zum anderen erscheint der Körper als ein Stück Natur, das durch seine Veränderbarkeit eine Fülle von Handlungsmöglichkeiten offeriert und die Chance bietet, soziale Defizite zu kompensieren. Auf diesem Terrain kann die Frau formen und verändern, ohne Gefahr zu laufen, sozial sanktioniert zu werden. Denn der Bereich der körperlichen Schönheit ist eines der wenigen Gebiete, in dem Frauen bereitwillig zugestanden wird, Qualitäten wie Ehrgeiz, Aktivität, Konkurrenzfähigkeit und Willensstärke zu entfalten. Möglicherweise ist die Modellierung des Körpers als hilfloser Versuch vieler Frauen zu bewerten, die eigene Identität zu formen und die Konturen ihres Ichs symbolhaft zu festigen.

Wie immer die ideologische Grundposition der einzelnen bulimischen Frau auch sein mag, feststellbar ist in jedem Fall ein seelisches Ungleichgewicht zwischen den offen gelebten weiblichen und männlichen Anteilen ihrer Persönlichkeit. Bei den Frauen, die dem traditionellen Frauenbild verhaftet sind, werden Einstellungen und Verhaltensweisen, die als «typisch» männlich gelten, wie zum Beispiel Selbstbewußtsein, Dominanz, Durchsetzungsvermögen und Ehrgeiz, verleugnet oder unterdrückt, als «typisch» weiblich betrachtete Eigenschaften wie Emotionalität, Anpassungsfähigkeit, Hilfsbereitschaft und Freundlichkeit dagegen überbetont. Ist das Rollenbild der bulimischen Frau eher durch eine Mischung aus herkömmlichem Frauenbild und emanzipatorisch-liberaler Einstellung bestimmt, bestehen erhebliche Probleme, die vormals als unvereinbar geltenden, eben beschriebenen geschlechtstypischen Eigenschaften im psychischen Erleben und im Verhalten in Einklang zu bringen. Diese fehlende Harmonie zeigt sich in beiden Fällen durch Verunsicherungen und Ambivalenzen.

Schwierigkeiten, sich den allmählich verändernden Geschlechtsrolleninhalten anzupassen, haben jedoch die meisten Menschen. Frauen wie Männer befinden sich heute in einer Umbruchsituation zwischen traditionellen Rollenbildern, die sie «im Bauch» haben, und liberalen Ansprüchen «im Kopf». Diesbezügliche Unsicherheiten sind daher meiner Ansicht nach kein Ausdruck einer speziellen Problematik, die nur Bulimikerinnen betrifft. Insgesamt ist die derzeitige Einstellung der Bevölkerung zu Weiblichkeit und Männlichkeit geprägt von Verwirrung und Unsicherheit, eine Situation, die eine ideale Voraussetzung für extreme Einstellungen und bizarre Verhaltensweisen bietet. Die bulimische Symptomatik kann als ein – wenn auch unangemessener – Versuch betrachtet werden, mit dieser Verunsicherung umzugehen.

Möglicherweise kann auch die steigende Verbreitung von Bulimia nervosa bei jungen Männern mit den veränderten Geschlechtsrolleninhalten erklärt werden. Männer haben heute größere Freiheit, bisher als «typisch» weiblich geltende Eigenschaften zu zeigen. Es gilt zum Beispiel nicht mehr als unmännlich, offen Eitelkeit zu demonstrieren: Männer benutzen Parfum und Kosmetik, achten auf eine modische Frisur und entsprechende Kleidung. Das gängige – vormals weibliche – Schönheitsideal, das eine schlanke, jugendlichstraffe und gepflegte Erscheinung zur Pflicht macht, haben sie ebenfalls übernommen. Aber auch in bezug auf das Äußern und Verändern von «inneren Qualitäten» geraten Männer heute zunehmend unter Druck. Es wird verlangt, daß sie das tun, was ihnen Jahrzehnte lang streng verboten war: Sie sollen «Schwächen», besser: Gefühle, offenbaren und sich mit ihnen auseinandersetzen. Plötzlich werden also Verhaltenseigenschaften erwartet, ja gefordert, die nie entwickelt werden konnten und daher nicht verfügbar sind. Vielleicht stellt die Entwicklung einer Eß-/Brechsucht auch bei Männern einen hilflosen Versuch dar, mit dem inneren Streß und dem Zwiespalt zwischen weiblichen und männlichen Anteilen fertig zu werden. Der Rückgriff ausgerechnet auf die bulimische Symptomatik ließe sich dabei unter anderem mit der zunehmenden Anpassung der Männer an das herrschende extreme Schlankheitsideal erklären, das möglicherweise Männer mit bestimmten psychischen Merkmalen dazu veranlaßt, eine schlanke Figur als *das* Mittel der Wahl zu betrachten, um (Lebens-)Probleme zu bewältigen.

Die Familie

In Familien von Bulimia-nervosa-Patientinnen finden sich häufig konflikthafte Beziehungsstrukturen, die an der Entstehung und Aufrechterhaltung der Erkrankung maßgeblich beteiligt sein können. Diese Auffassung stößt bei den Eltern bulimischer Personen aus verständlichen Gründen meist auf erbitterten Widerstand. Sie haben ihr Kind nach bestem Wissen und Gewissen erzogen und versucht, ihm ein angenehmes und sorgenfreies Leben zu ermöglichen. Nicht selten haben sie selbst dafür zahlreiche Entbehrungen auf sich genommen. Viele haben, nachdem sie die Bulimie ihres Kindes entdeckt hatten, keine Mühen gescheut, um ihm zu helfen, das Problem in den Griff zu bekommen. Und nach all dem sollen ausgerechnet sie nun die Schuld dafür bekommen, daß ihr Kind an dieser mysteriösen Krankheit leidet. Hier gilt es klarzustellen, daß es keineswegs darum geht, Schuldige zu finden und sie zu verurteilen. Die Familie ist ein System, das seine Prägung durch das Zusammenspiel mehrerer Personen erhält. Jeder ist dabei abwechselnd Agierender und Reagierender und formt so das gemeinsame Zusammenleben auf seine eigene Weise. Es ist daher müßig, die Schuldfrage zu stellen, denn es gibt keine Person in der Familie, die *nur* Täter oder *nur* Opfer ist.* Viel wichtiger und fruchtbarer ist es, die Frage zu klären, wie das Familiensystem funktioniert und wie es positiv verändert werden kann.

* Der sexuelle Kindesmißbrauch stellt diesbezüglich eine klare Ausnahme dar: Das Kind ist hier immer Opfer!

Bulimie als Resultat einer gestörten Familienatmosphäre

Bulimische Personen stammen meist aus Familien, die äußerlich intakt und heil wirken.* Der Vater ist üblicherweise berufstätig; er engagiert sich sehr in seinem Beruf und verdient nicht selten überdurchschnittlich gut. Die Mutter ist in der Regel Hausfrau, die sich ganz der (oft perfekten) Haushaltsführung und Kindererziehung widmet. Beide Eltern sind pflichtbewußt und orientieren sich stark an den gängigen gesellschaftlichen Normen und Werten. Die Kinder wachsen also behütet in geordneten Verhältnissen auf und gelten als wohlgeraten. Ihre Schulleistungen sind üblicherweise sehr gut, mindestens aber durchschnittlich. Häufig haben sie ein Hobby (z. B. eine Sportart), in dem sie ebenfalls beachtliche Leistungen vollbringen. Insgesamt sieht man von außen also das Bild einer gutbürgerlichen und harmonischen Familie, in der alle Bedingungen für ein glückliches und zufriedenes Leben gegeben sind. Angesichts dieser Makellosigkeit erscheint es zunächst schwer begreiflich, wie jemand in diesem Familienklima eine Krankheit wie die Bulimia nervosa entwickeln kann. Noch abwegiger wirkt die Annahme, die Familienatmosphäre habe sogar maßgeblich zur Entwicklung der Eß-/Brechsucht beigetragen. Um verstehen und einschätzen zu können, inwieweit dies zutrifft, ist eine genaue Analyse der Familiendynamik und -struktur notwendig. Unterzieht man die Familie einer

---

* Seltener wird von Familien bulimischer Personen berichtet, in denen die familiäre Dynamik und Struktur offensichtlich chaotisch ist. Alkohol- oder Drogenmißbrauch durch einen oder beide Elternteile kommen in diesen Familien fast immer vor. Gesetze existieren nicht bzw. sind auswechselbar, beliebig und unvorhersehbar. Da das Kind keine Konsistenz und Stabilität erfährt und sich nicht auf Gesetzmäßigkeiten verlassen kann, muß es zu früh Unabhängigkeit entwickeln. Ihm werden häufig Verantwortlichkeiten übertragen, die eigentlich in der Hand der Eltern sein sollten. Diese Kinder wirken meist vordergründig autonom und unabhängig, fühlen sich jedoch insgeheim überfordert und verunsichert. Da dem Kind suggeriert wird, daß Gefühle nicht kontrollierbar und nur durch die Einnahme von Suchtmitteln erträglich sind, greift es zur Bewältigung seiner Überlastungs- und Angstgefühle auf Essen als Suchtmittel (häufig in Verbindung mit anderen Suchtstoffen) zurück.

bulimischen Klientin einer solch intensiven Betrachtung, so offenbart sich üblicherweise, daß unter der perfekten Oberfläche massive, oft nur mühsam unterdrückte Probleme innerhalb der Familie bestehen, unter denen alle Familienmitglieder auf ihre Weise leiden.

Unklare und starre Gesetze

In jeder Familie gibt es Gesetze, die das Zusammenleben regeln, indem durch sie festgelegt ist, wer welche Rechte und Pflichten hat und welche Normen und Werte innerhalb der Familie gelten. Ein Großteil dieser Gesetze haben die Eltern üblicherweise in ihrer Herkunftsfamilie erfahren und geben sie nun an die eigene Familie weiter. Die meisten Regeln sind also traditionell verankert und überdauernd, besitzen aber trotzdem eine gewisse Flexibilität und können an die sich verändernden Bedürfnisse und Fähigkeiten der einzelnen Familienmitglieder angepaßt werden. Wenn beispielsweise ein Kind zum Teenager geworden ist, so ändern sich damit normalerweise auch seine familiären Rechte und Pflichten. Entweder geschieht diese Anpassung ganz selbstverständlich, quasi automatisch, oder sie ist die Folge mehr oder weniger heftiger und offener Auseinandersetzungen.

Die Familien bulimischer Klientinnen unterscheiden sich erst auf den zweiten Blick vom eben beschriebenen Muster. Auch sie haben Regeln für das Zusammenleben, jedoch sind die Familiengesetze sehr starr, werden rigide gehandhabt und lassen wenig individuelle Entfaltungsfreiheit. Das Hinterfragen der Gesetze wird nicht gestattet. Ihre Anwendung erfolgt oft stereotyp und ohne Berücksichtigung der sich verändernden Bedürfnisse und Fähigkeiten des einzelnen. So findet man beispielsweise häufig, daß Bulimikerinnen mit Anfang Zwanzig von ihren Eltern in mancher Hinsicht immer noch eingeschätzt und behandelt werden, als seien sie erst zwölf Jahre alt.

Konfliktvermeidung

Das Klima in der Familie wird bestimmt durch den Wunsch, in perfekter Harmonie zusammenzuleben. «Vernünftiges» Verhalten wird sehr hoch bewertet, das Äußern von Gefühlen dagegen abgewertet. Besonders als negativ empfundene Emotionen wie Wut, Enttäuschung, Traurigkeit, Eifersucht gelten als störend und werden nicht gestattet. Die Botschaft lautet: «Wenn du nichts Nettes zu sagen hast, sage gar nichts!» oder «Sei brav und versuche, es allen recht zu machen». Offene Auseinandersetzungen werden vermieden aus der Angst heraus, sie könnten den Familienzusammenhalt zerstören. Da der Familienfrieden über alles geht, bemühen sich alle, so zu tun, als gebe es keine Konflikte und Spannungen. Da dies nicht vollständig gelingt, ist die Familienatmosphäre permanent unterschwellig aggressiv geladen. So kommt es zu ständigen Reibereien und Nörgeleien, ohne daß die eigentlichen Konfliktursachen besprochen bzw. die Konflikte ausgetragen werden.

Die Betroffene lernt hier, daß sie ihren eigenen Empfindungen nicht trauen darf. Sie spürt die unterschwellige Aggressivität, Unzufriedenheit und Kontaktlosigkeit in der Familie. Ihr wird jedoch suggeriert, daß alle sich blendend verstehen. Ihre Verwirrung über diese widersprüchlichen Wahrnehmungen kann sie nicht äußern, denn sie merkt, daß ihre Empfindungen in bezug auf die häuslichen Spannungen von den Eltern nicht gewünscht werden. Da sie stets ein «gutes» Kind sein möchte, beginnt sie also, eine perfekte Fassade aufzubauen, sich heiter und zufrieden zu geben, auch wenn es ihr nicht gutgeht.

Unterdrückte Bedürfnisse

Über die Bedürfnisse der einzelnen Familienmitglieder wird nicht offen gesprochen. Jeder ist darauf angewiesen, zu raten, zu ahnen und zu vermuten, was der andere wohl möchte und braucht. Mißverständnisse und Fehlinterpretationen, die bei dieser Unklarheit zwangsläufig vorkommen, werden vom *Wünschenden* als enttäuschend und lieblos erlebt. Dies teilt er dem anderen auch unterschwellig mit, ohne jedoch zu äußern, was er eigentlich brauchen würde. Schuldgefühle, Verwirrung und erneute verzweifelte Interpretationsversuche des *Gebenden* sind die Folge. Während der eine sich unverstanden und ungeliebt fühlt, führt beim anderen die Empfindung, eigene Bedürfnisse ständig zugunsten der Wünsche anderer Familienmitglieder verleugnen zu müssen, zu unterdrückten Wutgefühlen. Aufgrund der beschriebenen Probleme erfordert der tägliche Umgang miteinander einen extrem hohen Grad an Achtsamkeit. Das Angewiesensein auf Vermutungen und Interpretationen führt zu Verunsicherung. Die Schwierigkeiten im Umgang mit den Bedürfnissen der einzelnen Familienmitglieder zeigen sich auch darin, daß zum Beispiel den Kindern Bedürfnisse (wie beispielsweise Hunger) häufig einfach verordnet werden: «Wir (die Eltern) kennen deine Bedürfnisse besser als du selbst!» Da das Kind kaum nach eigenen Wünschen gefragt wird und auch sonst nicht offen über Bedürfnisse gesprochen wird, hat es keine Chance, seine Bedürfnisse kennenzulernen und einzuschätzen. Somit hat es nur wenig Möglichkeiten, eigene Entscheidungskompetenzen zu entwickeln. Zu wissen, was man möchte und braucht, ist jedoch eine wichtige Voraussetzung dafür, erwachsen und unabhängig zu werden.

Überbetonung von Leistung und Erfolg

Leistung und Erfolg haben einen sehr hohen Stellenwert innerhalb der Familie und werden entsprechend betont. Oft besteht der Anspruch, die Kinder zu Musterkindern zu erziehen. Die Eltern erwarten hervorragende Leistungen von ihnen. Da jedes Kind bemüht ist, die Leistungsansprüche der Eltern zu erfüllen, ist das Verhältnis der Geschwister untereinander meist – offen oder verdeckt – geprägt von Rivalität und Wettbewerbsverhalten.

Auch Attraktivität wird als wichtiges Leistungsziel in der Familie betrachtet. Die Konzentration auf den äußerlichen Eindruck wird gefordert und gefördert. Perfektes Aussehen und Auftreten gilt als unerläßlich, denn jedes Familienmitglied wird als Repräsentant der ganzen Familie betrachtet, deren Wert und Ansehen es darzustellen gilt. Insbesondere für die weiblichen Familienmitglieder hat die äußere Erscheinung eine zentrale Bedeutung für das Selbstwertgefühl. Diese Einstellung bietet den idealen Nährboden für die Entwicklung eines gestörten Eßverhaltens. Angesichts der Wichtigkeit eines attraktiven Äußeren haben alle Familienmitglieder vollstes Verständnis für Bemühungen aller Art, dieses Leistungsziel zu erfüllen. Mütter von Bulimikerinnen kämpfen häufig selber mit Figurproblemen, und nicht selten achten auch andere Familienmitglieder auf ihr Gewicht. Dies erklärt zum Teil, warum die Familien bulimischer Personen die Erkrankung oft erst sehr spät wahrnehmen.

Die meisten bulimischen Frauen setzen das in der Kindheit und Jugend erlernte konkurrierende Verhalten als Erwachsene fort und strengen sich sehr an, stets extrem gute Leistungen zu erzielen, sei es im Beruf, im Sport, in bezug auf ihre Attraktivität etc. Eß-/Brechsüchtige bringen es aufgrund ihres Ehrgeizes oft in vielen Lebensbereichen sehr weit. Leider können sie ihre Erfolge nur selten genießen, haben nie den Eindruck, gut genug zu sein. Es ist sehr wichtig für sie, die Leistungen jemandem zeigen zu können. Erst wenn eine andere Person ihre Erfolge lobt und anerkennt, scheinen sie auch für die Betroffenen zu existieren und den eigenen Wert zu erhöhen. Grundlage dieser Abhängigkeit des Selbstwertgefühls von der Bestätigung durch andere scheint die früh ausgebildete Angst zu sein, den hohen Leistungserwartungen der Eltern nicht gewachsen zu sein und dem diesbezüglichen Vergleich mit den Geschwistern nicht standhalten zu können.

Verstrickung und Grenzüberschreitungen

Die «Bulimie-Familie» bildet ein recht geschlossenes System gegenüber der Außenwelt, die nicht selten als bedrohlich empfunden wird. Der Kontakt zu den Ursprungsfamilien der Eltern ist oft sehr eng, die Abgrenzung der Kernfamilie (Vater, Mutter, Kinder) nur wenig vorhanden. Es kommt häufig vor, daß Großeltern, Onkel und Tanten im gleichen Haus wohnen oder zumindest ein und aus gehen oder auf andere Weise einen gravierenden Einfluß auf die Familiengeschehnisse nehmen. Von jedem Familienmitglied wird eine starke Orientierung auf die Familie und ihre Normen hin erwartet. Anderssein wird offen oder subtil bestraft, als Bedrohung und als Mangel an Liebe bzw. Respekt erlebt. Selbständigkeitsbestrebungen werden ständig kritisiert. Da dies unter dem Vorwand, nur das Beste zu wollen, geschieht, ist eine Zurückweisung dieser Übergriffe relativ schwierig. Beide Eltern haben meist keine Freunde, ihr diesbezüglicher Kontakt zur Außenwelt besteht hauptsächlich im Absolvieren gesellschaftlicher Verpflichtungen. Auch die Kinder werden nicht ermuntert, sich auf Beziehungen außerhalb der Familie einzulassen. In der Pubertät kann es zu großen Konflikten für die Betroffene kommen zwischen der starken Orientierung an der Familie und dem Wunsch, Kontakt zu Gleichaltrigen zu haben.

Auffällig ist, daß die Angehörigen der Kernfamilie und auch oft der elterlichen Ursprungsfamilien sich sehr stark in die Gedanken, Gefühle und die Kommunikation jedes Familienmitgliedes einmischen, was die Selbständigkeit des einzelnen stark einschränkt. Die Familienmitglieder sind wie in einem Netz hochgradig miteinander verstrickt. Das Eindringen in die persönliche Sphäre des anderen, Verletzungen des intimen Bereichs sind selbstverständlich. Da keine Abgrenzungen zugelassen werden, sind die Konturen der Familienmitglieder als Einzelpersonen nur undeutlich und schwach. Diese Verschwommenheit zeigt sich unter anderem im Umgang mit dem Eigentum des anderen: Geld, Kleidung, Schmuck, Essensvorräte usw. der übrigen Familienmitglieder werden von allen selbstverständlich mitbenutzt. Jedes Familienmitglied wird mit großer Aufmerksamkeit verfolgt, Geheimnisse werden nicht geduldet. So kommt es häufig vor, daß Tagebücher und Briefe aufgespürt und gelesen werden und daß Dinge, die ein Familienmitglied dem anderen vertraulich erzählt hat, hemmungslos an die Familienöffentlichkeit weitergegeben werden. Gerade diese Dauerkontrolle führt natürlich zu einer ausgeprägten Tendenz zur Geheimniskrämerei innerhalb der Familie, was jedoch das allgemeine Mißtrauen und Kontrollbedürfnis noch verstärkt. Nicht selten besteht der Anspruch, daß alle Türen in der Wohnung offen sein sollten. Geschlossene Türen werden als alarmierend empfunden und als Ablehnung bewertet. Oft bleiben sogar Badezimmer- und Toilettentüren bei Benutzung der jeweiligen Einrichtung offen. Zieht sich eine Person in ein Zimmer zurück, betreten andere es, ohne anzuklopfen. Nicht selten wird es für selbstverständlich gehalten, sich gegenseitig nackt zu sehen, weil das in der Familie immer so gehalten wurde. Dabei wird nicht berücksichtigt, daß sich das Kind nun im Teenageralter befindet, in dem ein ausgesprochen sensibles Schamgefühl besteht. Auch werden oft Kommentare zu den Körperformen der anderen abgegeben, zum Beispiel äußert sich der Vater über die wachsenden Brüste seiner Tochter, ohne Rücksicht auf die natürlichen Hemmungen der Heranwachsenden zu nehmen.

Geringer Zusammenhalt und Rollenvermischung

Wirkt die Familie nach außen hin als harmonische Einheit, so ergibt sich bei näherer Betrachtung häufig ein anderes Bild. Der tatsächliche Zusammenhalt ist nur gering. Nicht selten verbringt die Familie ausgesprochen wenig Zeit miteinander. Die Familienmitglieder können oft nur wenig miteinander anfangen und gehen sich eher aus dem Weg. Ein echter Kontakt ist meist kaum vorhanden, die Kommunikation sehr indirekt. Es fällt auf, daß die Familienmitglieder – selbst im direkten Gespräch – eher übereinander als miteinander sprechen.

Die Mutter geht scheinbar ganz in ihrer Häuslichkeit auf, lehnt ihre Rolle jedoch insgeheim stark ab, leidet unter Depressionen, Gefühlen von innerer Leere und Sinnlosigkeit. Da aber kein «vernünftiger» Grund für ihre Unzufriedenheit vorliegt, darf sie ihr Unglücklichsein nicht offen zugeben. Sie zeigt eine aufopferungsvolle Haltung und erzeugt damit starke Schuldgefühle bei dem Rest der Familie.

Der Vater lebt hauptsächlich für seinen Beruf bzw. seine Karriere und zeigt wenig Interesse an der Familie. Er ist meist eher zurückgezogen, für die Kinder emotional kaum verfügbar. Er verweigert in gewisser Weise die Übernahme der ehelichen und elterlichen Verantwortung, die über seine Rolle als Ernährer der Familie hinausgeht. Zuwendung von ihm ist über Leistung, aber auch über Attrak-

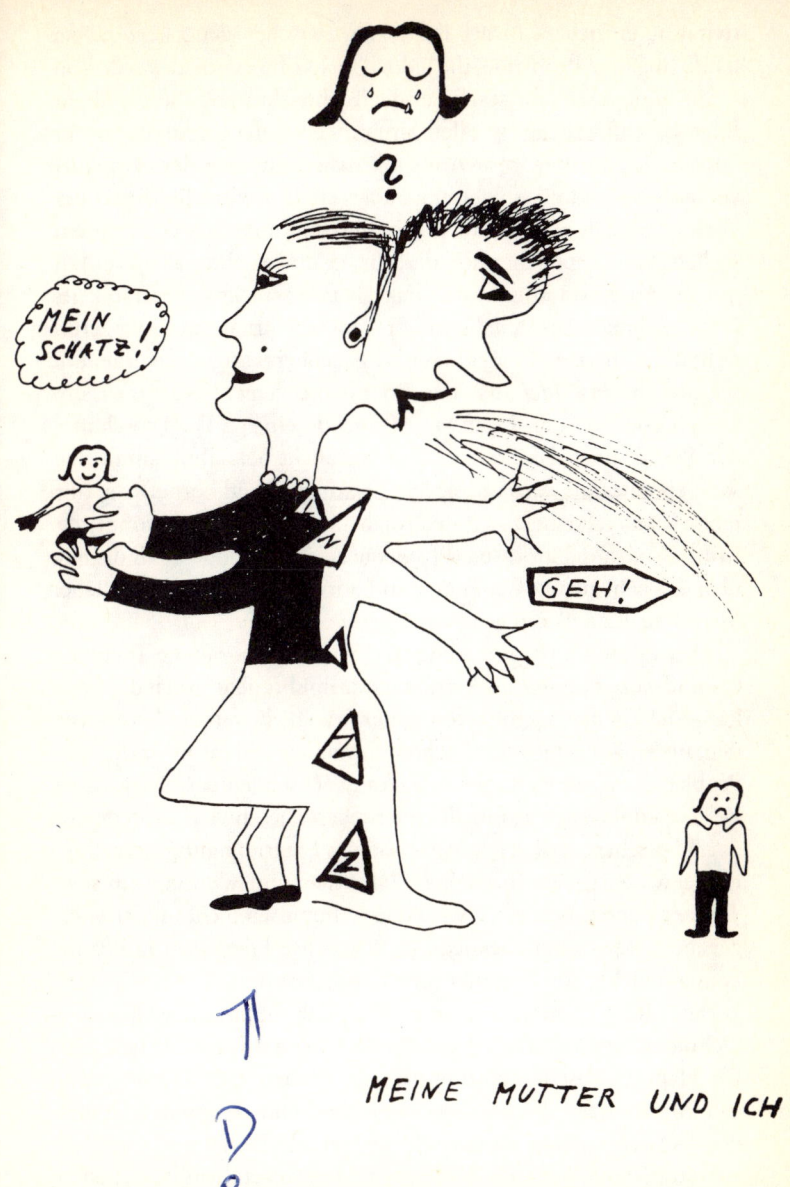

tivität zu erreichen. In der Beziehung zwischen den Eltern gibt es häufig massive Probleme, die jedoch nicht offen gezeigt werden.

Die Mutter ist sehr stark auf die Tochter hin orientiert und verfolgt sie aufmerksam in allen Situationen. Selbständigkeitsbestrebungen der Tochter werden stark kritisiert und von der Mutter als Undankbarkeit und Ablehnung interpretiert. Zwischen Mutter und Tochter besteht eine dichte Verbindung mit unklaren Grenzen und Rollen. Einerseits behandelt die Mutter ihre Tochter als unmündiges und unselbständiges Kind, das das Leben nicht kennt und keine Entscheidungen treffen kann. In anderen Situationen wiederum sieht die Mutter in der Tochter eine gleichberechtigte Freundin und schüttet ihr das Herz aus über ihre Eheprobleme, Geldsorgen, ihre Unzufriedenheit mit ihrem Hausfrauendasein etc. Die Botschaften der Mutter über das Frausein und weibliche Sexualität sind insgesamt eher negativ geprägt, sie lehnt Sexualität und körperliche Lust meist offen oder heimlich ab. Auch die Tochter ist gewohnt, der Mutter selbst die intimsten Probleme zu erzählen. So weiß die eine über die geheimsten Gedanken und Sorgen sowie die körperlichen Vorgänge der anderen genau Bescheid.

Aber es muß nicht unbedingt die Mutter sein, die die Tochter – zumindest zeitweise – als Partnerersatz mißbraucht. Auch der Vater kann sich, in dem Gefühl, von seiner Frau nicht verstanden zu werden, übermäßig stark der Tochter zuwenden und ihr Erwachsenen-Probleme anvertrauen, die die Heranwachsende überfordern. Eine weitere fatale Auswirkung der elterlichen Eheschwierigkeiten kann darin bestehen, daß der Vater – von der Ehefrau häufig sexuell zurückgewiesen – seine sexuellen Phantasien und Wünsche auf seine Tochter richtet. Natürlich wird diesen Impulsen nicht immer nachgegeben, jedoch sind sexuelle Mißbrauchserfahrungen in der Lebensgeschichte von Bulimikerinnen recht häufig.

Den Eltern ist insgesamt nicht klar, daß die Rolle der gleichberechtigten, erwachsenen Freundin die Tochter heillos überfordert. Die Heranwachsende wird mit Informationen und Verantwortungen konfrontiert, die sie als beängstigend und verwirrend empfindet. Sie weiß um die massiven Probleme der Eltern und fühlt sich gedrängt, der Mutter, dem Vater oder der ganzen Familie zu helfen, ohne jedoch entsprechende Kontroll- und Handlungsmöglichkeiten zu haben. So kommt es häufig dazu, daß die Tochter Verantwortlichkeiten auf sich nimmt, die eigentlich elterliche Aufgaben sind und ihre altersgemäßen Fertigkeiten weit übersteigen. Sie bemüht sich, perfekt zu sein und keine Schwierigkeiten zu machen, um die Eltern nicht noch mehr zu belasten. Oft nimmt sie die Rolle des «guten» Kindes ein, um Probleme auszugleichen, die ein anderes Familienmitglied macht. Die Eltern sind stolz auf ihre pflichtbewußte und vernünftige Tochter und loben sie dafür. Sie ahnen nicht, daß diese Rolle für die Heranwachsende eine extreme Belastung darstellt, die mit großen Ängsten verbunden ist, die anvertrauten Aufgaben nicht bewältigen zu können. Insgeheim sehnt sie sich danach, von der übergroßen Verantwortung befreit und von den Eltern unterstützt und umsorgt zu werden. Das daraus sich ergebende Gefühl der Sicherheit böte ihr die Voraussetzungen, sich unbeschwert und neugierig den altersgemäßen Entwicklungsprozessen zuwenden zu können. Aber gerade in diesem Lebensbereich wird die Tochter in ihren Selbständigkeitsbestrebungen von den Eltern entmutigt. Deren diesbezügliche Erziehungsvorschriften sind weder den altersgemäßen Fähigkeiten noch den Bedürfnissen der Heranwachsenden angemessen und stellen statt dessen eine Unterforderung dar, die letztendlich eine Entwicklungsbehinderung bedeutet.

So ist die Tochter einem permanenten Wechselbad ausgesetzt, das sie zutiefst verunsichert und lähmt: Sie wird mit Verantwortlichkeiten überfrachtet, während ihr gleichzeitig nichts zugetraut wird. Die Gesamtsituation ist für sie in höchstem Maße verwirrend: Die zentrale Botschaft der Mutter lautet: «Verliere nicht deine Selbständigkeit, dann wirst du so unzufrieden und abhängig wie ich.» Gleichzeitig läßt die Mutter aber keine Selbständigkeitsentwicklung der Tochter zu. Der Vater verhält sich ähnlich doppeldeutig oder ist überhaupt nicht verfügbar.

Die Funktion der Bulimie

Die Analyse hat deutlich gemacht, welch schwerwiegende Probleme die nach außen harmonisch wirkenden Familien bulimischer Personen insgeheim belasten. Die spezielle Familiendynamik und -struktur erzwingt die Unterdrückung vitaler Lebensimpulse zugunsten einer passiven, abwartenden, aufopfernden und wünschenden Haltung. Dies geschieht, indem das Familiensystem die Ausbildung bestimmter Persönlichkeits- und Verhaltensmerkmale sehr stark fordert und fördert, während andere vernachlässigt oder verhindert werden. Belohnt bzw. unterstützt werden beispielsweise Ehrgeiz, Leistung und Erfolg, Schönheit und Schlankheit, Vernunftorientiertheit, Pflichtbewußtsein und Genügsamkeit, Aufopferung und Hilfsbereitschaft, Sanftheit und Bravsein, Häuslichkeit und Konzentration auf die Familie.

Selbständigkeits- und Abgrenzungsbestrebungen (das Durchsetzen eigener Ziele, der Aufbau außerfamiliärer Kontakte etc.) werden dagegen als Lieblosigkeit, Egoismus und mangelnder Respekt ausgelegt. Das Äußern von intensiven Gefühlen wie Wut und Ärger wird als Hysterie, Undankbarkeit oder Grausamkeit deklariert. Bereits durchschnittliche Leistungen bewertet man als absolutes Versagen und extreme Enttäuschung. Mangelnde äußere Attraktivität gilt als Hinweis auf Minderwertigkeit und Nachlässigkeit. Entdecker- und Experimentierlust werden stark gebremst. Die Heranwachsende lernt, daß das Leben keinen Spaß macht und nur aus Arbeit besteht. Vergnügen, Genuß und Entspannung wird als Zeitverschwendung verurteilt und gilt als Zeichen für Egoismus, Faulheit und Sichgehenlassen.

Die Entwicklungsmöglichkeiten, die die Heranwachsende in der Familie vorfindet, sind also ganz darauf ausgerichtet, sie zu einem hübschen, braven, netten, fleißigen und im Grunde unselbständigen Menschen zu formen. Da echte Begegnungen innerhalb der Familie vermieden und durch starre Regeln ersetzt werden, sind Auseinandersetzungs- und Entfaltungschancen in diesem Rahmen sehr beschränkt. Da zudem außerfamiliäre Kontakte nur begrenzt zugelassen werden, hat die Betroffene kaum Möglichkeiten, ihre Gefühle und Bedürfnisse (und damit sich selbst) kennenzulernen und auszu-drücken. So gelingt es ihr nicht, Sicherheit in bezug auf ihre persön-lichen Grenzen und Möglichkeiten zu gewinnen, ein Identitätsge-fühl, Selbstbewußtsein und innere Stabilität aufzubauen. Damit sind wichtige Voraussetzungen für die Entwicklung von Eigenstän-digkeit und Unabhängigkeit nicht gegeben.

Das Persönlichkeits- und Verhaltensrepertoire, das die Heran-wachsende zur Lebensbewältigung zur Verfügung hat, ist also recht mangelhaft. Trotzdem wird von ihr erwartet, immer und überall eine «gute Figur» abzugeben, das Leben «voll im Griff» zu haben. Obwohl sie nicht richtig weiß, wer sie überhaupt ist, soll sie sich perfekt darstellen. Da sie ein braves Mädchen ist, löst sie das Pro-blem, indem sie sich bei ihrer Selbstdarstellung streng nach äußeren Vorgaben richtet: Sie bemüht sich, Figur, Aussehen, Aufmachung und Auftreten so zu gestalten, wie es im Moment allgemein als ideal und wünschenswert betrachtet wird. Ohne eigene Entscheidungs-kompetenzen zu besitzen und ohne gelernt zu haben, wie man sich durchsetzt und abgrenzt, soll sie sich erwachsen verhalten, aktiv und leistungsstark sein. Die Betreffende bemüht sich verzweifelt, diese Anforderungen zu erfüllen, indem sie sehr viel Zeit und un-glaubliche Anstrengung in Arbeit und Leistung investiert, ohne jemals das Gefühl zu haben, gut genug zu sein.

So schafft es die Heranwachsende unter großen Mühen, nach außen hin die Person darzustellen, die zu sein von ihr erwartet wird. Hinter dieser Fassade steckt jedoch ein Mensch, der sich einsam, hilflos, verwirrt, unsicher und minderwertig fühlt. Das Aufrecht-erhalten des Trugbildes kostet Kraft, erfordert Kontrolle und Diszi-plin. Für Spaß und Spiel, Genuß und Entspannung bleibt nur wenig Raum.

Es verwundert daher nicht, wenn die Betroffene diesen Spagat zwischen perfekter Fassade und extremer Selbstunsicherheit und Belastung zunehmend als unerträglich empfindet. Sie steckt in einem Dilemma: Einerseits braucht sie dringend ein Ventil für all die intensiven Gefühle, den Streß, die Spannungen und Konflikte, die sie empfindet. Andererseits hat sie nie gelernt, wie man solche Situationen bewältigt und sich Entlastung und Entspannung verschafft. Zudem glaubt sie nicht, überhaupt ein Recht auf das Äußern von *schlechten* Gefühlen zu besitzen und *gute* Gefühle verdient zu haben.

Auf der Suche nach Bewältigungsmöglichkeiten stößt die Betroffene irgendwann auf das Essen und früher oder später auf das Erbrechen. Beides zusammen bietet sich unter den gegebenen Umständen als scheinbar ideale Lösung an, die Konflikte in den Griff zu bekommen, ohne «schlecht bzw. böse» zu sein. Essen ist notwendig und erlaubt; es kann daher offen und unauffällig praktiziert werden. Das Erbrechen muß zwar heimlich erfolgen, läßt sich aber ebenfalls nach Belieben einsetzen. Außerdem gibt das Erbrechen die Sicherheit, «sündigen» und trotzdem die perfekte Fassade («schlank und schön») aufrechterhalten zu können.

Im folgenden sind mögliche Funktionen zusammengefaßt, die das bulimische Verhalten im familiären System haben kann:

Protest:
Heimliche bzw. «brave» Auflehnung gegen das starre, als unangemessen empfundene Reglement der Familiengesetze, speziell gegen das Leistungsdiktat. Außerdem Widerstand gegen den Anspruch, immer das «gute» Kind sein zu müssen.

Spannungs- und Konfliktbewältigung:
Essen und Erbrechen als Möglichkeit, intensive Gefühle auszudrücken, ohne damit den Familienfrieden zu stören.

Bedürfnisbefriedigung:
Essen ist in der Familie oft das einzig legitime Mittel, sich zu geben, was man braucht, ohne Gefahr zu laufen, als egoistisch und unaufmerksam zu gelten. Es dient besonders der Erfüllung geheimer Wünsche nach Umsorgtwerden, Schutz und Geborgenheit, die die Betroffene aufgrund ihrer Rolle als vernünftiges und anspruchsloses Kind nicht offen äußern darf.

Entlastung und Entspannung:
Ausgleich und Erholung von den als Überforderung empfunde-
nen Ansprüchen und dem Konkurrenzdruck. (Über)Essen als immer verfügbares Universal-Mittel, um sich etwas Gutes zu tun,
sich etwas zu gönnen.

Abgrenzung:
Versuch, über das abweichende Eßverhalten Selbständigkeit,
Identität und Individualität zu erhalten und sich gegen die ständigen Eingriffe der Eltern (und anderer Familienmitglieder) in die
persönliche Sphäre zu wehren.

Bewältigung traumatischer Erfahrungen:
Zum Beispiel sexueller Mißbrauch, Scheidung der Eltern, Tod
eines geliebten Familienmitglieds.

Ablenkungsmanöver:
Versuch, von elterlichen Problemen oder von Schwierigkeiten,
die ein anderes Familienmitglied (meist ein Geschwister) verursacht, abzulenken.

Harmonisierung der elterlichen bzw. familiären Beziehungen:
Die gemeinsame Konzentration auf die Bulimieerkrankung der
Tochter erzeugt eine gewisse (sonst nicht vorhandene) Verbun-
denheit zwischen den Eltern bzw. der Familie.

Der schwierige Schritt ins Leben

Obwohl ein (zumindest tendenziell) gestörtes Eßverhalten auch
vorher schon bestanden hat, zeigt sich die bulimische Symptomatik
im Vollbild meist erst im fortgeschrittenen Teenageralter. In dieser
Phase geht es für die Heranwachsende darum, sich von den Eltern
abzunabeln und sich zunehmend selbständig im Leben zu behaupten. Viele Betroffene berichten, daß die Eßstörung sich nach dem
Auszug von zu Hause gravierend verschlimmert habe oder erst

dann offen zutage getreten sei. Dies hängt sicherlich zum einen damit zusammen, daß in der eigenen Wohnung bestimmte Kontrollmechanismen und damit Hemmschwellen wegfallen, die im Zusammenleben mit der Familie bestanden haben. Zum anderen ist das bulimische Verhalten – so paradox dies anmuten mag – aber auch als Versuch der Betroffenen zu bewerten, das eigene Leben in den Griff zu bekommen. Wie alle jungen Leute hat sie Zukunftspläne und ist neugierig auf das eigenständige und unabhängige Leben. Sie sehnt sich insgeheim danach, endlich frei zu sein, und hat gleichzeitig große Furcht davor. Dies ist verständlich, denn Erwachsenwerden ist zwangsläufig mit unzähligen Schwierigkeiten verbunden. Bei Eß-/Brechsüchtigen ist diese Angst insofern besonders berechtigt, als ihr Entwicklungsstand in einigen Lebensbereichen nicht altersgemäß ist und sie daher schlechtere Voraussetzungen als die meisten Altersgenossen hat, mit der Selbständigkeit zurechtzukommen. Außerdem bestehen aufgrund der familiären Verstrickung oft massive Schuldgefühle, die Eltern bzw. die Familie zu verlassen, was von beiden Seiten – offen oder verdeckt – als ein Im-Stich-Lassen empfunden wird. Insgeheim trauen die Eltern dem «Kind» keine alleinige Lebensbewältigung zu, und umgekehrt traut auch die Heranwachsende den Eltern dies nicht zu. Doch trotz dieser Hemmnisse, trotz Unsicherheit und Angst resigniert die Betroffene nicht vor den Problemen. Statt dessen versucht sie, ihnen mit den ihr zur Verfügung stehenden Verhaltensmöglichkeiten entgegenzutreten. Obwohl Essen und Erbrechen letztendlich ineffektive und unangemessene Bewältigungsversuche darstellen, können sie also als erste, unbeholfene Entwicklungsschritte in Richtung Selbständigkeit betrachtet werden.

Bulimie als Ausdruck einer schwierigen Mutter-Kind-Beziehung

Zur Erklärung der Bulimie gehen psychoanalytisch orientierte Modelle* bis in die ersten 15 Lebensmonate der Betroffenen, in die *orale Phase*, zurück. Der psychoanalytischen Vorgehensweise entsprechend wird die bulimische Symptomatik symbolhaft gedeutet. Die Interpretationsspanne ist dabei weitreichend, so daß mehrere Be-Deutungsmöglichkeiten existieren, deren Gültigkeit jeweils für die Einzelperson geprüft werden muß. Im folgenden werden zwei verbreitete Ansatz- und Erklärungsmöglichkeiten dargestellt.

Als eine Ursache der Bulimie wird eine nicht gelungene Mutter-Kind-Beziehung angenommen, die sich symbolisch im Eß-/Brechzyklus ausdrückt. Kommt es in der oralen Phase zum Beispiel durch einen Mangel an mütterlicher Zuwendung zu einer gestörten Gefühlseinstellung zur Mutter, kann diese Störung auf die Nahrung übertragen werden. Essen wird dann später möglicherweise zum Stillen des emotionalen Hungers, zur Beruhigung der Angst, nicht genug zu bekommen, mißbraucht. Die zwiespältigen Empfindungen gegenüber der Mutter können sich im Hin und Her zwischen Überessen (als Symbol für gewünschte Zuwendung) und Abführen (als Ablehnung der mütterlichen Zuwendung oder aus Angst, für die maßlose Gier bestraft zu werden) zeigen.

Eine zweite Erklärungsmöglichkeit bulimischen Verhaltens erscheint ebenfalls plausibel und ist für jeden Einzelfall zu überprüfen. Als Säugling ist das Kind noch nicht in der Lage, seine Unlustgefühle (Hunger, Müdigkeit, Schmerz etc.) zu unterscheiden und konkret zu erfassen. Es ist zunächst Aufgabe der Mutter, die globalen

---

* Der psychoanalytische Ansatz geht davon aus, daß die Persönlichkeit eines Menschen durch die bisherige Lebensgeschichte, besonders durch die Entwicklung in der frühen Kindheit, geprägt wird. Ist ein Mensch als Kind belastenden Ereignissen und Konflikten ausgesetzt, die er nicht angemessen verarbeiten kann, kommt es zu Fehlentwicklungen der Persönlichkeit, die sich in bestimmten Symptombildern und Verhaltensproblemen (*Neurosen*) ausdrückt. Die Ursache dieser Störung ist dem Betroffenen meist nicht bewußt, er hat sie *verdrängt*.

Unlustäußerungen ihres Kindes (Schreien, Weinen) zu differenzieren und jeweils angemessen zu beantworten. Somit ist es von entscheidender Bedeutung, daß die Mutter die kindlichen Signale richtig «übersetzt». Erst durch die unterschiedlichen Reaktionen der Mutter lernt das Kind seine eigenen Bedürfnisse zu erkennen und dementsprechend zu befriedigen. Nun kann es vorkommen, daß die Mutter unangemessen auf Signale des Kindes reagiert, indem sie vielleicht jedes Weinen oder Schreien als Hunger interpretiert und ihm etwas zu essen gibt. Dadurch lernt das Kind aber nur unzureichend, eigene Körperreize zu entschlüsseln und adäquat zu beantworten. Mögliches Resultat kann eine mangelnde Entwicklung der Selbstwahrnehmung und der Festlegung der Ich-Grenzen sein. Bulimikerinnen können häufig nicht differenzieren, ob ihnen kalt ist oder ob sie müde, traurig oder hungrig sind. Sie berichten meist von einem diffusen Unbehagen, das von ihnen als Hunger oder Appetit interpretiert wird und auf das sie fast stereotyp mit Essen reagieren. Da die Betroffene den eigenen Körper nie richtig «in Besitz» nehmen konnte, wird sie wahrscheinlich auch nicht das Gefühl haben, ihn beherrschen und mit ihm umgehen zu können. Gravierende Selbstwertprobleme, eine ablehnende Haltung dem Körper gegenüber sowie Störungen des Körperschemas können die Folge sein. Tatsächlich findet man bei Bulimikerinnen häufig eine verzerrte Wahrnehmung der eigenen Körperausmaße (meist im Sinne einer Überschätzung).

Die Persönlichkeit

Die Beschreibung der körperlichen Bulimie-Symptomatik in der Literatur ist mittlerweile recht einheitlich. Die Erfassung der psychischen Struktur einer an Bulimia erkrankten Person ist dagegen weitaus schwieriger und bisher entsprechend wenig systematisch untersucht worden. Derzeitige Forschungsergebnisse geben keinen sicheren Aufschluß darüber, ob es *die* bulimische Persönlichkeit überhaupt gibt. Es existieren lediglich bestimmte psychische Charakteristika, die von den betroffenen Frauen relativ häufig genannt werden bzw. oft bei ihnen zu beobachten sind.

Dies sind:
- Probleme, Streß zu bewältigen;
- Depressionen;
- mangelnde Selbstkontrolle und Suchtverhalten;
- Perfektionismus und Zwanghaftigkeit;
- geringes Selbstwertgefühl und Kontaktprobleme;
- negatives Körperbild.

Diese Merkmale bilden die Basis für die Annahme, daß bulimische Frauen sich auch in anderen Bereichen als den Eßgewohnheiten von anderen Menschen unterscheiden. Da zur Zeit noch ein recht unklares Bild in bezug auf die seelischen Eigenschaften von Bulimikerinnen besteht, kann der hier vertretene Anspruch nur der sein, eine recht grobe Skizze ihrer inneren Welt zu entwerfen.

Probleme, Streß zu bewältigen

Ängstlichkeit und Schwierigkeiten, seelische Anspannung zu bewältigen, ist ein zentrales Problem von Personen, die an Bulimia leiden. Hier fungiert die Bulimie als eine Art Streßbewältigungsstrategie, als Methode, mit negativen Gefühlen umzugehen und Probleme zu lösen, die weit über das Gewichtsproblem hinausgehen. Viele (über-)essen als Mittel gegen schlechte Stimmung, wenn sie angespannt, ängstlich oder depressiv sind oder sonst negative Empfindungen verspüren. Das vermehrte Essen wird zur Beruhigung bzw. Entspannung eingesetzt. Das anschließende Erbrechen dient dazu, die Angst vor einer Gewichtszunahme (und damit einem Selbstwertverlust) aufzuheben, und hat ebenfalls Entlastungscharakter. Die angst- und streßreduzierende Wirkung hat eine entscheidende Funktion bei der Aufrechterhaltung des bulimischen Eßverhaltens. Andere – sinnvollere – Möglichkeiten, mit Angst oder Streß umzugehen, (er)kennt die Betroffene meist nicht, bzw. erfolgreiche alternative Bewältigungsstrategien, die sie früher beherrschte, verlieren allmählich an Bedeutung.

Der Irrglauben, man könne durch Essen und Erbrechen Lebensprobleme lösen, führt in einen Teufelskreis: Die bulimische Person ist meist sehr ängstlich und streßanfällig, hat aber zur Bewältigung dieser Gefühle keine anderen Möglichkeiten als Essen und Erbrechen zur Verfügung. Da die beruhigende Wirkung, die durch das bulimische Verhalten erzielt wird, immer nur kurzfristig ist und zudem keine «echte» Problemlösung darstellt, muß immer häufiger darauf zurückgegriffen werden. So nimmt der Eß-Brech-Zyklus bald eine zentrale Position im Leben der Betroffenen ein. Das Essen und Nicht-Essen rückt immer mehr in den Mittelpunkt und wird zum Lebensinhalt, um den sich alles Denken und Handeln dreht. Die unablässige Beschäftigung mit dem Thema Essen bzw. Nicht-Essen dient zum einen als Entschuldigung vor sich selber für den Rückzug aus Kontakten und zum anderen als Rechtfertigung, anstehende Lebensentscheidungen nicht treffen zu können und Lebensziele aufzuschieben.

Depressionen

An Bulimie erkrankte Personen leiden häufig – verdeckt oder offen – an Depressionen. Ihre innere Welt scheint beherrscht zu sein von einem Gefühl der Einsamkeit und Leere. Sie sehen sich als prädestiniert für Enttäuschung und Unglücklichsein. Vor dem Hintergrund dieser chronisch traurigen und pessimistischen Seelenlage dient das (Über)Essen und Erbrechen als Stimmungsaufheller. Die so erzielte Entspanntheit und innere Leichtigkeit weicht jedoch schnell einem Gefühl der Niederlage und der Scham darüber, nichtakzeptablen Bedürfnissen nachgegeben zu haben. Die Stimmung wird zunehmend depressiver und ist geprägt von Schuldgefühlen, Selbstvorwürfen und Ablehnung der eigenen Person. Bei einigen Betroffenen findet diese selbstverachtende Einstellung ihren Ausdruck durch Tendenzen zur Selbstverstümmelung, auch Suizidgedanken sind in diesem Zusammenhang nicht selten. Um mit den depressiven Gefühlen fertig zu werden, hat die Betroffene meist keine andere Möglichkeit zur Verfügung als das (Über)Essen. Daher wendet sie sich verstärkt der bulimischen Symptomatik zu, in der Hoffnung, sich auf diese Weise aus dem Gefühlstief zu befreien. Das Resultat ist jedoch leider – nach einer kurzzeitigen Entlastung – ein erneutes Abrutschen in depressive Verstimmungen durch das Gefühl, versagt zu haben und deshalb nichts wert zu sein.

Mangelnde Selbstkontrolle und Suchtverhalten

Bei bulimischen Personen ist meist eine Beeinträchtigung der Selbstkontrollfähigkeit bzw. der Impulskontrolle zu beobachten. Für die Betroffenen scheint es ausgesprochen schwierig zu sein, die Befriedigung eines Bedürfnisses aufzuschieben. Entsprechende Anforderungen werden als Frustration erlebt und können nur schwer toleriert werden. Aus dieser ungeduldigen Grundhaltung heraus haben bulimische Personen Probleme, ihre Gefühle genügend zu kontrollieren, um ein Ziel angemessen zu erreichen bzw. langfristige Problemlösestrategien zu entwickeln. Vielfach drückt sich die Neigung zum Kontrollverlust außer durch das vermehrte Essen auch durch andere Verhaltensweisen bzw. Suchtabhängigkeiten aus, wie zum Beispiel Alkohol- bzw. Drogenmißbrauch und Diebstähle. Auch über Promiskuität wird berichtet. In diesem Fall wird Sexualität häufig und mit verschiedenen Partnern nahezu suchtartig konsumiert, meist jedoch ohne echte Bedürfnisbefriedigung zu erlangen.

Die Bulimikerin nimmt sich den Mangel an Selbstbeherrschung sehr übel, da dieses Manko ihrem perfektionistischen Anspruch an sich selbst widerspricht. Außerdem macht ihr ein Kontrollverlust angst; er wird als bedrohliches Chaos erlebt und von dem Gefühl begleitet, überwältigt zu werden. So bemüht sich die Betroffene sehr um die Beherrschung ihrer Impulse, indem sie versucht, eine möglichst totale Kontrolle über Gefühle, Verhalten, Körper und Umwelt zu erlangen. Sie stellt dabei strenge Regeln und Verbote auf, für Flexibilität ist kein Raum. Doch gerade diese übermäßige und rigide Selbstkontrolle führt dazu, daß es immer wieder zu Situationen kommt, in denen sie die Beherrschung verliert und ihren spontanen Impulsen, beispielsweise ihren Eßgelüsten, nachgibt. Sobald aber die Kontrolle nur ein Stückchen aufgegeben worden ist, neigt die Betreffende dazu, gleich alle selbstgesetzten Regeln und Vorsätze über Bord zu werfen nach dem Motto: «Jetzt ist sowieso alles egal!» Die vormals rigide Ordnung schlägt um in ein Sich-treiben-Lassen im Chaos, das völlig im Dienste der raschen Bedürfnisbefriedigung steht. Danach wird die Person von selbstbeschuldigenden und -verachtenden Gefühlen gemartert. Im Falle des Überessens greift sie vielfach zu bestimmten Entleerungstechniken (Erbrechen, Abführmittel etc.), um die Entgleisung ungeschehen zu machen. Auf jeden Fall nimmt sie sich vor, in Zukunft noch strengere Verhaltensregeln (z. B. eine extreme Diät oder ein hartes Sportprogramm) zu befolgen und sich «nie mehr» so gehenzulassen. Da auf diese Weise ein Kontrollverlust geradezu programmiert ist, verstrickt sich die Betroffene bald in ein unberechenbar erscheinendes Wechselspiel von impulsiver Bedürfnisbefriedigung und rigider Kontrolle. Viele bulimische Frauen empfinden sich selbst als tief gespalten: Der eine Teil von ihnen ist die kontrollierte und leistungsstarke Person, als die sie nach außen erscheint; der andere, bulimische Teil ist die maßlose Frau, die betrügt, lügt und stiehlt, um ihre Freßgier zu befriedigen. Je heftiger die Eß-/Brechsucht wird, desto mehr haben die Betroffenen das Gefühl, das «gierige Monster» in ihnen verkörpere ihre wirkliche Identität.

Perfektionismus und Zwanghaftigkeit

Bulimische Personen stellen sehr hohe Erwartungen an sich selbst, nicht nur hinsichtlich ihrer Attraktivität, ihrer Figur und ihres Eßverhaltens, sondern auch in bezug auf alle anderen Lebensbereiche – kurzum: sie wollen perfekt sein. Hinter diesem Drang zur Vollkommenheit steht die tiefe Angst, mit Fehlern und Schwächen nicht liebenswert zu sein. Die Bulimikerin hat das Gefühl, ihre emotionalen und intellektuellen Fähigkeiten zu höchster Vollendung entwickeln zu müssen, um akzeptiert und geliebt werden zu können.

Auffällig ist die deutliche Zweiteilung, die das Denken und Fühlen eß-/brechsüchtiger Menschen prägt. Ihre gesamte Wahrnehmung von der Welt, von anderen Menschen und von sich selbst scheint unterteilt zu sein in zwei Kategorien. Es gibt nur *schwarz* oder *weiß*, *alles* oder *nichts*. Feinabstufungen zwischen diesen beiden Extremen werden offenbar nicht wahrgenommen. Entsprechend ist die Bewertung bulimischer Personen von sich selbst, von anderen, von ihren Beziehungen oft dominiert entweder von Idealisierung oder von übersteigerter Abwertung. Die Tatsache, daß dieses Beurteilungsmuster realen Alltagserfahrungen nicht standhalten kann, wird von den Betroffenen sehr wohl wahrgenommen und verursacht ein ständiges Unsicherheitsgefühl. Bei Erfolgen und Mißerfolgen sind sie extrem unsicher und widersprüchlich in der Bewertung, ob sie daran beteiligt sind oder nicht. Ihrer Denkweise entsprechend empfinden sie sich abwechselnd als «voll verantwortlich» oder als «überhaupt nicht verantwortlich» für einen Erfolg oder Mißerfolg. Leider führt die Bulimikerin Mißerfolge und sonstige unangenehme Erfahrungen meistens auf die eigene Unzulänglichkeit zurück. In ihrem verzweifelten Streben nach Vollkommenheit bemüht sie sich, diese vermeintlichen Mängel durch noch extremere Leistungssteigerung wettzumachen. Mit perfektionistischem Verhalten versucht sie, jeden Anlaß zur Kritik zu vermeiden. Ihrer Denkweise entsprechend meint sie: Wenn man nicht perfekt ist, dann ist die einzige Alternative, ein totaler Versager zu sein.

Diese überhöhten Ansprüche an sich selbst, verknüpft mit der ständigen Angst, zu versagen und schwach zu erscheinen, führen zu einer permanenten Selbstüberforderung. Die Betroffene fühlt sich häufig erschöpft, unsicher, nicht leistungsstark. Dieser Zustand verstärkt ihr Gefühl der Unzulänglichkeit, und sie strengt sich an, durch Höchstleistungen ihr Minderwertigkeitsgefühl zu überwinden. Jeder noch so kleine Mißerfolg wird dabei von der Betroffenen als Katastrophe bewertet und stürzt sie erneut in Depressionen und Selbstzweifel.

Wie daraus kommen?

Geringes Selbstwertgefühl und Kontaktprobleme

Das Selbstwertgefühl ist bestimmt von Empfindungen der Unzulänglichkeit, Minderwertigkeit, Außenkontrolliertheit und Nutzlosigkeit. Entsprechend gering ist die Selbstachtung. Den inneren

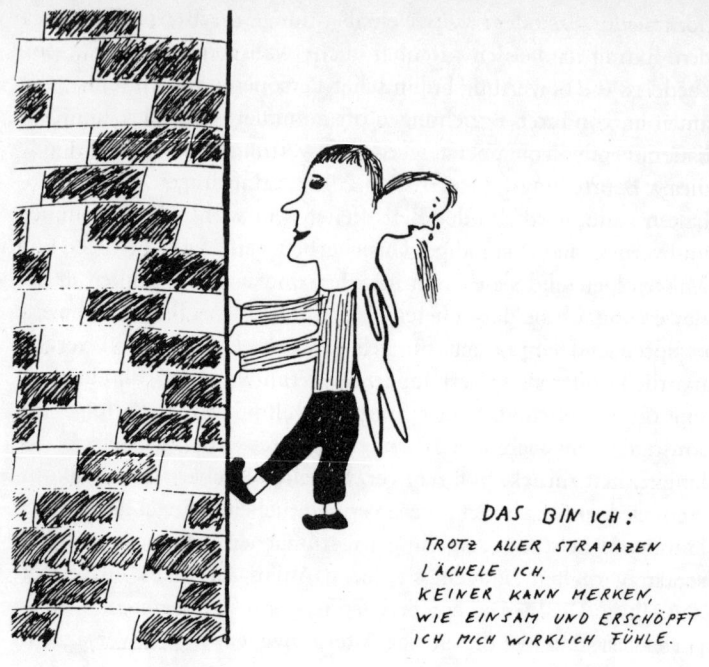

DAS BIN ICH:
TROTZ ALLER STRAPAZEN
LÄCHELE ICH.
KEINER KANN MERKEN,
WIE EINSAM UND ERSCHÖPFT
ICH MICH WIRKLICH FÜHLE.

Mangel an Selbstvertrauen merkt man den Betroffenen jedoch meist nicht an, denn er wird gekonnt hinter einer Maske von betont geäußerter Selbstsicherheit und Stärke verborgen.

Das Bedürfnis nach Anerkennung ist stark, denn ein Großteil des Selbstwertgefühls wird über das Interesse und die Zuneigung anderer bezogen. Die emotionale Unsicherheit und Verletzbarkeit zeigt sich in Angst vor Kontakt und Kritik. Die Folge ist Passivität und eine große Abhängigkeit vom Urteil anderer. Bulimikerinnen sind sehr beeinflußbar und richten sich in dem, was sie fühlen, denken und tun, stark nach der Meinung anderer. Sie haben Schwierigkeiten, sich offen durchzusetzen, Grenzen zu setzen und Forderungen zu stellen aus Angst, andere zu verletzen und deren Liebe entzogen zu bekommen. Darüber hinaus fällt es ihnen schwer, die eigenen Bedürfnisse von den Erwartungen anderer zu unterscheiden; die

Grenzsetzung im Kontakt («Wo fange ich an – wo hörst du auf?») wird häufig nur verschwommen wahrgenommen. Enge Kontakte werden aus dieser Unsicherheit heraus vermieden; bulimische Personen haben daher nur selten gute Freunde, denen sie sich anvertrauen. Die Näheangst wird – meist erfolgreich – überspielt durch aufmerksames, einfühlsames und liebes Auftreten. Bulimische Frauen sind Meisterinnen darin, andere zum Reden zu bringen und von sich selbst nichts preiszugeben. Da die Betroffenen in ihrer liebenswürdigen und hilfsbereiten Art anziehend auf andere Menschen wirken, haben sie meist keine Probleme, Bekanntschaften zu schließen. Diese entwickeln sich allerdings nur selten über das Stadium eines relativ unverbindlichen Kontaktes hinaus, da die bulimische Person zu große Ängste hat, um sich zu offenbaren. Sie vermeidet es, sich auf einen anderen Menschen einzulassen, weil sie befürchtet, von ihm «erkannt» zu werden, wie sie in ihren eigenen Augen «wirklich» ist, nämlich schwach, verachtungswürdig und damit nicht liebenswert. Sie sehnt sich jedoch danach, gemocht und geliebt zu werden. Deshalb ist sie hin und her gerissen zwischen dem schmerzlichen Bedürfnis nach Liebe und dem Wunsch, sich zurückzuziehen aus Angst vor Enttäuschung. Durch das unauffällige Auftreten im sozialen Kontakt werden die Schwierigkeiten im Umgang mit anderen kaum bemerkt. Selbst nahe Verwandte ahnen nicht die Kontaktprobleme bzw. das Gefühl der Kontaktlosigkeit, das die Betroffenen plagt.

Trotz des starken Wunsches, geliebt zu werden, ist bei den meisten Bulimikerinnen eine zunehmende Isolation zu beobachten. Die Gründe dafür sind vielfältig: Die ständige Beschäftigung mit Essen und Figur wird mit der Zeit so dominant, daß keine Zeit für Kontakte bleibt. Dazu kommen Erschöpfung und Konzentrationsprobleme, Scham und die Angst vor dem Entdecktwerden. Der Tagesablauf wird so geplant, daß Zeit für heimliche Eßanfälle da ist. Familie und Freunde dürfen nicht wissen, wieviel sie ißt, deshalb vermeidet eine bulimiekranke Person gemeinsame Mahlzeiten und geht kaum aus. Die durch diesen Rückzug entstehende Isolierung verstärkt die Befürchtung, «unnormal und abartig» zu sein. Da Essen ein normaler und unabdingbarer Teil des täglichen Lebens ist, wird eine eß-/brechsüchtige Frau mehrmals am Tag – bei jeder Mahlzeit – daran erinnert, daß sie «anders» ist. Die Einsamkeit intensiviert die Gefühle der Unzulänglichkeit und des Ausgeschlossenseins. Beides hindert die Betroffene daran, die Nähe mit anderen zu erfahren, nach der sie sich sehnt. Als Folge zieht sie sich zunehmend in eine eigene Welt zurück.

Negatives Körperbild

Der Mangel an Selbstvertrauen bei bulimischen Personen zeigt sich am deutlichsten in der Einstellung zum eigenen Aussehen und der eigenen Körperwahrnehmung. Diese sind bestimmt durch Negativität, Verwirrung und Angst vor einer Gewichtszunahme. Die Betroffenen sind meist schlanke, attraktive und modebewußte Frauen, für die gutes Aussehen – speziell eine gute Figur – von enormer Wichtigkeit ist. Grund dafür ist der Glaube, nur über äußere Attraktivität für andere Menschen – insbesondere für Männer – interessant zu sein. Das Gefühl, für sonstige Werte gemocht zu werden, ist selten. Entsprechend werden Erfolge wie Mißerfolge meist weniger auf eigenes Können oder Wissen zurückgeführt, sondern auf die Vorzüge oder Nachteile des äußeren Erscheinungsbildes.

Die angstvolle Besorgnis, mit der die Betroffenen um Attraktivität bemüht sind, ist häufig nicht leicht zu verstehen. Obwohl sie üblicherweise dem gängigen Schönheitsideal entsprechen, scheinen sie ihr Aussehen völlig anders zu bewerten. So bezeichnen sich beispielsweise idealgewichtige Bulimikerinnen als «grauenhaft fett». Es wird angenommen, daß diese abweichenden Selbstbeurteilungen zum einen auf die überstrengen Maßstäbe und zum anderen auf ein verzerrt wahrgenommenes Körperbild zurückzuführen sind. Die eigenen Körperausmaße (bezogen auf das Gesamt-Körperbild oder auf einzelne Körperteile) werden überschätzt. Auch bei der Beurteilung des eigenen Gewichts zeigen sich Abweichungen: Meist meinen bulimische Personen mehr zu wiegen, als es tatsächlich der Fall ist.

Eine solch mangelhafte Beziehung zum eigenen Körper ist elementar verunsichernd, denn ein insgesamt stabiles und flexibles

Bild vom eigenen Körper ist einer der Grundpfeiler unserer Identität. Wertschätzung und Akzeptanz des eigenen Körpers sind wichtig für eine positive Selbsteinschätzung. Untersuchungen zu Auswirkungen der Körperzufriedenheit auf die generelle Lebenszufriedenheit haben ergeben, daß Menschen, die sehr zufrieden mit ihrem körperlichen Aussehen sind, sich für liebenswerter, durchsetzungsfähiger, gewissenhafter und intelligenter halten als diejenigen, die Unzufriedenheit mit ihrem Körper angeben. Letztere scheinen insgesamt ängstlicher, unsicher und depressiver zu sein.

In bezug auf die *Sexualität* von Bulimikerinnen sind die bisherigen Erkenntnisse widersprüchlich und unklar. Dies liegt zum Teil sicher daran, daß es sich dabei um ein Tabuthema handelt und entsprechend wenig zuverlässige Daten existieren.

Einigen Untersuchungen zufolge haben bulimische Frauen keine von der Norm abweichenden sexuellen Probleme, andere haben diesbezügliche Unterschiede zu nicht-bulimischen Frauen entdeckt. Danach scheint es so zu sein, daß trotz regelmäßiger sexueller Beziehungen nur die wenigsten bulimischen Frauen diese als befriedigend erleben. Viele betrachten Sexualität als «Pflichtübung», die ihnen keine echte Erfüllung gibt. Im Vergleich zu nicht eßgestörten Frauen fällt es Bulimikerinnen schwerer, sexuelle Wünsche zu äußern, und sie haben größere Angst, die Erwartungen des Partners nicht zu erfüllen. Insgeheim glauben sie, daß sie mehr sexuellen Genuß erlangen könnten, wenn sie schlanker und attraktiver wären. Viele leben zwar in einer Partnerschaft, vermeiden aber sexuellen Kontakt oft über lange Zeiträume. Der Grund dafür ist die starke Ablehnung, die sie sich selbst gegenüber empfinden. Es ist ihnen unvorstellbar, daß jemand ihren Körper mögen und ihn gern ansehen oder anfassen könnte. Auch hier bietet sich das Essen und Erbrechen quasi als Ersatzbefriedigung an, um die aufgestaute sexuelle Spannung zu lösen.

In den letzten Jahren häufen sich die Hinweise darauf, daß eine Eß-/Brechsucht häufig von Mädchen und Frauen entwickelt wird, die irgendwann in ihrer Lebensgeschichte sexuelle Mißbrauchserfahrungen erlitten haben. Leider sind die diesbezüglich veröffentlichten Informationen unsystematisch und lückenhaft. Frauen, die sexuell mißbraucht worden sind, reagieren oft auf dieses Trauma, indem sie ihre körperlichen Empfindungen dauerhaft von ihrem sonstigen Erleben abspalten. Zurück bleiben seelische Wunden, die sich äußern in Selbsthaß und Selbstzweifel, dem Gefühl, «nicht in Ordnung, schlecht, beschmutzt» zu sein. Depression, Unsicherheit und Minderwertigkeitsgefühle sind die Folgen. Meist entwickeln die Betroffenen ein ausgeprägtes Schuldgefühl und werden von dem Gedanken verfolgt, «irgendwie» selbst für den Mißbrauch verantwortlich zu sein. Das Essen und Erbrechen kann für diese Frauen verschiedene Bedeutungen haben. So besteht zum Beispiel die Möglichkeit, daß der Eßanfall zur Besänftigung der latenten Angst und inneren Anspannung eingesetzt wird, während das Erbrechen als Ausdruck von Abscheu, Haß und Wut sich selbst oder dem Täter gegenüber dient. In jedem Fall stellt der Eß-Brech-Zyklus jedoch den hilflosen Versuch dar, die in der Vergangenheit erfahrenen Grenzüberschreitungen zu verarbeiten.

Fazit: Die Auswirkungen

Die Auswirkungen einer Eß-/Brechsucht auf alle Lebensbereiche der Betroffenen sind umfassend und einschneidend. Das bulimische Verhalten mündet in einen Teufelskreis, aus dem die bulimische Person keinen Ausweg sieht. Es scheint wie verhext zu sein: Sie wünscht sich nichts sehnlicher als Kontakt und Nähe zu anderen Menschen und gerät doch immer stärker in eine Isolation. Sie träumt davon, perfekt, stark und schön zu sein, und sieht sich doch tagtäglich mit ihren (vermeintlichen) Unsicherheiten und Schwächen konfrontiert. Sie möchte geschätzt und geliebt werden und hat doch immer wieder das Gefühl, abstoßend und nicht liebenswert zu sein. So verzweifelt sich die Betroffene auch anstrengt in dem Bemühen, ihr Leben zu meistern und ihre Ziele zu erreichen, sie kommt auf keinen grünen Zweig. Im Gegenteil, ihre seelische, körperliche, soziale und finanzielle Situation verschlechtert sich zunehmend. Der Abstand zwischen Wunsch und Realität wird immer größer. Sie

Bulimie – Ursache oder Folge einer Depression?

Depressive Symptome wie Schlafschwierigkeiten, Konzentrationsstörungen, Selbstwertprobleme, Traurigkeit und Neigung zum Selbstmord sind bei Personen mit Bulimie relativ häufig zu beobachten. Auf eine Verbindung zwischen Depression und Bulimia nervosa weisen eine Vielzahl von Untersuchungsergebnissen hin; die Art der Beziehung ist jedoch noch weitgehend ungeklärt. Im Vordergrund steht dabei die strittige Frage, ob die Depression die Ursache oder eher das Resultat der Eßstörung ist. Folgende Ergebnisse wissenschaftlicher Studien tragen die Fakten zur derzeitigen Diskussion bei:

Die Depression gehört zur Gruppe der *affektiven Störungen*. Affektive Erkrankungen erkennt man hauptsächlich daran, daß Stimmung und Aktivitätsniveau der betreffenden Person entweder extrem gedämpft (depressiv) oder unnatürlich gehoben (manisch) sind. Man hat herausgefunden, daß in Familien von Menschen, die an Bulimia leiden, affektive Störungen auffällig häufig vorkommen.

Weiter zeigen die Ergebnisse bestimmter medizinischer Tests Übereinstimmungen zwischen Bulimikerinnen und Depressiven: mangelnde Dexamenthason-Suppression und abnorme Cortisolwerte. Es konnte außerdem festgestellt werden, daß die Behandlung mit Antidepressiva bei Bulimia-Patientinnen eine vorteilhafte Wirkung haben kann.

Kritiker gehen jedoch davon aus, daß diese Forschungsergebnisse zum einen aufgrund von methodischen Schwächen des verwendeten Diagnose- bzw. Untersuchungsinstrumentariums zustande gekommen sind. Zum anderen führen sie Nachweise an, daß die depressiven Verstimmungen bulimischer Personen auch die Folge längerer Hunger- bzw. Diätphasen sein können und durch damit zusammenhängende physiologische Veränderungen (endokrine und metabolische Anpassung an die Mangelernährung, Neurotransmitterstörungen) ausgelöst werden. Weiter beanstanden sie, daß die positiven Effekte der Bulimie-Behandlung mit Antidepressiva stets nur relativ kurze Zeit beobachtet werden konnten und es Hinweise auf Rückfälle nach Absetzen der Medikation gibt.

Gegen die Einordnung der Bulimia nervosa als Teil einer depressiven Störung spricht außerdem die Erfahrung, daß bei der Mehrzahl der Bulimia-Patientinnen mit einer Normalisierung des Eßverhaltens auch die depressiven Symptome positiv verändert werden. Lediglich eine spezielle Untergruppe der Bulimie-Erkrankten scheint das bulimische Verhalten zu benutzen, um eine bereits vorhandene Depression günstig zu beeinflussen. Ein Hinweis auf das Vorliegen eines solchen Ausnahmefalles ist beispielsweise vorhanden, wenn sich durch eine psychotherapeutische Behandlung wohl das Eßverhalten, nicht aber die depressive Symptomatik positiv beeinflussen läßt.

Von psychotherapeutischer Seite kommt weiter das Argument, daß durch eine Behandlung der Bulimie mit einem Antidepressivum die Patienten in ihrer Sichtweise bestärkt würden, keine Kontrolle zu haben, ihre Störung (und ihr Leben) selbst nicht beeinflussen zu können. Mit hoher Wahrscheinlichkeit würde dem Medikament die ganze ‹Macht› zur Heilung zugeschrieben. Diese Zuschreibung könnte verhindern, daß die Betroffen eine gewisse Verantwortung für ihre Erkrankung übernehmen, was den Heilungsprozeß nachhaltig behindern würde.

ist verwirrt und weiß nicht, wie sie dieses Dilemma lösen kann, zumal sie meist nicht weiß, wie man Streß und Unannehmlichkeiten überhaupt effektiv bewältigt. Hinzu kommt, daß sie meist versucht, ganz allein mit ihren Schwierigkeiten fertig zu werden, da sie diese vor anderen geheimhält. Hilfe von anderen zu erbitten erscheint ihr indiskutabel. Aus Mangel an alternativen Bewältigungsstrategien greift sie immer wieder zum einzigen Mittel, das sie gegen Streß kennt: zum (Über)Essen und Erbrechen. Der Versuch, Lebensprobleme mit Hilfe des Essens zu lösen, schlägt jedoch fehl und verstärkt die Schwierigkeiten letztendlich. Durch zunehmend intensivere Konzentration auf Essen, Gewicht und Figur bleibt keine Zeit und Energie mehr für andere(s). Die Betroffene gerät allmählich in die Isolation und zieht sich in eine eigene Welt zurück, die immer stärker bestimmt wird vom Eß-Brech-Zyklus und romantischen Tagträumereien. Dies führt zu einem gewissen Realitätsverlust, der ohnehin bestehende Schwierigkeiten verstärkt. Die eigentlich problemverursachenden Lebensbereiche werden aus den Augen verloren. Die Betroffenen konzentrieren ihr ganzes Streben nach Verbesserung der persönlichen Situation auf das Abnehmen. Eine schlanke Figur wird zum Lebensinhalt, was zu einem gewissen Verlust der eigentlichen Lebensziele führen kann. Dabei spielen die mit dem Schlanksein assoziierten Attribute wie Glück, Erfolg, Liebe und Gesundheit eine wichtige Rolle. Diese Verknüpfung führt anscheinend dazu, daß das Streben nach Schlankheit durch die Phantasie «Wenn ich erst einmal dünn bin, dann...» motiviert wird. Zwar wissen die meisten Frauen auf Nachfrage ziemlich genau, welche Bereiche ihres Lebens einer Veränderung bedürfen, um wirkliche Integrität und Zufriedenheit zu erreichen. Jedoch sehen sie sich oft außerstande, diese Probleme direkt anzugehen, und greifen zur Scheinlösung Schlankheit, die letztendlich für die meisten mit Frustration endet.

Während nach außen die Fassade einer lebenslustigen, starken und hilfsbereiten Frau gezeigt wird, lauern im Inneren Minderwertigkeitsgefühle, Depression und Verwirrung. Immer neue Höchstleistungen sollen diese Gefühle verdecken und führen zu einer permanenten Selbstüberforderung. Die Furcht der Betroffenen vor der Entdeckung ihres «dunklen Geheimnisses» ist groß. Sie investiert ihre ganze Kraft in Bemühungen, das Eintreffen ihrer schlimmsten Phantasie um jeden Preis zu verhindern: Ihre größte Angst ist, daß andere ihre «wahre» Identität als schwache, wertlose, gierige Kreatur erkennen, sich daraufhin angeekelt abwenden und sie ungeliebt und unendlich einsam zurücklassen.

Teil II:

Behandlungsmöglichkeiten

Selbsthilfe

Eine wichtige Grundlage der Lebensbewältigung ist die Fähigkeit, sich selbst helfen zu können. Der Wunsch, ein Problem durch Eigeninitiative in den Griff zu bekommen, kann als ein «gesundes» Zeichen für Interesse am eigenen Leben bewertet werden und ist daher zu begrüßen. Doch gibt es Situationen, in denen Selbsthilfe allein zur Lösung von Schwierigkeiten nicht ausreicht, so daß Fremdhilfe in Anspruch genommen werden muß. Neben der Fähigkeit zur Selbsthilfe ist die Bereitschaft, sich helfen zu lassen und sich anderen anzuvertrauen, ein weiterer Baustein für eine positive Lebensbewältigung. Zu wissen, wann man Hilfe braucht, und sie sich dann zu holen, ist kein Zeichen von Schwäche, sondern ein Ausdruck von Selbstbewußtsein!

Selbsthilfe im Alleingang

Hilfe zu suchen und anzunehmen ist für bulimische Frauen meistens ein Problem: Sie meinen, perfekt sein zu müssen und keine Schwächen zeigen zu dürfen. Zudem haben sie große Angst davor, sich zu offenbaren. Sie sind überzeugt, daß andere mit Ablehnung und Ekel auf ihr «Geheimnis» reagieren werden.

Aus diesen Gründen versuchen fast alle Bulimikerinnen, ihr Problem ganz allein in den Griff zu bekommen. Im Durchschnitt dauert es etwa fünf Jahre, bis sie das erste Mal professionelle Hilfe in Anspruch nehmen. Aus den Erzählungen meiner Klientinnen weiß ich, daß es üblicherweise sehr harte und frustrierende Jahre sind, durchsetzt von euphorischen Phasen und niederschmetternden Rückschlägen. Viele stellen irgendwann fest, daß die Bewältigung der komplexen Probleme im Alleingang sie überfordert. Sosehr sie sich auch bemühen, sie schaffen es nicht, ihr Eßverhalten zu normalisieren. Der Grund dafür liegt darin, daß Essen und Erbrechen oft ihre einzige Möglichkeit ist, Lebensprobleme zu bewältigen, Gefühle auszudrücken und Streß abzubauen. Das Essen und Erbrechen kann nicht losgelassen werden, bevor nicht alternative Bewältigungsfertigkeiten verfügbar sind. Andere Problemlösestrategien müssen jedoch erst erlernt werden. Das dauert seine Zeit und erfordert oft tiefgreifende Veränderungen in mehreren Lebensbereichen. Für diese Prozesse ist Schutz, kompetente Unterstützung und strukturierte Anleitung notwendig, wie sie im Rahmen einer Psychotherapie vermittelt werden.

Dieses Buch enthält Übungen und Anregungen zur Selbsthilfe. Es soll Betroffenen ermöglichen, erste Schritte auf dem Weg zur Heilung zu gehen. Es hilft ihnen bei einer Bestandsaufnahme ihrer Probleme und bietet Möglichkeiten zum Ausprobieren von Lösungswegen an. Jede Frau sollte achtsam und ehrlich sich selbst gegenüber sein und den Punkt erkennen, an dem sie allein nicht weiterkommt und Hilfe braucht. Ich möchte nicht behaupten, daß diese Situation unweigerlich eintreten muß. Die Erfahrung zeigt jedoch, daß der Kampf gegen die Eßstörung im Alleingang meist einer Sisyphusarbeit gleichkommt.

Selbsthilfe in der Gruppe

Neben dem Versuch, die Eßstörung im Alleingang zu bewältigen, gibt es die Möglichkeit der Selbsthilfe in der Gruppe, entweder mit oder ohne therapeutische Begleitung.

Positive Aspekte

Dieser Ansatz der Problembewältigung ist im Prinzip positiv zu bewerten. Basiert der Anschluß an die Gruppe auf Freiwilligkeit und eigener Einsicht, kann diese Form der Selbsthilfe für den langfristigen Heilungserfolg von entscheidender Bedeutung sein. Die Arbeit in der Gruppe bietet einen Ausweg aus Isolation und depressiver Resignation. Die Selbstheilungskräfte der Betroffenen werden aktiviert. Durch die Teilnahme an der Gruppe gibt die Betroffene sich selbst die Chance, Engagement und Verantwortungsbereitschaft zu zeigen und sich aus der passiven Erwartungshaltung zu lösen.

Der Zusammenschluß mit Gleichgesinnten wird anfangs als eine große Befreiung empfunden und bewirkt eine enorme seelische Entlastung. Das Gefühl, isoliert zu sein und mit dem Eß-/Brechproblem alleine dazustehen, wird positiv beeinflußt durch die Erfahrung, Leidensgenossinnen zu haben und keine «abartige» Ausnahme zu sein. Endlich braucht man sich nicht mehr zu verstecken, darf offen über das Eßproblem sprechen, ohne Angst vor Ablehnung haben zu müssen. Die Möglichkeit zur ungeschminkten Selbstdarstellung kann zu «Aha-Erlebnissen» und damit zu einer vertieften Selbsterkenntnis führen. Das Verständnis und die Solidarität der anderen Gruppenteilnehmerinnen spendet Geborgenheit und macht Mut zur Veränderung. Die Gruppe bietet der Betroffenen nicht nur die Möglichkeit zum Informations- und Erfahrungsaustausch, sie hat auch die Chance, aus den Reaktionen der anderen etwas über sich selbst zu lernen. Im geschützten Rahmen der Gruppe kann sie neue Verhaltensstrategien entwickeln und mit/an anderen Teilnehmerinnen ausprobieren, bevor sie sich damit auf die «freie Wildbahn» wagt.

Durch regelmäßige und längerfristige Gruppentreffen erhält die Bulimikerin die lang vermißten sozialen Kontakte, die sich mit der Zeit durchaus zu stabilen Freundschaften entwickeln können. Falls die Gruppenmitglieder außer der «Arbeit am Problem» gemeinsame Aktivitäten durchführen, die Spaß machen, lernen die einzelnen Teilnehmerinnen, ihre Freizeit sinnvoll mit befriedigenden Tätigkeiten auszufüllen. Sie stellen fest, daß Leben mehr sein kann als Essen, Erbrechen und schlank sein wollen. Diese Erfahrung ermutigt die Betroffenen, sich von ihrer Fixierung auf das Eßproblem zu lösen.

Problematische Aspekte

Die Chancen und Möglichkeiten, die eine Selbsthilfegruppe den Teilnehmerinnen bieten kann, sind beachtlich. Jedoch gibt es auch problematische Aspekte:

Aufgrund verschiedener Ausgangsvoraussetzungen, mit denen die Frauen in die Gruppe kommen, kann es Schwierigkeiten geben, die Bedürfnisse und Wünsche der Teilnehmerinnen «unter einen Hut» zu bekommen. Unterschiede in bezug auf Alter, Therapieerfahrung, Leidensdruck, Bewußtheitsgrad, Schwere der Eßstörung, psychische Stabilität und Veränderungs- bzw. Arbeitsmotivation können eine effektive Arbeit behindern oder sogar unmöglich machen. Daher ist es bei der Gründung einer Selbsthilfegruppe oder bei der Aufnahme neuer Mitglieder ratsam, die Vereinbarkeit von Erwartungen und Ansprüchen der einzelnen Mitglieder an die Gruppe sorgsam zu überprüfen.

Im Laufe des Gruppenprozesses kommt es zwangsläufig zu Problemen, die offene Auseinandersetzungen erfordern. Aber gerade Bulimikerinnen haben Schwierigkeiten, Gefühle auszudrücken und Konflikte zu bewältigen. Hier besteht die Gefahr, daß Gruppenteilnehmerinnen aufgrund der Angst vor Ablehnung ihre wahren Gefühle nicht äußern, ihre Wut und ihren Ärger (wie üblich) hinunterschlucken und «gute Miene zum bösen Spiel» machen. Als Folge zieht die Betroffene sich innerlich immer mehr aus dem Gruppengeschehen zurück, spielt in der Gruppe ihre gewohnte Rolle als «ewig Verständnisvolle» und «immer gut Gelaunte» und mogelt sich so um einen echten Veränderungsprozeß herum. Meist führt dieser Rückzug letztendlich dazu, daß die Frau sich irgendwann enttäuscht von der Gruppe abwendet und einfach wegbleibt, oft ohne den anderen mitzuteilen, was der wahre Grund für ihren Austritt ist. Eine weitere «Falle» für Selbsthilfegruppen kann auch darin bestehen, daß durch das gegenseitige Verständnis der Leidensdruck bei den einzelnen Frauen so abgemildert wird, daß sie sich nicht mehr gezwungen sehen, grundlegende Veränderungen durchzuführen. Die Möglichkeit, sich bei den wöchentlichen Gruppentreffen hemmungslos «auskotzen» zu können, entlastet enorm und kann dazu führen, daß die Betroffene auf einer bestimmten Erkrankungsstufe verharrt. Ihre Äußerungen erschöpfen sich in der Darstellung und Verurteilung des eigenen Eßverhaltens, ohne daß eine Entwicklung passiert. So wird die Bulimie verschleppt, aber nicht geheilt. Nicht selten bestimmt diese Konzentration auf «die ewig gleiche Litanei» das Klima in der gesamten Gruppe. Jede Teilnehmerin spürt zwar, daß kein echter Fortschritt erreicht wird, und ist einerseits enttäuscht, andererseits aber auch erleichtert, daß sie die Eß-/Brechanfälle nicht loslassen muß. Die Selbsthilfegruppe kann sich so zu einer weltfernen Schutzgemeinschaft mit Entlastungscharakter entwickeln. Die Gruppe wird für die Teilnehmerinnen bald überlebenswichtig, weil sie ihnen hilft, unter Beibehaltung der Symptome ihr psychisches Gleichgewicht zu halten. Im Grunde wird dadurch der Abhängigkeit vom Essen die Abhängigkeit von der Gruppe hinzugefügt – Hilfe zur Selbsthilfe wird in diesem Fall nicht geleistet.

Viele Selbsthilfegruppen schaffen es, diese «Klippe» zu umschiffen. Sie bleiben nicht bei der Diskussion über die Symptome hängen, sondern sprechen auch über «dahinter» liegende Probleme. Durch diese intensiven Gruppengespräche kommt bei den einzelnen Teilnehmerinnen viel in Bewegung. Persönliche Schwierigkeiten, die sie bis dahin verdrängt hatten, gelangen ins Bewußtsein, das «Hinschauen» kann sehr positive Entwicklungsschritte auslösen. Manche, besonders psychisch Labile, sind jedoch überfordert. Die Konfrontation mit der Wahrheit trifft sie unvorbereitet und kann schwere Krisen (wie z. B. akute Selbstmordabsichten) auslösen. Unterliegt die Selbsthilfegruppe keiner therapeutischen Betreuung, besteht die Gefahr, daß derartige Auswirkungen nicht zuverlässig aufgefangen werden können.

Ein weiterer Problempunkt bei Bulimie-Selbsthilfegruppen ist das Schaffen und Einhalten einer Struktur, die für eine fruchtbare Gruppenarbeit notwendig ist. Denn akut bulimische Frauen haben große Schwierigkeiten, sich auf feste Termine einzulassen und eine klare Struktur aufzubauen. Daher ist es wichtig, daß sich in einer Gruppe immer auch Teilnehmerinnen befinden, die in der Lage und willens sind, die Koordinierung und Organisation der Gruppe zu übernehmen, die die Gruppe zusammenhalten und die weniger motivierte und stabile Mitglieder aktivieren und aufbauen. Die Erfahrung zeigt, daß es am günstigsten ist, wenn es eine klare Gruppenleitung durch eine Professionelle, eine Ex-Bulimikerin oder einen «harten Kern» erfahrener betroffener Frauen gibt. Die Frage der Gruppenleitung ist ausgesprochen schwierig, da fast alle Selbsthilfegruppen den Anspruch der völligen Gleichberechtigung der Mitglieder vertreten. Gerät eine akut Betroffene – bewußt oder unbewußt, offiziell oder inoffiziell – in die Position der Leiterin, besteht die Gefahr, daß sie in die Rolle der Agierenden gedrängt wird, die das Interesse der anderen an der Gruppe aufrechterhalten muß, während die übrigen Teilnehmerinnen eine eher passive Erwartungshaltung einnehmen. Als verständnisvolle Ratgeberin für die anderen, überfrachtet mit Verantwortlichkeiten, hat sie keine Möglichkeit, ihre eigenen Probleme loszuwerden und zu bearbeiten. Sie kann sich zunehmend weniger als Gleiche unter Gleichen begreifen, wodurch sich ihre Heilungschancen verringern. Die betroffene Frau und mit ihr die gesamte Gruppe sollte die mit einer solchen Führungsposition verbundenen Risiken stets bewußt im Blick haben.

Wie wichtig eine klare Struktur und ein festgelegtes Programm für die Gruppenarbeit sind, zeigt sich erst längerfristig. Während das Engagement der einzelnen Mitglieder zu Anfang üblicherweise recht ausgeprägt ist, so erweist es sich nach dieser ersten euphorischen Phase oft als schwierig, die Gruppe zusammenzuhalten. Bulimikerinnen haben einen hohen Leistungsanspruch und gleichzeitig Probleme, Ausdauer aufzubringen. Die meisten schließen sich der Gruppe daher mit dem Ziel einer schnellen Besserung an. Die anfängliche Begeisterung weicht bald der Enttäuschung, daß lange kein sichtbarer Erfolg zu verzeichnen ist. Die Eßgewohnheiten und das Körpergefühl zu verändern braucht Zeit, die Arbeit ist langwierig und geht nur in kleinen Schritten voran. Diese «Leerlaufphasen» werden schlecht ertragen und führen häufig zur Resignation, zu immer seltenerem Besuch der Gruppentreffen und schließlich zum Ausscheiden aus der Gruppe. So ist bei Bulimie-Selbsthilfegruppen üblicherweise eine recht hohe Fluktuationsrate zu verzeichnen. Auch verbleibende Mitglieder kommen oft nur sporadisch zu den Gruppentreffen. Der ständige Wechsel der Teilnehmerinnen stört oder verhindert die Entwicklung von Vertrauen und Sicherheit. Das Fehlen von Stabilität und Kontinuität entmutigt und verunsichert den Rest der Gruppe. Häufige Diskussionen über ausscheidende oder neue Mitglieder blockieren die effektive Arbeit an den Inhalten.

Äußerst kritisch ist der Versuch einer Selbstheilung dann zu bewerten, wenn bei einer Betroffenen neben der Eßstörung eine Drogen-, Alkohol-, Abführmittel- oder andere Medikamentenabhängigkeit besteht und/oder wenn eine weitere psychische Erkrankung vorliegt (z. B. eine Depression). In diesem Fall ist ein Selbstbehandlungsversuch unverantwortlich, da die gesundheitlichen Risiken unvertretbar hoch erscheinen und fachliche Hilfe erforderlich ist. Ob Selbsthilfe ausreicht oder professionelle Betreuung notwendig ist, muß immer einzelfallbezogen entschieden werden. Deshalb ist es ratsam, vor der Aufnahme einer solchen Person in die Gruppe fachlichen Rat bei einer Psychotherapeutin zu holen.

Die beschriebenen Nachteile und Gefahren der Bulimie-Selbsthilfe lassen sich begrenzen, wenn die Selbsthilfegruppe ihr Vorgehen regelmäßig mit professionellen Expertinnen bespricht und von diesen überwacht wird. Ein – zumindest sporadischer – Kontakt der Gruppe zu einer Psychotherapeutin ist daher dringend anzuraten.

Gruppenzusammensetzung

In bezug auf die Zusammensetzung der Selbsthilfegruppen zeigt die Erfahrung, daß Mischgruppen verschiedener Eßstörungsformen nicht sinnvoll sind. Das Zusammentreffen von normalgewichtigen Bulimikerinnen und übergewichtigen Eßsüchtigen führt meistens zu verwirrenden Dominanz- und Konkurrenzproblemen. Einerseits meinen die Übergewichtigen insgeheim, daß sie «besser» sind, weil sie nicht erbrechen. Die Bulimikerinnen glauben sich in der stärkeren Position, weil sie nicht dick sind. Andererseits hat die eine Gruppe wenig Einsicht in das Problem der anderen und empfindet die eigene Lage als die schlimmere. Die Übergewichtigen, deren Hauptinteresse das Abnehmen ist, werfen den Bulimikerinnen übertriebenes Problematisieren vor («Ihr habt's gut, ihr seid schlank, wir können unser Problem im Gegensatz zu euch nicht verstecken. Eure Eßprobleme können gar nicht so schlimm sein wie unser Leid»). Die Bulimikerinnen sind dagegen der Ansicht, daß sie die Benachteiligteren sind, weil sie den ganzen Tag essen und erbrechen.

Auch eine aus Magersüchtigen und Bulimikerinnen zusammengesetzte Gruppe ist nicht empfehlenswert. Der Anblick der «makellos schlanken» Anorektikerinnen verstärkt die Minderwertigkeitsgefühle und den Drang zur Perfektion bei den Bulimikerinnen («Die schafft das, was ich nicht schaffe»). Die Bewunderung für die «Stärke» der Magersüchtigen verhindert das Akzeptieren der eigenen Position und führt nicht selten zu einer Symptomverschlechterung bei den Eß-/Brechsüchtigen. Eine diesbezügliche sorgfältige Auswahl der Gruppenteilnehmerinnen ist daher von entscheidender Bedeutung für die Effektivität der Gruppenarbeit.

Von Vorteil ist, wenn sich eine Selbsthilfegruppe aus Mitgliedern verschiedener Heilungsphasen zusammensetzt. Dabei können alle Beteiligten voneinander profitieren: Die noch intensiv Betroffenen sehen in den «Fortgeschritteneren» die eigene Heilungschance und werden so motiviert, weiterzumachen. Den (relativ) Geheilten wird durch die akut Erkrankten die eigene abschreckende Vergangenheit vor Augen geführt und ermutigt sie, «clean» zu bleiben bzw. die eigene Entwicklung voranzutreiben.

Gute Erfahrungen hat man auch mit der Einbeziehung von Angehörigen in die Bulimie-Selbsthilfegruppen gemacht. Durch offene und ehrliche Diskussionen über die Eßstörung und ihre Auswirkung auf alle Beteiligten wird Kontakt hergestellt und Verständnis füreinander geschaffen. Die Mitarbeit der Angehörigen wirkt sich erwiesenermaßen sehr positiv auf den Heilungsprozeß aus.

Selbsthilfe und Psychotherapie

Trotz aller Möglichkeiten, die die verschiedenen Formen der Selbsthilfe bieten, sind sie auf Dauer kein Ersatz für eine Psychotherapie (und für eine evtl. erforderliche medizinische Betreuung). Die Entwicklung von Eigeninitiative ist von entscheidender Bedeutung für Fortschritte in Richtung Gesundung. Jedoch sollte die Selbsthilfe stets in den Zusammenhang einer therapeutischen Behandlung gestellt werden, und zwar als eine wichtige Möglichkeit der Vorbereitung, Ergänzung und Nachsorge:

- Therapie-Unerfahrenen bieten Selbsthilfegruppen eine erste Möglichkeit, sich zu orientieren und aus ihrer Vereinzelung herauszukommen. In der Gruppe können sie Informationen über professionelle Hilfsmöglichkeiten sammeln und den Schritt in Richtung Psychotherapie vorbereiten.
- Therapiebegleitend stellt Selbsthilfe eine wichtige und wirkungsvolle Maßnahme dar, die den Behandlungsprozeß ergänzt und stützt. Sinn und Zweck einer Therapie ist ja nicht, ein Abhängigkeitsverhältnis zu schaffen, sondern Hilfe zur Selbsthilfe zu leisten.
- Nach Beendigung einer Psychotherapie eignet sich die Teilnahme an einer Selbsthilfegruppe hervorragend als Nachbehandlung, die vor Rückfällen bewahrt. Die Gruppenarbeit kann zum Ausbau und zur Stabilisierung der in der Behandlung erreichten Fortschritte dienen.

Folgt man den bisherigen Erfahrungen, so entspricht die Selbsthilfe im Alleingang einer Erste-Hilfe-Maßnahme, die auf Dauer nur selten befriedigt. Sie ist eine Überbrückungslösung für die Wartezeit bis zum Therapiebeginn oder notwendiges Übel, wenn nicht genug professionelle Hilfsmöglichkeiten zur Verfügung stehen.

Wenn Sie sich für die Mitarbeit in einer Selbsthilfegruppe interessieren, haben Sie die Möglichkeit, sich einer bestehenden Gruppe anzuschließen oder selbst eine zu gründen. Organisationen, die Kontaktadressen von bestehenden Selbsthilfegruppen in Ihrer Nähe vermitteln, werden im Adressenteil am Ende des Buches genannt.

Außerdem ist es ratsam, vor Ort in Frauenzentren, psychosozialen Beratungsstellen o. ä. die Existenz einer geeigneten Gruppe zu erfragen. Falls Sie die Neugründung einer Selbsthilfegruppe für Eßgestörte und/oder Angehörige erwägen: Die erwähnten Organisationen geben Ihnen Informationen zur Gründung und Strukturierung. In der Literaturliste finden Sie außerdem Hinweise auf Bücher für die Arbeit mit Selbsthilfegruppen.

Professionelle Behandlungsmöglichkeiten

Das Angebot an professionellen Behandlungsmethoden ist heute vielfältig und verwirrend. Da gibt es neben den drei großen etablierten Therapieansätzen Psychoanalyse, Gesprächs- und Verhaltenstherapie zum Beispiel Gestalt- und Gestaltungstherapie, Musik- und Tanztherapie, unterschiedlichste Formen der Körpertherapie und und und... Die Darstellung jeder Einzelmethode würde bei weitem den Rahmen dieses Buches sprengen. Daher wird im folgenden hauptsächlich auf die Behandlungsmethoden eingegangen, die aufgrund fundierter und nachgewiesener Erfahrungen eine Eignung zur Therapie der Bulimia nervosa aufweisen. Damit soll nicht ausgeschlossen werden, daß andere (hier unerwähnt gebliebene) Behandlungsansätze ebenfalls positive Resultate bei der Bulimie-Therapie erzielen können. Leider werden diese Erfolge nur selten veröffentlicht, und die wenigen vorhandenen Publikationen beschränken sich in der Regel auf Einzelfallbeschreibungen. Die Darstellung eines geheilten Einzelfalles stimmt hoffnungsfroh, läßt aber noch keine Beurteilung zu, ob die jeweilige Therapiemethode bei der Behandlung weiterer Bulimie-Klientinnen ebenso erfolgreich sein wird. Für Leserinnen, die sich Informationen über hier nicht beschriebene Psychotherapieverfahren wünschen, sei auf die in der Literaturliste genannten Psychotherapieführer verwiesen.

In bezug auf die Bulimia nervosa gibt es verschiedene Behandlungsansätze. Die Kernannahmen der einzelnen Richtungen sind zwar voneinander abgrenzbar, jedoch werden heute im Verlauf einer Bulimie-Therapie meist mehrere Ansätze zur Erklärung und Behandlung herangezogen und miteinander kombiniert. Diese Vermischung der verschiedenen Therapiekonzepte wäre vor einigen Jahrzehnten nicht denkbar gewesen. Früher beschränkten sich Psychotherapeuten hinsichtlich der Problemerklärung und -behandlung meist ausschließlich auf die von ihnen jeweils vertretene Therapierichtung. Die Unterschiedlichkeit der Denk- und Arbeitsweisen der einzelnen «Schulen» wurde stark betont und die Grenzen zum Teil verbissen gegen Aufweichungstendenzen verteidigt. Im Laufe der Jahre hat man jedoch die Möglichkeit und die Fruchtbarkeit einer Kombination der Methoden verschiedener Therapierichtungen erkannt. Daher ist es heute eher die Regel, daß eine Psychotherapeutin zwar einen bestimmten Therapieansatz als Grundrichtung vertritt und die Behandlung entsprechend aufbaut. Zusätzlich werden jedoch durchaus Arbeitsmethoden anderer Therapiekonzepte verwendet, wenn dies sinnvoll erscheint.

Unabhängig von Therapieform und -methode werden im optimalen Fall folgende Themen in einer Bulimie-Therapie behandelt:
- Information und Aufklärung über die schädlichen Auswirkungen des gestörten Eßverhaltens.
- Die Veränderung des konkreten Eßverhaltens und des damit verbundenen Mißbrauchs von Gewichtskontrollmethoden (Abführmittelmißbrauch etc.).
- Die Aufdeckung und Infragestellung von Gedanken, Überzeugungen und Werthaltungen, die das Eßverhalten begründen und aufrechterhalten.
- Die Aufarbeitung von Erfahrungen und Ereignissen in der Lebensgeschichte der Betroffenen, die einen Zusammenhang zur Bulimie aufweisen.
- Die Wahrnehmung von Gefühlen und ihr Ausdruck.
- Die Erfassung und Verbesserung des Körpergefühls und damit verbunden des Selbstwertgefühls.
- Spezielle Themen wie Streßbewältigung und Entspannung, Kontakt und Alleinsein, Fordern und Ablehnen, Perfektionismus und Leistungsdruck.

(Diese Auflistung läßt sich je nach individueller Vorgeschichte ergänzen.)

Die Darstellung eines allgemeingültigen Psychotherapieablaufs ist aufgrund der Vielfältigkeit der Erscheinungsbilder unmöglich. So läuft zum Beispiel eine ambulante psychoanalytische Gruppentherapie völlig anders ab als eine stationäre verhaltenstherapeutische Einzelbehandlung. Zwar wird der formelle Rahmen einer Behandlung durch die jeweilige Therapierichtung und -form bestimmt, aber die spezielle Krankengeschichte jeder Klientin und die entsprechend verwendeten therapeutischen Strategien geben dem Behandlungsverlauf meist eine sehr individuelle Form. Der genaue Ablauf einer Therapie ist nur durch eine Absprache mit der Behandlerin erkenn- und festlegbar. Die folgenden Informationen über Behandlungsmöglichkeiten sollen bei der Orientierung und Auswahl der geeigneten Therapie helfen.

Die kognitive Verhaltenstherapie

Im Zentrum des kognitiv-verhaltenstherapeutischen Vorgehens steht die aktuelle Problematik und die derzeitige Lebenssituation der Klientin. Ansatzpunkt für das therapeutische Vorgehen sind das momentane Verhalten der Klientin und damit verbundene Kognitionen, das sind Wahrnehmungen, Denkweisen und Beurteilungsmuster. Kognitiv-verhaltenstherapeutisch bedeutet also *auf die Veränderung von Wahrnehmungs-, Denk-, Beurteilungs- und Verhaltensmustern bezogen.*

Basis dieses Behandlungsansatzes ist die Annahme, daß menschliches Verhalten durch Lernprozesse entsteht. Bestimmte Verhaltensweisen sind danach maßgeblich davon abhängig, inwieweit sie positive Konsequenzen für die handelnde Person nach sich ziehen. Entsprechend wird auch problematisches Verhalten erlernt und kann durch «Umlernen» verändert werden. Weiter wird davon ausgegangen, daß verzerrte Wahrnehmungen und Einstellungen, zusammen mit ungeeigneten Problemlösestrategien, für die Entstehung eines Problems verantwortlich sein können.

Bei der Durchführung einer kognitiven Verhaltenstherapie erfolgt üblicherweise zuerst eine genaue Analyse des Problems und der Bedingungen, die es aufrechterhalten. Es wird ein Therapievertrag geschlossen, in dem beidseitig akzeptable Ziele und Vorgehensweisen festgelegt sind. Dann wird begonnen, mit Hilfe systematischer Lernschritte das problematische Verhalten und seine Bedingungen positiv zu beeinflussen und durch ein angemesseneres Verhalten zu ersetzen. Das heißt: neue, erwünschte Verhaltensweisen, Wahrnehmungen und Einschätzungen werden erlernt, die alten, unerwünschten «verlernt» oder positiv verändert. Die Spannweite der angebotenen Lernprogramme kann sehr weit sein. Sie reicht vom reinen Verhaltenstraining für eine eng umschriebene Problemsituation bis hin zum Erlernen genereller Verhaltensstrategien für verschiedenste größere Problematiken. Zu nennen sind hier zum Beispiel Selbstsicherheits- und Kontakttraining sowie Streßbewältigungs- und Problemlösetraining. Veränderungen in diesen Bereichen beinhalten meist auch, zu lernen, die Welt, sich selbst und andere Menschen anders als bisher wahrzunehmen und zu beurteilen.

Die Ansatzmöglichkeiten für kognitiv-verhaltenstherapeutische Arbeit im Bereich der Bulimia-nervosa-Behandlung sind vielfältig. So können objektive Informationen der Therapeutin (zum Beispiel über den Ablauf von Körperprozessen in bezug auf Gewichtskontrolle und Ernährung) dazu beitragen, verzerrte diesbezügliche Vorstellungen der Klientin zu korrigieren. Selbstbeobachtungs- und Kontrolltechniken unterstützen das Erkennen und Verändern der unrealistischen Wahrnehmungen und Vorstellungen. Das Erlernen geeigneter Problemlösestrategien hilft, Schwierigkeiten auf angemessenere Art als durch Essen und Erbrechen lösen zu können.

In bezug auf die Behandlung von Bulimia nervosa hat sich der kognitiv-verhaltenstherapeutische Ansatz bewährt. Das bedeutet nicht, daß die ganze Therapie ausschließlich auf eine kognitiv-verhaltenstherapeutische Vorgehensweise ausgelegt sein muß. Gerade durch ihre klare Strukturiertheit eignen sich kognitiv-verhaltenstherapeutische Strategien und Techniken ausgezeichnet zur Anwendung auch in Therapien, die vom Grundsatz her anders ausgerichtet sind.

Ist Bulimia eine Sucht?

Die Frage, ob die Bulimia nervosa eine Sucht wie z. B. Alkohol-
und Drogenabhängigkeit darstellt, ist noch umstritten und
vorwiegend davon abhängig, wie eng oder wie weit die derzeit
für die Suchtdiagnose verwendeten Kriterien ausgelegt werden.

Im Bereich der Suchterkrankungen existieren derzeit zwei
verschiedene Behandlungsansätze, die auch bei der Therapie
von Eß-/Brechsucht eingesetzt werden.

Der *Abstinenz-Ansatz* verlangt, daß das problematische Eßverhalten (Heißhungeranfälle und Erbrechen) sofort zu Beginn der Behandlung gestoppt wird. Die Gefahr besteht hier
darin, daß die ohnehin schon rigide Einstellung der Betroffenen zum Thema Essen (beispielsweise die Einteilung der Nahrungsmittel in ‹erlaubt› und ‹verboten›) eher verstärkt wird,
als daß sich das Verhältnis zum Essen normalisiert. Der Unterschied zum erfolgreichen Einsatz dieser Behandlungsstrategie
im Bereich anderer Suchterkrankungen besteht darin, daß
man die problematische Substanz, also das Essen, im Gegensatz zu z. B. Alkohol oder Drogen nicht meiden kann.

Angemessener erscheint daher der *Non-Abstinenz-Ansatz*.
Das Hauptaugenmerk liegt hier nicht auf der Vermeidung des
‹Suchtmittels› Essen, sondern auf dem Erlernen eines gemä-
ßigten und ausgewogenen Umganges damit. Die Betonung
liegt auf der allmählichen und schrittweisen Veränderung der
Symptomatik, die positive Beeinflussung von inadäquaten Le-
bensbewältigungsstrategien nimmt im Therapieprozeß ebenfalls einen großen Raum ein. Elemente aus bestehenden Non-
Abstinenz-Suchttherapieprogrammen werden mit Erfolg auch
bei der Behandlung von Eß-/Brechsucht angewendet.

Die Gesprächspsychotherapie

Die klientenzentrierte Gesprächspsychotherapie geht von einem recht positiven Menschenbild aus. Danach hat jeder Mensch einen guten Kern und besitzt grundsätzlich eine Tendenz zur Selbstverwirklichung, zu Gesundheit und Wachstum. Es wird angenommen, daß manche Menschen Verhaltensstörungen entwickeln, weil sie durch falsche Lernprozesse keinen Zugriff (mehr) auf diese positiven Ressourcen haben. Die Therapie soll helfen, diesen Zugang wieder möglich zu machen. Die Ausgangsbedingung für eine Heilung wird dabei zunächst in der Herstellung eines *angstfreien Therapieklimas* gesehen. Die Atmosphäre während der Behandlung sollte geprägt sein durch Einfühlsamkeit, emotionale Wärme und Echtheit, Entspanntheit, Wertschätzung und Akzeptanz. Diese Bedingungen vermitteln der Klientin das Gefühl, mit allen Unzulänglichkeiten von der Therapeutin angenommen zu werden. So können Ängstlichkeit und Anspannung allmählich nachlassen. Diese Situation ermöglicht der Betroffenen, ihre Probleme klarer und unverzerrter wahrnehmen und schließlich bewältigen zu können.

Neben der beschriebenen klassischen Verfahrensweise hat sich mittlerweile eine weitere gesprächstherapeutische Richtung etabliert, bei der die Therapeutin wesentlich aktiver, konkreter und zum Teil auch konfrontativer in das Therapiegeschehen eingreift.

Eine präzise Abgrenzung der Gesprächspsychotherapie gegenüber anderen Ansätzen ist heute kaum mehr möglich. Zum einen hat sich die gesprächstherapeutische Grundhaltung mittlerweile als Basisverhalten bei den unterschiedlichsten Therapieformen bewährt. Zum anderen werden auch im Rahmen der gesprächstherapeutischen Arbeit häufig Anleihen bei anderen Behandlungsformen gemacht.

Aufgrund der zunehmenden Vermischung des gesprächspsychotherapeutischen Grundkonzeptes mit anderen Therapieformen erscheint es ausgesprochen schwierig, die Gesprächspsychotherapie in bezug auf die Behandlung der Bulimia nervosa zu beurteilen – zumal dazu bisher keine systematischen Untersuchungen durchgeführt wurden bzw. mir keine solchen Studien bekannt sind. Meiner

Meinung nach steht der Behandlung einer Eß-/Brechsucht im Rahmen einer Gesprächspsychotherapie nichts im Wege, sofern auch (kognitiv-verhaltenstherapeutische) Therapieelemente zur Anwendung kommen, mit denen das konkrete Eßverhalten verändert wird. Daher kommt es bei der Suche nach einem Therapieplatz darauf an, ob eine Gesprächspsychotherapeutin derartige Behandlungstechniken vermitteln kann.

Die Psychoanalyse

Ziel einer psychoanalytischen Behandlung ist es, der Klientin zu helfen, unverarbeitete Konflikte aufzuspüren, bewußtzumachen, zu untersuchen und schließlich zu lösen. Die klassische Behandlungsmethode besteht darin, daß die Klientin auf einer Couch liegend ihre Gedanken, Empfindungen, Träume und Einfälle äußert, wie sie ihr durch den Sinn kommen (*freie Assoziation*). Die Analytikerin sitzt hinter der Couch und hört zu. Sie deutet die Mitteilungen, ist in ihren Äußerungen jedoch sehr zurückhaltend, denn es wird als wichtig erachtet, daß die Klientin selbst Einsichten gewinnt. Auf die Weise werden dem Bewußtsein der Klientin bisher unbewußte Aspekte ihres Denkens, Fühlens und Verhaltens zugänglich gemacht. Mit Hilfe der einordnenden Deutungen gelingt es ihr, allmählich Einsicht in die Problemzusammenhänge zu gewinnen und ihre Schwierigkeiten bewußt zu bewältigen.

Die klassische Analyse ist im Hinblick auf Zeit und Kosten ein aufwendiges Verfahren. Sie umfaßt ca. vier Sitzungen pro Woche über einen Zeitraum von drei bis fünf Jahren.

In den letzten Jahrzehnten hat die Psychoanalyse zahlreiche Veränderungsbestrebungen erlebt. So gibt es heute neben dem herkömmlichen Analyseverfahren psychoanalytische Kurztherapien, Gruppen-, Paar- und Familientherapien. Sie konzentrieren sich mehr auf eine bestimmte Thematik und sind daher weniger zeitaufwendig und langwierig. Weiter existieren mittlerweile andere psychoanalytisch orientierte Therapieverfahren, die meist auf wesentlichen Annahmen der Psychoanalyse basieren, jedoch mit anderer Schwerpunktsetzung und anderen Methoden arbeiten. Während sich die klassische Psychoanalyse nahezu ausschließlich auf die Aufdeckung und Bewältigung der frühkindlichen Konflikte konzentriert, schenken neuere psychoanalytische Ansätze der aktuellen Lebenssituation der Patientin mehr Beachtung. Auch das strenge Setting während der Therapiesitzungen (Analytikerin sitzt – Patientin liegt) ist heute vielfach aufgehoben. Die Haltung der Therapeutin ist aktiver; die Behandlung erfolgt oft im Dialog, wobei Therapeutin und Klientin sich gegenübersitzen.

Da die psychoanalytische Arbeit stark am Einzelfall orientiert ist, sind systematische und vergleichbare Therapiestudien in diesem Bereich kaum durchführbar. Das erschwert die Beurteilung der Wirksamkeit dieser Therapieform unter anderem in bezug auf die Behandlung von Bulimia nervosa. Folgt man den vorliegenden Einzelfalldarstellungen, so scheinen diejenigen psychoanalytischen Behandlungskonzepte am erfolgreichsten zu sein, die im Zusammenhang eines komplexeren Therapieansatzes (z. B. in Fachkliniken) angewendet werden, in dem die Betroffenen neben den psychoanalytischen Sitzungen konkrete Verhaltensänderungen in bezug auf das Eßverhalten entwickeln und üben können.

Die Familientherapie

Wie bei den meisten Therapieansätzen gibt es auch innerhalb der Familientherapie unterschiedliche Ausrichtungen. Gemeinsame Grundlage der verschiedenen Konzepte ist das Gespräch entweder mit der ganzen Familie oder dem Paar als Untersystem. Behandelt wird also nicht nur die Einzelperson, sondern das Beziehungssystem, in das sie eingebettet ist. Nicht selten sind familien-/paartherapeutische Sitzungen in den Rahmen einer komplexeren Einzeltherapie des *Symptomträgers* eingebunden. In gemeinsamen Therapiesitzungen können mit Hilfe der Therapeutin innerfamiliäre Konflikte erkannt und ausgedrückt werden. Diese befreienden Gespräche machen oft erstmalig eine echte Begegnung zwischen den Familienmitgliedern möglich. Durch die Bewußtwerdung bzw. Offenlegung der herrschenden Familien-/Paardynamik können gravierende Veränderungen innerhalb des Beziehungsgefüges ausgelöst werden.

Im Vorfeld einer Familientherapie zur Behandlung einer Bulimia nervosa ist mit Hilfe der Therapeutin folgendes zu klären: Existiert ein gestörtes Familien-/Paarsystem? Wenn ja, steht die Bulimie in einem Zusammenhang zu dieser Störung? Trifft beides zu, geht es im weiteren darum, herauszufinden, welche Rolle die Eßstörung im familiären Beziehungsgefüge spielt bzw. welche Funktion sie erfüllt.

Auch im Rahmen einer Familientherapie bei Bulimia nervosa erscheint es oft angemessen, neben den Treffen mit der ganzen Familie, Einzelsitzungen mit der Bulimikerin durchzuführen, um zum Beispiel konkret an der Normalisierung des Eßverhaltens arbeiten zu können. Familientherapeutische Gespräche bzw. Paargespräche findet man häufig im Zusammenhang stationärer Bulimie-Behandlungen, bei denen das Familiengespräch Teil eines komplexeren Therapieprogrammes ist.

In den Familiengesprächen werden meist viele Meinungen, Gedanken und Gefühle geäußert. Um allen Teilnehmern die Gelegenheit zu geben, die vorangegangene Sitzung in Ruhe zu verarbeiten, finden die Treffen üblicherweise in einem zeitlichen Abstand von etwa zwei bis drei Wochen (oder länger) statt.

Obwohl der familientherapeutische Ansatz gerade bei der Therapie einer Bulimia nervosa sehr erfolgversprechend ist, haben viele Betroffene Berührungsängste in bezug auf diese Therapieform. Die Gründe liegen auf der Hand. Zum einen ist ein großer Teil der Bulimie-Erkrankten zwischen 20 und 25 Jahre alt und lebt oft nicht mehr bei den Eltern, so daß ihnen diese Therapieform nicht naheliegend erscheint. Zum anderen verheimlichen fast alle Eß/Brechsüchtigen ihre Erkrankung vor ihrer Familie bzw. ihrem Partner. Ihre vermeintliche «Abartigkeit» hat große Ängste und Schuldgefühle in den Betroffenen aufgebaut. Der in der Familientherapie erwartete offene Austausch über ihre Eßstörung erscheint ihnen daher zunächst als unmöglich. Eine weitere, nicht unbedeutende Rolle spielen Orts- und Zeitfaktoren. Es ist oft äußerst schwierig, die evtl. weit entfernt lebenden Eltern und Geschwister über einen längeren Zeitraum hinweg regelmäßig zu den gemeinsamen Therapiesitzungen zusammenzubekommen. Auch bei den Angehörigen können erhebliche Ängste in bezug auf eine familientherapeutische Behandlung existieren, die sich üblicherweise im Widerstand gegen die Teilnahme an den Therapiesitzungen äußern, meist unter Zuhilfenahme des Arguments, «leider keine Zeit zu haben».

Sind jedoch diese anfänglichen Hindernisse geklärt, erweist sich die Familientherapie meist als sehr fruchtbar sowohl für die Heilung der Bulimie als auch für die Veränderung der gestörten familiären Beziehungen. Der familientherapeutische Ansatz stellt für die gesamte Familie eine große Chance dar, wieder ehrlichen und lebendigen Kontakt zueinander zu bekommen.

Die feministische Therapie

Die feministische Therapie hat sich aus Ideen der Frauenbewegung und herkömmlichen Therapiemodellen entwickelt. Der Ansatz basiert weniger auf speziellen Behandlungsmethoden als vielmehr auf einer deutlichen sozialpolitischen Position: Der Unterdrückung des weiblichen Geschlechts in unserer Gesellschaft wird eine maßgebliche Rolle bei der Entstehung und Verfestigung der bulimischen Erkrankung zugeschrieben. Entsprechend geht es im Therapieverlauf sehr stark darum, Zusammenhänge zwischen der individuellen Eßstörungsproblematik und krankmachenden gesellschaftlichen Zusammenhängen aufzudecken und zu verändern.

Insgesamt ist der feministische Ansatz in jedem Falle als Bereicherung und notwendige Ergänzung herkömmlicher Therapieverfahren zu bewerten. Eine Beurteilung dieser Therapieform hinsichtlich ihrer Effektivität bei der Bulimie-Behandlung ist jedoch schwierig, da dieser Ansatz zwar ein übergeordnetes ideologisches Konzept bezeichnet, nicht aber bestimmte therapeutische Techniken und Strategien festlegt. So bleibt offen, mit welchen Behandlungsmethoden eine feministische Therapeutin jeweils arbeitet. Diesbezügliche systematische und breitangelegte Untersuchungen fehlen leider noch. Auswahlkriterium für eine Bulimie-Behandlung sollte hier – wie bei anderen Therapieformen auch – eine geeignete Ausbildung der Behandlerin sein.

Ergänzende Behandlungsmethoden

Neben den beschriebenen ‹großen› Therapierichtungen gibt es bestimmte Behandlungsmethoden, deren gezielter Einsatz sich im Rahmen einer komplexeren Bulimie-Behandlung als sinnvoll erwiesen hat:
- Hypnotherapie
- Körpertherapie
- Entspannungstraining
- Medizinische Behandlung

Die Bedeutung dieser Methoden für die Bulimie-Therapie wird im folgenden skizziert.

Hypnotherapie

Der hypnotherapeutische Ansatz hat eine Tradition, die weit ins letzte Jahrhundert zurückreicht. Die Hypnose, als ernst zu nehmendes therapeutisches Instrument lange Zeit nahezu in Vergessenheit geraten, hat in den letzten Jahren wachsende Aktualität und Popularität erreicht. Die hypnotherapeutische Arbeitsweise eignet sich hervorragend für die Kombination mit anderen Psychotherapiemethoden, zum Beispiel mit kognitiv-verhaltenstherapeutischen Techniken.

In der hypnotherapeutischen Arbeit werden Hypnosetechniken zur Problemabklärung und -bewältigung angewandt. Das hypnotherapeutische Konzept geht von folgender Möglichkeit der Problementstehung aus: Die meisten Menschen sind irgendwann einmal stark belastenden Erfahrungen und Gefühlen ausgesetzt. Manchmal kann eine Person aus irgendeinem Grund diese massive Belastung nicht angemessen verarbeiten, ihr aber auch nicht ausweichen. Da die Betreffende keine Möglichkeit sieht, mit der schwierigen Situation konstruktiv umzugehen, kann es – sozusagen als Notreaktion – passieren, daß die unerwünschte Erfahrung vom Bewußtsein regelrecht *abgespalten* (dissoziiert), also scheinbar einfach *vergessen* wird. Das nicht gelöste Problem existiert zwar weiterhin im innerpsychischen Erleben der Person, jedoch ist es bewußt nicht zugänglich, das heißt, die Betreffende erinnert es nicht direkt. So kann der unbewältigte Konflikt noch Jahrzehnte später unerwünschte Einflüsse auf das Erleben und Verhalten der Person haben und erhebliche Schwierigkeiten verursachen, ohne daß die Betroffene ihn als Problem-Verursacher bewußt ausmachen kann. Hypnosetechniken bieten hier die Chance, den abgespaltenen Teil (wieder) zu erkennen und ihn mit therapeutischer Unterstützung bewußt zu verarbeiten und in die Gesamtpersönlichkeit zu integrieren.

Neuere Forschungsarbeiten legen effektive Behandlungsmöglichkeiten der Bulimia nervosa mit Hilfe hypnotherapeutischer Techniken nahe. Die Untersuchungsergebnisse weisen darauf hin, daß bulimische Personen besonders leicht zu hypnotisieren sind. Zudem kann gerade bei Bulimikerinnen der erwähnte *Abspaltungsmechanismus* (Dissoziation) meist deutlich beobachtet werden. Die Betroffenen berichten nicht selten von Gefühlen des Besessenseins während eines Eß-/Brechanfalles, sie haben den Eindruck, dann «nicht mehr ich selbst zu sein». Manche meinen auch, während des Anfalles neben sich zu stehen und sich zu beobachten. Oft können sie sich nachher nicht mehr an die Geschehnisse während der Eß-/Brechattacke erinnern. Der Einsatz von Hypnose kann hier wichtige Informationen über Ziel und Funktion des abgespaltenen «bulimischen Persönlichkeitsteils» liefern.

Die Einsatzmöglichkeiten hypnotherapeutischer Strategien im

Rahmen einer Bulimie-Therapie sind vielfältig. So wird Hypnose auch als Entspannungsmethode verwendet, die die Klientinnen in Form der Selbsthypnose erlernen und zu Hause anwenden können. In Kombination mit verhaltenstherapeutisch-kognitiven Maßnahmen sind hypnotherapeutische Prozesse auch gut geeignet zur Vermittlung von Selbstkontrolltechniken in bezug auf Eßverhalten und Gewicht. Weiter bieten sie die Möglichkeit, Zielsetzungen für die weitere Lebensgestaltung, die dem Betroffenen vorher nicht (voll) bewußt waren, zu erfassen und gegebenenfalls positiv zu beeinflussen.

Leider haftet dem Bild, das in der Öffentlichkeit in bezug auf Hypnose besteht, immer noch etwas übermäßig Geheimnisvolles und Mystisches an. An dieser Stelle sei davor gewarnt, hypnotherapeutische Strategien als eine Art Zaubertrick zu betrachten, bei dem das Problem sich durch einen Fingerschnipp, quasi im Schlaf und von allein, löst. Die Hypnose bietet viele Hilfestellungen für den Zugang zu Problemen und die Bewältigung von psychischen Schwierigkeiten, trotzdem bleibt das Bemühen um Erkenntnis und Veränderung für die Klientin ein zwar spannender, aber auch arbeitsreicher Prozeß.

Entspannungstraining

Es gibt heute eine Vielfalt von Entspannungsmethoden, die sich zur Anwendung eignen. Gerade Bulimikerinnen haben oft große Probleme, sich zu entspannen. Meist neigen sie dazu, sich mit Aktivitäten zu überlasten, so daß sie sich ständig gestreßt fühlen. Wenn dann freie Zeit da ist und die Möglichkeit bestünde, zur Ruhe zu kommen, können sie oft nichts mit sich anfangen, verfallen in eine gewisse Lethargie und langweilen sich. Oft kommen in diesen «Leerlaufphasen» auch Gefühle hoch, die sonst – in der Hektik – überspielt werden. Derartige Regungen werden meist als beängstigend und bedrohlich empfunden. Diese Ängste oder die Langeweile versuchen viele dann durch Ablenkung (fernsehen, essen und erbrechen etc.) wegzudrücken.

Durch gezieltes Entspannungstraining lernen die Betroffenen, sich bewußt die Erlaubnis zu geben, sich zu entspannen. Das Erlernen einer Entspannungsmethode ist üblicherweise auch damit verbunden, den eigenen Körper und die Atmung wahrzunehmen. Dieser Schritt ist üblicherweise für viele Betroffene mit großen Unsicherheiten und Ängsten verbunden. Dadurch, daß die Entspannung im geschützten Rahmen geübt wird, können diese unangenehmen Gefühle aufgefangen und mit therapeutischer Hilfe bearbeitet und überwunden werden.

Körpertherapie

Im Bereich der körperorientierten Therapie steht nicht so sehr das Gespräch im Vordergrund, sondern vielmehr die unmittelbare Erfahrung der eigenen Körperlichkeit. Die Vielfalt körperorientierter Behandlungsformen ist außerordentlich. Tanz- und Musiktherapie gehören genauso dazu wie gymnastische und sportliche Aktivitäten, biodynamische Übungen sowie Atem- und Entspannungstraining. Im Bereich der Eßstörungsbehandlung werden häufig auch Spiegelübungen und Videoaufnahmen eingesetzt. Die Betroffenen lernen in den körpertherapeutischen Sitzungen, ihren Körper bewußt zu spüren und wahrzunehmen. Sie erhalten so die Möglichkeit, einen Zugang zu ihrem Körper zu finden und sich mit ihren körperbezogenen Gefühlen und Empfindungen auseinanderzusetzen.

Medizinische Behandlung

Die Möglichkeit einer pharmakologischen Bulimie-Therapie bezieht sich in erster Linie auf den festgestellten engen Zusammenhang zwischen der Eß-/Brechsucht und depressiven Störungen. Nach dem derzeitigen Wissensstand scheint eine Depression bei der Mehrzahl der Erkrankten jedoch eher das Resultat als die Ursache der Bulimie zu sein. Die Behandlung mit Antidepressiva kann daher lediglich in Ausnahmefällen als begründet gelten. Eine Medikation sollte auf jeden Fall nur nach einer sorgfältigen Abklärung des Vorliegens einer depressiven Störung durch eine Spezialistin erwogen werden. Eine Psychotherapie ist in jedem Falle angezeigt.

Eine regelmäßige Überprüfung des Gesundheitszustandes eßgestörter Personen durch eine Ärztin bzw. einen Arzt ist auf jeden Fall anzuraten, um körperliche Schäden rechtzeitig erkennen und behandeln zu können, die durch Heißhungeranfälle, Erbrechen, Hungern sowie Abführmittel- bzw. Appetitzüglermißbrauch verursacht worden sind. Im Falle der häufig vorkommenden Menstruationsstörungen sollte eine Gynäkologin zu Rate gezogen werden. Empfehlenswert sind auch regelmäßige Zahnarztbesuche zur Kontrolle der durch das Erbrechen herbeigeführten Zahnschäden.

Ambulante und stationäre Therapie

Eine Bulimie-Behandlung kann sowohl ambulent, das heißt in einer Praxis oder Beratungsstelle, als auch stationär in einer Klinik durchgeführt werden. Oft ist es hilfreich, zunächst einer Anlaufstelle vor Ort (psychosoziale Beratungsstellen, Erziehungs- oder Suchtberatung, Frauentherapiezentren) aufzusuchen, um Informationen über verschiedene Therapiemöglichkeiten zu erhalten. Adressen von professionellen Ansprechpartnern in Ihrer Nähe nennt Ihnen die ANAD, eine Selbsthilfeorganisation für Eßgestörte und deren Angehörige (Adresse im Anhang).

Ausschlaggebend für die Entscheidung in bezug auf die Wahl einer ambulanten oder stationären Behandlung ist stets die individuelle Krankengeschichte. Einheitliche Richtlinien, wann bei einer Eß-/Brechsucht eine stationäre Aufnahme unumgänglich ist, existieren derzeit nicht.

Dringend angezeigt ist eine stationäre Behandlung meines Erachtens, wenn die Betroffene sich in einer der folgenden Situationen befindet:

- starke Selbstmordgefährdung;
- besorgniserregender psychischer oder körperlicher Zustand;
- unerträglich konfliktgeladene Lebenssituation (Familie, Partnerschaft, Wohngemeinschaft);
- extremer Kontaktmangel (soziale Isolierung);
- fehlgeschlagene ambulante Therapie(n);
- wenn die Klientin außer der Eßproblematik noch andere Störungen aufweist, wie zum Beispiel Alkohol- bzw. Drogenmißbrauch, Zwänge, Kleptomanie, sexuelle Enthemmung, selbstverstümmelndes Verhalten.

Abgesehen von den genannten Kriterien für eine stationäre Behandlung kommt es nicht selten vor, daß Betroffene aus verschiedenen anderen persönlichen Gründen überzeugt sind, in einer stationären Behandlung besser aufgehoben zu sein als in einer ambulanten.

Ein großer Vorzug stationärer Therapien ist das meist vielfältige Behandlungsangebot, das spezialisierte Kliniken haben. Neben Ärztinnen und Psychologinnen beschäftigen viele Kliniken heute auch Diätassistentinnen sowie Bewegungs- und Beschäftigungstherapeutinnen und ermöglichen so eine fruchtbare interdisziplinäre Zusammenarbeit bei der Bulimie-Therapie. Diese Bedingungen sind in Beratungsstellen und Praxen üblicherweise nicht vorzufinden. Weil die Betroffene bei einem stationären Aufenthalt ganztags zur Verfügung steht, kann außerdem eine dichtere Betreuung und eine intensivere Behandlung erfolgen, was aber nicht automatisch bedeuten muß, daß die Eßstörung schneller geheilt wird.

Viele Betroffene bzw. ihre Eltern zögern lange, sich für eine stationäre Therapie zu entscheiden, weil es oft Probleme gibt, den mehrmonatigen Klinikaufenthalt mit Schule, Studium oder anderen Lebensbedingungen der Eßgestörten zu vereinbaren.

Da die Behandlung einer Bulimie Zeit braucht, kann leider nicht davon ausgegangen werden, daß nach einem mehrwöchigen Klinikaufenthalt die Eßstörungen und alle Begleitprobleme beseitigt sind.

Entsprechend sollte an eine stationäre Therapie immer eine ambulante Behandlung anschließen.

Diese Aufeinanderfolge von stationärer und ambulanter Therapie beinhaltet verbesserte Heilungsmöglichkeiten für Personen, bei denen ein sofortiger Einstieg in eine ambulante Behandlung nicht angebracht erscheint. Der stationäre Klinikaufenthalt bietet die Chance, eine Zeitlang aus den täglichen festgefahrenen Ritualen herauszukommen, schädliche Kreisläufe und Verhaltensmuster zu durchbrechen. Durch die dort angeregten Veränderungen kann die stationäre Behandlung dazu dienen, bessere Ausgangsbedingungen für eine nachfolgende ambulante Therapie zu schaffen.

Die Überweisung in eine Klinik erfolgt nach gemeinsamer Absprache zwischen Klientin, behandelnder Ärztin, Klinik und Krankenkasse. Die Kosten für eine stationäre Behandlung werden üblicherweise von der Krankenkasse übernommen. Wichtig ist auf jeden Fall, eine Klinik auszusuchen, in der die Mitarbeiter bereits viel Erfahrung mit der Behandlung von Eßstörungen haben. Anschriften von entsprechend spezialisierten Kliniken sind im Adressenteil dieses Buches zu finden.

Einzel- und Gruppentherapie

Der Begriff *Einzeltherapie* bezieht sich auf die Arbeit am einzelnen Menschen; während der Therapiesitzungen sind üblicherweise nur Therapeutin und Klientin anwesend. Eine Gruppentherapie setzt sich dagegen aus mehreren Klientinnen und mindestens einer Therapeutin zusammen. Die Gruppenmitglieder richten sich nach bestimmten Regeln, die zu Beginn der Gruppe miteinander besprochen werden. Die Rolle der Therapeutin im Gruppengeschehen ist dabei je nach Therapierichtung mehr oder weniger aktiv. Die Familientherapie ist eine spezielle Form der Gruppentherapie.

Die meisten Psychotherapieverfahren sind sowohl in der Einzeltherapie als auch in der Gruppentherapie einsetzbar. In jedem individuellen Fall muß überprüft werden, welche Form die geeignetere ist. Manchmal besteht auch die Möglichkeit, nach Beendigung der Einzeltherapie in eine Gruppe zu wechseln oder neben der Gruppentherapie noch Einzelsitzungen zu vereinbaren.

Gerade Bulimia-nervosa-Klientinnen haben oft große Bedenken, in eine Gruppentherapie einzusteigen. Zum einen, weil sie häufig unter Kontakt- und Selbstwertproblemen leiden und befürchten, von den anderen Gruppenmitgliedern nicht akzeptiert und gemocht zu werden. Zum anderen ist es für sie zunächst meist unvorstellbar, gleich mit mehreren anderen Menschen über ihr oft lange gehütetes Geheimnis zu sprechen. Diese Ängste verlieren sich üblicherweise jedoch recht schnell, da viele Gruppenteilnehmer es als sehr befreiend erleben, sich endlich einmal zeigen zu dürfen, wie sie sind, und so auch angenommen zu werden. Die Betroffenen, die oft denken, mit ihrem «abartigen» Problem völlig allein dazustehen und «das absolut Letzte» zu sein, erleben eine Ähnlichkeit mit anderen und fühlen sich von diesen meist zutiefst verstanden. So entsteht ein gegenseitiges Vertrauensverhältnis und Solidaritätsgefühl. In dieser Atmosphäre kann der Austausch und die Auseinandersetzung mit gemeinsamen und individuellen Problemen stattfinden. Häufige Themen sind – neben der Eßproblematik – Kontaktschwierigkeiten, Ängste und Unsicherheiten, Perfektionismus, Konkurrenz- und Rivalitätskonflikte, Probleme mit Eltern und/oder Partnern. Die Gleichaltrigkeit der anderen Gruppenmitglieder erleichtert es den meisten Betroffenen, Rat und auch Kritik besser anzunehmen und zu geben.

Einbeziehung der Angehörigen

Die Einbeziehung der Angehörigen richtet sich nach den Bedürfnissen der Klientin. Ausnahmen sind hier die Familien- und Paartherapie, wo gemeinsame Sitzungen mit der Familie bzw. dem Partner zum Programm gehören. Auch bei minderjährigen Klientinnen erfolgen überlicherweise – zumindest sporadisch – Eltern- bzw. Familiengespräche. Erfahrungsgemäß sind auch vor der Aufnahme einer Bulimikerin in eine stationäre Behandlung Eltern- bzw. Partnergespräche angebracht. Es hat sich gezeigt, daß die Zustimmung der Angehörigen von entscheidender Bedeutung für den langfristigen Behandlungserfolg ist.

Behandlungsdauer

Verständlicherweise hoffen die meisten Bulimikerinnen, ihre Probleme möglichst schnell bewältigen zu können, und setzen sich unter entsprechenden Leistungsdruck. Leider ist es aber unrealistisch, zu erwarten, daß eine Krankheit, die sich über Jahre hinweg entwickelt hat, in ein paar Wochen vollständig geheilt werden kann.

Die Dauer einer effektiven Bulimie-Therapie hängt sehr von der individuellen Krankengeschichte ab. Es sollte mit etwa zwei bis drei Jahren Therapiedauer gerechnet werden. Bei einer stationären Behandlung beträgt die Verweildauer in der Klinik meist mehrere Monate; die anschließende ambulante Therapie kann sich über eine unterschiedlich lange Zeitspanne erstrecken.

Kosten einer Psychotherapie

Grundsätzlich gibt es zwei Möglichkeiten, eine Psychotherapie zu finanzieren: Man kann die Therapiestunden aus eigener Tasche – also privat – bezahlen oder eine Kostenübernahme durch die Krankenkasse beantragen. Die Kostenfestsetzung für eine Sitzung hängt von verschiedenen Bedingungen ab. Meist dauert eine Therapiestunde ca. 50 Minuten und kostet etwa 90,– bis 120,–DM. Da es sich bei einer Psychotherapie oft um eine längerfristige – und daher teure – Angelegenheit handelt, ist es ratsam, sich gleich im ersten Gespräch mit der Therapeutin danach zu erkundigen, ob eine Kostenübernahme durch die Krankenkasse möglich ist. Üblicherweise können nur Psychologen und Ärzte, die eine verhaltenstherapeutische oder psychoanalytische Zusatzausbildung haben, eine Psychotherapie über die Kasse abrechnen. (Bei Ihrer Krankenkasse erhalten Sie eine Adressenliste dieser Therapeuten.) In begründeten Ausnahmefällen gilt dies jedoch auch für andere Psychologen. Die Möglichkeit zur Kostenübernahme durch die Kasse sollte daher immer im Einzelfall mit der Therapeutin und der Kasse abgesprochen werden.

Zur Beantragung einer Psychotherapie stellt die Behandlerin in Absprache mit der Klientin vor Therapiebeginn einen entsprechenden Antrag. Falls die Therapeutin selber keine Ärztin ist, wird eine ärztliche Bescheinigung benötigt, die einen psychotherapeutischen Behandlungsbedarf attestiert. Erst nach einer Überprüfung durch die Krankenkasse erfolgt die Kostenzusicherung, und die Therapie kann beginnen.

Das Erstgespräch

Meine bisherige Erfahrung zeigt, daß die Klientinnen üblicherweise große Angst vor dem ersten Gespräch mit der Therapeutin haben. Der Grund dafür ist meist die Unwissenheit darüber, was in dieser Unterhaltung auf sie zukommt. Um diese Furcht ein wenig abzubauen, sollen hier einige Anhaltspunkte zum Ablauf eines solchen Erstgesprächs gegeben werden.

Nach dem ersten – meist telefonischen – Kontakt mit der Therapeutin wird ein Vor- oder Erstgespräch vereinbart, das üblicherweise ca. 50 Minuten dauert. Die Bezahlung wird nach Absprache geregelt. In dieser Unterhaltung legen Sie Ihr Problem dar, die Therapeutin hört zu und stellt Fragen mit dem Ziel, ein Bild von Ihnen und Ihrer Situation zu erhalten. Umgekehrt können auch Sie die Therapeutin um Informationen bitten. Dieses Gespräch ist üblicherweise unverbindlich; weder Sie noch die Therapeutin gehen dadurch eine Verpflichtung ein.

Bevor Sie ein Erstgespräch verabreden, ist es wünschenswert, wenn Sie über einige Fragen bereits nachgedacht haben. Das soll jedoch nicht heißen, daß Sie schon perfekte Antworten darauf parat haben müssen!

Fragen, die im Erstgespräch auf Sie zukommen werden:
- Was genau ist Ihr Problem, und wie äußert es sich in Ihrem Alltag?
- Haben Sie Ideen oder Vermutungen, was der Grund für Ihr Problem sein könnte oder womit es zusammenhängt?
- Warum möchten Sie gerade jetzt mit einer Therapie beginnen?
- Haben Sie Vorstellungen darüber, welche Veränderungen Ihnen helfen könnten?
- Was ist Ihrer Meinung nach das Ziel der Behandlung?

Informationen, die Sie im Erstgespräch erhalten sollten:
- Wie wird die Therapie ablaufen (Dauer, Häufigkeit der Sitzungen, verwendete Methoden)?
- In welcher Weise wird während der Behandlung auf Ihr Eßverhalten eingegangen, wie soll es verändert werden?
- Ist mit einer Wartezeit bis zum Therapiebeginn zu rechnen?
- Wer trägt die Behandlungskosten?

(Fragen Sie nach, falls die Therapeutin diese Punkte nicht von sich aus anspricht.)

Am Ende eines Erstgespräches wird das weitere Vorgehen besprochen. Ist man sich einig, können ein Termin für den Therapiebeginn abgemacht und eventuell notwendige Vorbereitungsaktivitäten besprochen werden. Manchmal bestehen zu diesem Zeitpunkt noch Unsicherheiten oder Unklarheiten darüber, ob ein Therapiebündnis zustande kommt oder nicht. Dann wird meist vereinbart, nach einem bestimmten Zeitraum wieder miteinander zu telefonieren. In der Zwischenzeit können die Unsicherheiten geklärt werden, so daß eine Entscheidung getroffen werden kann. Vielleicht steht jedoch nach dem Erstgespräch für die Klientin oder die Therapeutin oder für beide bereits fest, daß aus bestimmten Gründen keine gemeinsame Therapie stattfinden kann. Dies sollte dann auch klar ausgedrückt werden, damit keine Mißverständnisse entstehen.

Wovon hängt der Therapieerfolg ab?

Sieht man einmal von der Wahl der Therapiemethode ab, so hängt die Fruchtbarkeit jeder Behandlung maßgeblich vom Zusammenspiel der folgenden Faktoren ab:
- die Motivation zur Heilung;
- der Kontakt zwischen Therapeutin und Klientin;
- die Kompetenz der Therapeutin.

Die Motivation zur Heilung

Ein ausschlaggebender Faktor für den Erfolg einer Psychotherapie ist die Bereitschaft der Klientin zur Krankheitsbewältigung. Die Frage, ob jemand wirklich schon motiviert ist, eine Veränderung zuzulassen, ist meist ein kritischer Punkt. Deshalb muß sie von allen Beteiligten sorgsam überprüft werden, sowohl vor Beginn als auch im Verlauf einer Psychotherapie.

Die meisten betroffenen Leserinnen werden jetzt vielleicht spontan denken: «Was soll denn daran kritisch sein? Das ist doch ganz einfach; natürlich will ich meine Eßprobleme loswerden!» Aber gerade Eß-/Brechsüchtige haben oft große Schwierigkeiten, sich darüber klarzuwerden, ob sie sich wirklich verändern möchten. Die Furcht davor, was passiert, wenn das Essen und Erbrechen aufgegeben wird, ist groß. Und das Vertrauen, andere (nicht-bulimische) Verhaltensweisen könnten genausogut funktionieren, ist gering. Da die meisten Betroffenen ihre Probleme vor anderen verheimlichen, schlagen sie sich alleine mit diesen Ängsten und Unsicherheiten herum. Das kann dazu führen, daß sich ihre Gedanken im Kreis drehen, sie keinen Ausweg sehen und sich eher noch mehr verschließen, als sich zu offenbaren und um Hilfe zu bemühen.

Das beschriebene Dilemma eß-/brechsüchtiger Menschen ist meist gut erkennbar. Viele von ihnen zögern oft monate- oder sogar jahrelang, bevor sie sich mit ihren Eßproblemen an eine Expertin wenden. Die Begründungen dafür sind vielfältig. Viele hoffen, sich aus eigener Kraft von ihrem Leiden befreien zu können. Andere fürchten, sie seien nicht «krank genug», um professionelle Hilfe erwarten zu dürfen. Nicht wenige spielen die Stärke und das Ausmaß ihrer Schwierigkeiten herunter («Es geht mir blendend, abgesehen von den Eßproblemen») und meinen deshalb, keine Unterstützung zu brauchen. Häufig höre ich auch, daß Bulimikerinnen zwar Ärztin oder Psychologin aufsuchen, um irgendwelche körperlichen oder psychischen Symptome behandeln zu lassen, ihre Eßprobleme (die oft in direktem Zusammenhang mit den Symptomen stehen) jedoch verschweigen. Insgeheim fürchten und hoffen sie meist gleichermaßen, die Fachleute werden von sich aus das «Geheimnis» entdecken. Bemerkt sie oder er nichts von den Eßproblemen («fällt also wie alle anderen auf meine Fassade herein»), sind die Betroffenen meist gleichermaßen enttäuscht und erleichtert. Entsprechend unterschiedlich ihre Bewertung der Situation: Das Nicht-Erkennen der Eßproblematik durch die Experten dient der Eßgestörten entweder als Bestätigung, daß sie gar nicht krank ist («sonst hätte sie das ja feststellen müssen»), oder als Beweis dafür, daß ihr «sowieso keiner helfen kann». Statt sich zu offenbaren, brechen viele dann die Behandlung enttäuscht ab, oftmals ohne die Therapeutin darüber aufzuklären, was der Grund für die abrupte Beendigung der Behandlung ist.

Es wäre also günstig, wenn Sie die Motivationsfrage schon für sich abgeklärt hätten, bevor Sie eine Therapeutin aufsuchen. Das muß aber nicht sein. Kommen Sie in diesem Punkt allein (oder mit Hilfe von Vertrauenspersonen) nicht weiter und sind hin- und hergerissen, können Sie das der Therapeutin ehrlich sagen und sie bitten, Ihnen dabei zu helfen, eine Entscheidung zu finden. Vielleicht brauchen Sie einfach nur mehr Informationen darüber, wie eine Psychotherapie abläuft. Üblicherweise wird im ersten Gespräch mit einer Therapeutin die Frage, ob Sie schon motiviert sind, etwas zu verändern und die Krankheit loszulassen, angesprochen.

Der Kontakt zwischen Therapeutin und Klientin

Auch der Kontakt zwischen Klientin und Therapeutin ist ein Kontakt zwischen zwei Menschen, der von Sympathie oder Antipathie bestimmt sein kann. Für den positiven Verlauf einer Psychotherapie ist es wichtig, daß sich ein Vertrauensverhältnis zwischen Therapeutin und Klientin entwickeln kann.

Wenn Sie bereits im ersten Gespräch deutlich das Gefühl haben, daß Sie keinen «Draht» zueinander haben, daß etwas im Kontakt zwischen Ihnen nicht stimmt, können Sie folgendes tun:

Falls Sie merken, daß es an Ihnen liegt, daß kein guter Kontakt zustande kommt, überprüfen Sie die Gründe dafür. Liegt es vielleicht daran, daß Sie eigentlich noch gar nicht bereit sind, anderen von Ihrem Problem zu erzählen und Veränderungen zuzulassen? Dann scheuen Sie sich nicht, dies der Therapeutin mitzuteilen, sobald Sie es wissen. Sie wird Verständnis für Ihre Ängste haben. Möglicherweise können Sie verabreden, daß Sie sich bei ihr melden können, wenn Sie sich sicher sind, daß Sie sich verändern möchten.

Falls Sie unsicher sind, ob Sie sich verstehen werden, gibt es meist die Möglichkeit, einige Therapiestunden «auf Probe» zu vereinbaren – das wird jedoch von Therapeutin zu Therapeutin unterschiedlich gehandhabt. In diesen Sitzungen können Sie mehr Sicherheit über gemeinsame Arbeitsmöglichkeiten gewinnen.

Wenn Sie merken, daß Sie sich speziell dieser Therapeutin gegenüber nicht öffnen können, weil sie Ihnen zum Beispiel unsympathisch ist, haben Sie bitte keine Hemmungen, sich dort zu verabschieden. Überprüfen Sie dann aber noch einmal für sich selbst, ob es wirklich die Abneigung gegen diese eine Therapeutin war, die Ihren Entschluß geprägt hat, oder ob Sie vielleicht insgesamt noch einige Zeit brauchen, um mit einer Psychotherapie beginnen zu können. Fühlen Sie sich nach wie vor reif für eine Veränderung, machen Sie sich auf die Suche nach einer anderen Therapeutin.

Die Kompetenz der Therapeutin

Leider gibt es auf dem Psychomarkt derzeit eine so große Fülle an Angeboten, die von den Anbietern als Psychotherapie bezeichnet werden, daß es nicht immer einfach ist, die Spreu vom Weizen zu trennen. Skepsis ist angebracht, wenn eine Therapeutin – auch auf Nachfrage – ihre Behandlungsweise nicht preisgibt oder keine fundierten Informationen darüber geben kann. Als unseriös sind auch Therapeutinnen zu bezeichnen, die ihre Methode in irgendeiner Weise als sensationell anpreisen, vielleicht sogar eine Sofortheilung versprechen.

Wer auf der Suche nach einem Therapieplatz sichergehen will, nicht in falsche Hände zu geraten, sollte sich deshalb zunächst an eine anerkannte Beratungsinstitution, eine Diplompsychologin oder eine Ärztin wenden und dort um Adressen von Psychotherapeutinnen bitten. Dort kann man sich auch danach erkundigen, ob eine spezielle Heilmethode, der man sich unterziehen möchte, seriös und geeignet ist.

Haben Sie dann eine Psychotherapeutin gefunden, kann es sein, daß Sie noch unsicher sind, ob sie Ihnen wirklich helfen kann. Dann fragen Sie sie ruhig das, was Sie wissen möchten (zum Beispiel auf welchen Therapiemethoden ihre Behandlung basiert, wieviel Erfahrung sie bereits mit der Behandlung von eß-/brechsüchtigen Klientinnen hat und wie die Behandlung ablaufen wird). Jede seriöse Therapeutin wird mit diesen Fragen umgehen können und Ihnen auf angemessene Weise Auskunft geben.

Teil III:

Praktische Hilfen und Übungen

Für die Eßgestörte

Krankheit als Spiegel der Seele

In früheren Jahrhunderten gehörten Krieg, Krankheiten und Armut genauso wie Geburt, Verfall und Tod zum täglichen Leben. Entsprechend selbstverständlich und natürlich wurde mit derartigen Erfahrungen umgegangen.

Von dieser Selbstverständlichkeit ist heutzutage nicht mehr viel zu spüren. Krankheit, Kummer und Leid werden als «unnormal», als «Fehlfunktion», als «Störung» bezeichnet und erlebt. Wir lernen schon als Kind, daß es gut ist, keine Schwächen zu zeigen, und noch besser, keine zu haben. Das Motto unserer perfektionistischen Leistungsgesellschaft lautet «topfit, schlank und erfolgreich». Verbreitet wird diese Botschaft und Anforderung über die allgegenwärtigen Medien, insbesondere mittels Werbung. Wer am täglichen öffentlichen Informationsfluß teilnehmen möchte, kann den Werbebotschaften nicht ausweichen, da beides immer geschickter und subtiler miteinander verwoben wird.

Durch den machtvollen Einfluß, den die Medien heute ausüben, haben viele eine entsprechend verzerrte, eher märchenhafte Vorstellung vom Leben. Unter dem Eindruck einer unrealistischen Dauer-Glückserwartung versuchen sie, körperliches und seelisches Leid aus ihrem Leben zu verbannen. Sie betrachten derartige Erlebnisse als «unnormal» und sehen sich als Opfer einer (von außen zugefügten) nutzlosen und sinnlosen Beeinträchtigung. Da sie nichts Positives und nichts Eigenes in Krankheiten und Krisen sehen, fällt es ihnen schwer, konstruktiv mit dieser Erfahrung umzugehen.

Die meisten Menschen haben heute verlernt, ihren Organismus

und seine Äußerungen in ganzheitlichen Zusammenhängen zu betrachten. Man ist dazu übergegangen, ihn fein säuberlich in geistige, körperliche und seelische Bereiche zu unterteilen. Es ist in unserer Gesellschaft üblich, Symptome isoliert nur auf der Ebene zu betrachten und zu behandeln, auf der sie auftreten. Also entweder körperlich oder seelisch oder geistig. Untersuchungsergebnisse im Bereich der Psychosomatik weisen jedoch zunehmend deutlich daraufhin, daß diese Ebenen im komplexen System des Organismus fein aufeinander abgestimmt zusammenwirken. Das bedeutet, daß der Grund für ein körperliches Symptom oder eine Krankheit nicht unbedingt bzw. ausschließlich ein physischer sein muß, sondern auch seelische Probleme die Krankheitsursache sein können.

Thorwald Dethlefsen und Rüdiger Dahlke beschreiben in ihrem Buch *Deutung und Be-deutung der Krankheitsbilder* Krankheit als einen Zustand, der darauf hinweist, daß der Mensch nicht mehr in Ordnung bzw. in Harmonie ist. Dieser Verlust eines inneren Gleichgewichts manifestiert sich im Körper als Symptom. Durch sein Auftreten unterbricht das Symptom den bisherigen Fluß unseres Lebens und zwingt uns, dem inneren Gleichgewicht Beachtung zu schenken. Ein Symptom ist somit ein Signal und Informationsträger, denn es weist darauf hin, daß uns etwas fehlt.

Leider haben heute erst wenige Menschen die Möglichkeit entdeckt, Erkrankungen und Krisen als eine Art Spiegel der Seele zu betrachten und zu nutzen. Die Mehrheit ist vorrangig daran interessiert, die «Störung» möglichst schnell zu beheben, um wieder reibungslos «funktionieren» zu können. Oft werden Alkohol, Medikamente und andere Drogen dazu benutzt, die Symptome zu betäuben oder (vorerst) verschwinden zu lassen.

Den meisten genügt diese vordergründige Umgehensweise mit ihrer körperlichen und seelischen Gesundheit, hilft sie doch – zumindest vorübergehend –, wieder funktionstüchtig zu sein. Den Ursachen von Kummer und Krankheit wird oft sehr wenig Beachtung geschenkt. Viele Menschen vermeiden es, «hinter» das Symptom zu schauen und genauer zu untersuchen, ob ihrem Körper oder ihrer Seele möglicherweise etwas fehlt. Denn das Ergebnis dieser Nachforschungen könnte gravierende Veränderungen ihrer Lebens- und

Denkweise erfordern. Existentiell tiefgreifende Umstellungen würden jedoch Unbequemlichkeiten, Unsicherheiten und unkalkulierbar erscheinende Risiken bedeuten – und vor diesen Konsequenzen haben viele Menschen Angst.

Wem es gelingt, sich den Zugang zu einer ganzheitlichen Sichtweise des menschlichen Organismus zu erschließen, wird mehr und mehr in der Lage sein, die Sprache des Körpers (wieder) zu verstehen und auch seine Sichtweise von Krankheit verändern. So kann die Betroffene das Symptom als Zeichen des gesamten Organismus betrachten, daß etwas nicht stimmt, und eine Erkrankung als einen «Code» begreifen, der entschlüsselt werden muß.

Aus dieser Perspektive ist ein Symptom nicht länger ein Feind, der bekämpft und vernichtet werden muß, sondern ein Partner. Als eine Art Lehrer gibt es in vielen Fällen Hinweise darauf, was im Leben der betroffenen Person nicht «richtig» läuft bzw. fehlt.

So stellt die veränderte Sichtweise eine Bereicherung für jeden Menschen dar, der direkt oder indirekt von einer Erkrankung betroffen ist, denn sie beinhaltet die Möglichkeit, den tieferen Sinn von Symptomen zu erfassen und entsprechend damit umzugehen. Krisen und Krankheiten sind somit nicht da, um uns zu ärgern oder uns zu zerstören, sondern können uns helfen, heil zu werden. In diesem Sinne ist auch eine Eßstörung als ein hilfloser Versuch zu bewerten, sich selbst zu heilen, eine Lösung für ein Problem zu finden.

Sich den Problemen stellen

Bei vielen Leserinnen mag der Eindruck entstanden sein, die vorgeschlagene Umgehensweise mit Symptomen erfordere viel zusätzliche Energie. Möglicherweise haben sie schon jetzt Schwierigkeiten, Ihren Alltag zu bewältigen, und fühlen sich am Ende Ihrer Kräfte. Sie werden vielleicht unsicher sein, ob Sie die Energie, sich den Symptomen so intensiv zu widmen, überhaupt aufbringen können.

Kräfte. Sie werden vielleicht unsicher sein, ob Sie die Energie, sich den Symptomen so intensiv zu widmen, überhaupt aufbringen können.

Wenn dies der Fall ist, möchte ich Sie bitten, sich einmal folgende Fragen zu stellen:

- Wieviel Energie und Zeit verbrauchen Sie täglich, um gegen Ihre Erkrankung anzukämpfen, die einzelnen Symptome zu kontrollieren, ihr Auftreten zu vermeiden?
- Wieviel Kraft und Zeit kostet es Sie jeden Tag, die Erkrankung zu verheimlichen und so zu tun, als ob alles in Ordnung wäre?

Und wenn all die Kontrolle nichts nützt und die Symptome doch hervorbrechen:

- Wieviel Zeit verbringen Sie täglich damit, die Symptome auszuleben und hinterher alles wieder «ungeschehen» zu machen?

Möglicherweise erleichtert Ihnen die folgende Übung, diese Fragen zu beantworten:

Übung: Energiekuchen zeichnen

Die Übung hilft, zu veranschaulichen, welche Tätigkeiten wieviel Ihrer täglichen Energie beanspruchen. Sie benötigen dazu Papier, Bleistift und Radiergummi (Sie werden es brauchen!).

Überlegen Sie als erstes, welche Dinge Sie an einem üblichen Tag erledigen, und machen Sie eine Liste davon. Dabei ist es nicht wichtig, ob Sie die Tätigkeiten tatsächlich praktisch ausführen oder nur darüber nachdenken. Solche Tagesbeschäftigungen sind zum Beispiel Arbeiten bzw. Lernen, Sport, Kontakte zu Freunden und/oder Familie, Hobbys, Essen, Erbrechen, Nachdenken über Gewicht und Figur, Fernsehen, Putzen, Dösen oder Schlafen…

Wenn Ihre persönliche Tages-Liste vollständig ist, können Sie damit beginnen, einen großen, runden Kreis («Kuchen») zu malen. Die Innenfläche dieses Kreises soll all die Energie symbolisieren, die Sie täglich insgesamt zur Verfügung haben. Zeichnen Sie nun in Form von «Kuchenstücken» in den Kreis ein, wieviel Ihrer Tagesenergie jede dieser Tätigkeiten ungefähr beansprucht. Wenn

Sie z. B. ein Drittel Ihres Tages damit zubringen, sich tatsächlich oder in Gedanken mit Essen zu beschäftigen, nimmt das «Kuchenstück Essen» ein Drittel des Kreises ein. Für andere Beschäftigungen bleiben nur noch die restlichen zwei Drittel des «Kuchens» (d. h. von Ihrer Tagesenergie) übrig. Stellen Sie sich darauf ein, daß es einige Zeit und mehrere Anläufe braucht, bis Sie Ihren persönlichen «Energiekuchen» vollständig gezeichnet haben!

Sie werden vielleicht erstaunt feststellen, wie intensiv Sie sich bereits Ihren Symptomen widmen. Denn egal, ob Sie die Bulimie die meiste Zeit unter Kontrolle haben oder nicht, auch der Versuch, das Auftreten der Symptome zu verhindern, kostet Kraft und bedeutet Beschäftigung mit der Erkrankung.

Hat sich dieser Kraftaufwand bisher gelohnt?
- Welche positiven Folgen und länger andauernden Fortschritte haben Sie bisher durch den Energie- und Kraftaufwand in bezug auf Ihre Symptomatik erzielt?

Möglicherweise verbraucht Ihre Erkrankung täglich einen großen, vielleicht den größten Teil Ihrer Energie, ohne daß Sie das Gefühl haben, den Energiefluß wesentlich beeinflussen oder einen anhaltenden Nutzen daraus ziehen zu können. So gesehen wird wertvolle Lebensenergie verschwendet.

Bei der ganzheitlichen Herangehensweise an eine Erkrankung geht es nicht darum, sich noch mehr mit den Symptomen zu befassen, sondern auf eine andere Art und Weise als vorher. Indem die Bulimie aus einem anderen Blickwinkel betrachtet wird, erhält man einen anderen Zugang und neue Informationen über den Sinn und Zweck der Symptome. So wird die Energie, die in bezug auf die Erkrankung aufgewendet wird, nicht wie bisher verschwendet, sondern sie kann sinnvoll eingesetzt und zur positiven Veränderung genutzt werden.

Wenn es Ihnen möglich ist, Ihre Eßstörung nicht als Feind, sondern als Freund zu betrachten, der Sie darauf hinweisen will, daß etwas in Ihrem Leben nicht richtig läuft, haben Sie bereits einen Schritt in Richtung Heilung getan.

Die bulimische Botschaft entschlüsseln

Wie Sandra am Anfang dieses Buches, so haben viele Bulimikerinnen das Gefühl, das Essen und Erbrechen schiebe sich langsam wie eine Glasscheibe zwischen sie selbst und das Leben. Freude, Liebe, Spaß und Ausgelassensein scheinen zum Greifen nah und doch unendlich weit weg. Das Erreichen und Bewahren einer schlanken Figur wird zum Lebensinhalt, der das ganze Fühlen und Denken bestimmt und alle Energie bindet. Probleme in anderen Lebensbereichen werden ignoriert, die «eigentlichen» Lebensziele treten mehr und mehr in den Hintergrund. Die Frauen konzentrieren ihr ganzes Streben nach Verbesserung der persönlichen Situation auf das Abnehmen. Sie quälen sich durch überstrenge Abnahmeprogramme und unterwerfen sich harten Regeln und Verboten, um das selbstgesetzte Gewichtsziel zu erreichen. Ständig sind sie damit beschäftigt, deren Einhaltung zu überwachen und sich für Verstöße zu bestrafen. Dies erfordert ein großes Ausmaß an Disziplin und Selbstkontrolle, für Lockerheit und Spaß ist kein Platz. Doch all das nehmen die Frauen bereitwillig in Kauf. Sie verschieben ihr Leben auf später, weil sie glauben, wenn endlich das ersehnte Gewichtsziel erreicht ist, sind alle Probleme gelöst, folgen automatisch Glück, Erfolg, Liebe und Gesundheit.

Doch trotz aller Anstrengungen mündet der Gewichtskontrollkampf letztendlich in Frustration und Verzweiflung – egal, ob das ersehnte Traumgewicht nun erreicht wird oder nicht. Meistens können sich die Betreffenden nur bis auf einige Kilos dem Zielgewicht nähern, weil immer wieder Eßanfälle dazwischenkommen. Wenn es doch erreicht wird, ist damit wider Erwarten nicht endlich alles geschafft: Das Bemühen, das neue Gewicht zu halten, schluckt oft weiterhin alle Lebensenergie. Außerdem merken die Betreffenden, daß trotz des Erreichens der «magischen» Zahl auf der Waage alle anderen Probleme weiter bestehen. Viele retten sich aus dieser entmutigenden Situation mit einem Trick: Sie setzen einfach das Traumgewicht noch ein paar Kilo niedriger an und sorgen so dafür, daß sie weiter mit ihrem Gewicht anstatt mit anderen Lebensproblemen kämpfen müssen.

Der erste Schritt aus diesem Teufelskreis liegt darin, zu verstehen, welche spezielle Funktion die Bulimie für Sie persönlich erfüllt.

- Laufen Sie vor bestimmten Lebensproblemen davon, indem Sie Ihre Gedanken und Gefühle nur noch um Figur und Essen kreisen lassen?
- Schützt die Eßstörung Sie vor den Ungerechtigkeiten, Verpflichtungen und Anforderungen des Lebens?
- Haben Sie Trauer, Kummer und Leid über bestimmte Zustände oder Erlebnisse umgemünzt in Trauer, Kummer und Leid über Ihre Figur?
- Was wäre, wenn es dieses Eß- bzw. Figurproblem nicht gäbe?
- Welche Schwierigkeiten im Alltag, welche Lebensziele müßten oder könnten Sie dann aktiv angehen?

Vielleicht hilft Ihnen die folgende Übung, einer Antwort auf die Frage nach der Botschaft, die Ihnen Ihre Bulimie mitteilen möchte, auf die Spur zu kommen.

Übung: Wunder über Nacht

Sorgen Sie dafür, daß Sie Ruhe und Zeit haben. Machen Sie es sich bequem. Wenn Sie möchten, können Sie die Augen schließen. Lassen Sie sich zu einer Phantasiereise einladen:

Stellen Sie sich vor, Sie wachen morgens auf und merken, daß Sie keine Gewichts- und keine Eßprobleme mehr haben. Sie wundern sich zwar, wie das so plötzlich gekommen ist, akzeptieren dann aber, daß es einfach so ist.

Woran merken Sie als erstes, daß die Probleme verschwunden sind? Sind es Gedanken, Gefühle oder Wahrnehmungen im Körper, die anders als sonst sind? Wann merken Sie das Fehlen der Eß-/Gewichtsprobleme? Gleich nach dem Aufwachen oder erst später? Woran merken es die anderen Menschen, mit denen Sie zu tun haben, daß Sie keine Eß-/Gewichtsprobleme mehr haben? Wie reagieren die anderen auf Sie? Kann man es Ihnen ansehen, daß Sie keine Eß-/Gewichtsprobleme mehr haben? Ist Ihr Gesichtsausdruck, Ihre Figur, Ihre Kleidung, Ihre Haltung und Bewegung, Ihre Art zu sprechen anders als vorher? Wie verläuft Ihr Tag ohne Eß-/Gewichtsprobleme? Was fangen Sie mit der ungewohnten Freizeit an? Wie ist das Leben ohne Eß-/Gewichtsprobleme? Gefällt es Ihnen?

Denken Sie sich so lange Sie möchten in diese Situation hinein. Registrieren Sie alle Gedanken und Gefühle, die aufsteigen, und notieren Sie sie nach Beendigung der Übung. Welche Veränderungen, welche konkreten Vor- und Nachteile bringt Ihnen die Freiheit von Eß-/Gewichtsproblemen? Die Erfahrungen bei dieser Phantasiereise können wertvolle Hinweise darauf liefern, welche ganz spezielle Funktion die Eßstörung bzw. die Gewichtsprobleme für Sie persönlich haben.

Die folgenden Fragen können Ihnen helfen, Ihre Erkenntnisse zu sortieren:

Welche Vorteile bringt mir das Zu-dick-Sein?
Weil ich zu dick bin, kann/darf ich...

Das Zu-dick-Sein ermöglicht mir...

Wovor schützt mein Zu-dick-Sein mich?
Weil ich zu dick bin, brauche ich nicht...

Wenn ich schlank wäre, dann müßte ich...

Schlank sein bedeutet, ich kann nicht...

Woran hindert mein Zu-dick-Sein mich?
Wenn ich schlank wäre, dann könnte ich...

Wenn ich schlank wäre, dann würde ich...

Anna (24) ist am Ende dieser Übung sehr erleichtert, daß sie von dem Ausflug in ein gewichts- und eßproblemfreies Leben wieder in ihr «problembeladenes» Dasein zurückkehren darf. In der Phantasie hatte sie den Anfang des eß- und gewichtsproblemfreien Tages mit sich allein in ihrer Wohnung begonnen und ihr «neues Leben» als sehr positiv empfunden. Sie hatte das Fehlen der Probleme gleich nach dem Aufwachen daran gespürt, daß das übliche Unlustgefühl aufzustehen fehlte. Sie fühlte sich fit und aktiv. Im Gegensatz zu sonst duschte sie gerne und ausgiebig. Das Frühstück ließ sie nicht wie vorher aus Figurgründen ausfallen. Sie deckte richtig den Tisch und setzte sich zum Frühstücken sogar hin. Auch die Auswahl der Kleidung war nicht so problematisch wie sonst. Anna hatte den Eindruck, federnder und aufrechter zu gehen, als sie das Haus verließ, um zur Uni zu gehen. Dort angekommen, fühlte sie sich schon nicht mehr so gut. Im Seminar hatte sie das Gefühl, ihre Kommilitonen würden sie so komisch anstarren. Alle schienen auf einmal irgend etwas Besonderes von ihr zu erwarten. Sie sollte witzig, klug, charmant und energiegeladen sein. Sie fühlte sich wie auf dem «Präsentierteller» mit ihrer neuen Attraktivität. Es gab einfach keinen Grund mehr, sich zurückziehen und verstecken zu können. Als ein Mitstudent sie am Ende des Seminars zu einer abendlichen Verabredung einlädt, sagt sie zu, obwohl sie ihn eigentlich gar nicht mag. Es fehlt ihr der Mut, «nein» zu sagen. Sie hat den Eindruck, den Männern durch ihre Attraktivität ein Angebot gemacht zu haben, daß sie jetzt auch einlösen muß. Sie fühlt sich wie eine Schnecke ohne Haus – wehrlos und ängstlich.

Anna ist sehr betroffen von ihren Erlebnissen während dieser Übung. Sie ist verblüfft über ihre negativen Erwartungen und Gefühle, die sie mit der heißersehnten Attraktivität tatsächlich verbindet. Es wird ihr klar, daß sie ihre Eß- und Gewichtsprobleme benutzt, um Distanz zu anderen Menschen zu schaffen und sich abzugrenzen. Ihr (vermeintliches) Dicksein schützt sie vor den Ansprüchen, die ihrer Meinung nach an schlanke Frauen gestellt werden: ständig im Mittelpunkt der allgemeinen Aufmerksamkeit zu stehen, pausenlos (leistungs)stark, gut gelaunt und energiegeladen zu sein, alles mitzumachen, sich den (sexuellen) Wünschen von Männern zur Verfügung zu stellen, immer zu geben, nie um Hilfe bitten zu dürfen etc.

Es stellt sich also heraus, daß Anna in ihrem psychischen Erleben gute Gründe hat, die Eß- und Gewichtsprobleme nicht «loszulassen». Sie braucht die Schwierigkeiten, denn sie bieten ihr – über einen Umweg – Schutz und Abgrenzungsmöglichkeiten, die sie sich auf direkte Weise nicht organisieren kann. Sie ist erstaunt über die Erkenntnis, daß sie sich offenbar vor dem Ziel, das sie jahrelang mit ganzer Kraft erreichen wollte, insgeheim so fürchtet. Auf diese Weise hat die Übung Anna geholfen, die Botschaft, die ihre Psyche ihr durch die Bulimie vermitteln wollte, zu verstehen. Anna empfand es sogar als erleichternd, zu merken, daß sie eine gewisse Eigenbeteiligung an der Aufrechterhaltung ihrer Eß-/Gewichtsprobleme hat. Denn dieser Gedanke gab ihr das Gefühl, nicht so ausgeliefert und abhängig zu sein, wie sie immer gedacht hatte, sondern selber etwas bewirken zu können. Originalton Anna: «Wenn ich die Power habe, die Krankheit zu erschaffen und so lange festzuhalten, dann habe ich auch die Kraft, sie zu verändern und loszulassen!»

Möglicherweise hat diese Übung und die Beantwortung der Fragen auch Ihnen einige Anregungen und Ideen gegeben, welche Botschaft Ihre Bulimie Ihnen vermitteln möchte. Vielleicht haben Sie festgestellt, daß Ihre Eß- und Figurprobleme einem ganz bestimmten Zweck dienen, indem sie helfen, etwas Unangenehmes zu vermeiden oder etwas Angenehmes zu erreichen. Möglicherweise ist Ihnen auch klargeworden, daß Ihre Bulimie das Ergebnis eines inneren Konfliktes ist, der dadurch hervorgerufen wird, daß Sie eine Sache gerne tun würden, aber nicht tun können oder dürfen.

Was immer Sie herausgefunden haben, das Entschlüsseln der bulimischen Botschaft ist eine wichtige Voraussetzung dafür, die Eßstörung effektiv bewältigen zu können. Erst wenn die genaue Funktion des Symptomes bekannt ist, kann man beginnen, andere, angemessenere Möglichkeiten zu schaffen, mit dem zugrundeliegenden Problem umzugehen. Dadurch wird die Eßstörung nach und nach überflüssig, man «ge-braucht» sie nicht mehr und kann sie endlich loslassen.

Die folgenden Kapitel sollen dazu dienen, die bisher entstandenen Ideen zum Sinn und Zweck Ihrer Eßstörung zu vertiefen und unter anderem durch Übungen Anregungen und Hilfestellung zur Veränderung zu geben.

Das Eßverhalten verändern

In bezug auf das konkrete Eßverhalten von bulimischen Personen habe ich schon oft verblüffende Erfahrungen gemacht. Die meisten Eß-/Brechsüchtigen betrachten den Bereich «Essen und Gewicht» als ihr Hauptproblem. Entsprechend sind sie – zumindest in Gedanken – einen Großteil des Tages mit dieser Thematik beschäftigt: mit dem Einkaufen und Zubereiten von Mahlzeiten, mit Essen und Fressen, mit Gedanken darüber, was sie (noch) essen dürfen, besser nicht gegessen hätten, welche Nahrungsmittel wohl wieviel Kalorien haben, wie sie das Gegessene wieder loswerden können etc. Bitte ich sie jedoch, einmal zu erzählen, was sie konkret im Laufe eines Tages essen, herrscht meist große Ratlosigkeit und Unsicherheit. Viele haben – trotz der intensiven Konzentration auf das Thema – keinerlei Überblick darüber, was sie täglich im Durchschnitt tatsächlich zu sich nehmen. Es besteht lediglich eine vage Vorstellung über die verzehrte Essensmenge. Entsprechend grob ist die Bewertung des eigenen Eßverhaltens durch die Einteilung in «gut» und «schlecht». Als «gut» wird ein Tag empfunden, an dem kein Heißhungeranfall stattgefunden hat und ein Diätplan nach dem Motto «so wenig wie möglich essen» durchgehalten wurde. Alle anders verlaufenden Tage werden als «schlecht» beurteilt.

Der erste Schritt zur Heilung besteht bereits darin, zu wagen, der Wahrheit über das eigene Eßverhalten ins Gesicht zu sehen. Denn damit ein Problem positiv beeinflußt werden kann, muß man erst einmal wissen, wie es eigentlich genau aussieht. Um Ansatzpunkte zur Veränderung zu finden, ist es daher notwendig, einen realistischen Überblick über die tatsächliche tägliche Essensmenge und die Mahlzeitenstruktur zu bekommen. Obwohl die meisten meiner Klientinnen das ziemlich schnell einsehen, haben sie große Angst davor, ihr Eßverhalten bewußt zu registrieren.

Das Eßtagebuch – Bestandsaufnahme

Eine Möglichkeit, das «Hingucken» zu üben und herauszufinden, wie die Eßgewohnheiten tatsächlich aussehen, ist das Schreiben eines Eßtagebuches. Es kostet einige Überwindung, damit zu beginnen, da ein Eßtagebuch schwarz auf weiß zeigt, was wirklich ist, und kaum zuläßt, daß man «wegucken» kann. Als Eßtagebuch eignet sich ein einfaches Heft oder auch ein gebundenes Tagebuch, in dem jeden Tag bestimmte Eintragungen «rund ums Essen» gemacht werden, und zwar jeweils möglichst direkt nach dem Essen. Es ist am günstigsten, das Eßtagebuch in der dargestellten tabellarischen Form zu führen, weil dadurch eine gute Tagesübersicht ermöglicht wird.

Notiert wird:

- die Essens*zeit*;
- die *Stimmung* vor dem Essen (+ + = sehr gut, + = gut, 0 = neutral, − = schlecht, − − = sehr schlecht);
- der *Ort*, an dem gegessen wird;
- die Anwesenheit anderer *Personen*;
- die *Tätigkeit*, die parallel zum Essen ausgeführt wird (zum Beispiel lesen, fernsehen);
- das Auftreten eines *Heißhungeranfalls* (HA). Als Heißhungeranfall gilt nur, wenn während des Essens tatsächlich die Kontrolle verloren wird, das heißt wenn die Essensmenge, die Art der Speisen und die Beendigung des Essens nicht mehr frei bestimmt werden kann. «Freßdruck» oder die Angst, einen Eßanfall zu bekommen, stellt (noch) keinen Heißhungeranfall dar;
- das Praktizieren von *Erbrechen* (E) oder sonstigen Entleerungstechniken (Abführmittel = A; Wiederkäuen = W) nach dem Essen;

TAG: Mittwoch

UHRZEIT	++ --	AKTIVITÄT / ORT / PERSONEN	HA	E/A/W
7⁰⁰	-	Zu Hause am Tisch		
7¹⁰		vor'm Kühlschrank		
12³⁰	-	allein in die Mensa		
13⁰⁰	--	mit Petra und Susanne bei mir am Tisch		
18⁰⁰	--	auf meinem Bett, schon beim Zubereiten genascht, 3× nachge- holt.	X	
				E
20⁰⁰	--	im Stehen in der Küche		

ART & MENGE der NAHRUNG	GEFÜHLE und GEDANKEN
100 g Müzli (fettarm) 250 g Milch (fettarm) 150 g Joghurt (fettarm)	Ich bin etwas besser drauf als gestern, doch noch nicht satt! – ⊘ besser
Salatteller mit Currysauce	Ich habe absolut keinen Appetit. Ich schlinge wie ein Schwein. Ich lasse mich total hetzen. Hätte ich bloß nicht zum Kaffeetrinken eingeladen. Die Mittagspause ist Streß. Ich möchte alleine essen, weil ich dann schweinisch essen und kleckern kann
Kaffee mit Milch (50 ml)	Der Kaffee ist kalt und schmeckt nicht. Blöde Stimmung…
Blumenkohlcremesuppe 1½ Teller, Apfel-/Möhren-salat 1 Brötchen mit Diät-Margarine, 20 g Hart-käse 1/2 Brötchen mit Diät-Margarine 30 g Schaf-käse, Müsli + Milch, 1 gr. Bratling, 5 Vollkornkräcker mit Butter und Nutella	Ich habe tierische Magenkrämpfe. Muß ich etwas essen oder nicht? Ich bin pappsatt. Ich will mich jetzt vollfressen Das Zeug ist wertlos. Jetzt esse ich wieder Abfall. Ich muß noch weiteressen. Ich habe Kopfschmerzen und fühle mich sauschlecht. Zum Sport kann ich heute bestimmt nicht gehen.
3 Tassen Tee mit Honig	Meine Gedanken, was ich tun müßte, bringen mich um. Heut wird nix mehr gegessen!

TAG: Donnerstag

UHRZEIT	++ --	AKTIVITÄT / ORT / PERSONEN	HA	E/A/W
7 - 8	++	Frühstück allein an unserem Tisch	-	-
10 - 11	++	in Küche	-	-
12 - 13	++	zu Hause allein	-	-
15 - 16	--	nach Vorlesung zu Hause	+	+

ART & MENGE der NAHRUNG	GEFÜHLE und GEDANKEN
1 Portion Müsli mit 3 Erdbeeren, Kleie + Leinsamen Frischkäse 3 Löffel (Körnigen) Tee 1/4 l Milch	Eigentlich wollte ich nichts essen, da ich gestern Abend gefressen habe, aber ich will den Tag normal und nicht restriktiv beginnen. Mit dem neuen Monat wieder ein Anlauf zu neuem Leben. Jetzt geht es mir gut im Bauch.
einige Erdbeeren Rest Götterspeise Frischkäse Sauerkraut	
Salat mit Käse, 1 Scheibe Schinken, 1 gr. Kartoffel Spargel Rest. (1 Tomate, 2 1/2 Zwiebel, 1 Möhre, 1 Pilz; etwas Gurke, Rettich, Kohlrabi, Kopfsalat) 3 Teel. Müsli	Ich habe jetzt einen sehr vollen Bauch, kein Wunder, langsam habe ich 1 Kilo zugenommen. Hoffentlich bleibt es im Rahmen. Ich habe Angst vor meinen Prüfungen. Weiß nicht, wann ich alles lernen soll.
Müsli 1 Schale 4 Tooste 2 Knäcke Koffee	Ich habe Angst, vor mir, der Zukunft, der Therapie, ● Komme mir so allein vor Ich habe gefressen aus einer Übersprungshandlung, um dem inneren Druck auszuweichen Denn eigentlich war ich schon zum Platzen satt.

- *Art und Menge der gegessenen Nahrung* (auch bei einem Heiß-hungeranfall!);
- welche *Gefühle* dem Essen vorausgingen, es begleiteten oder ihm folgten.

Die Abbildungen auf Seite 144–147 zeigen Auszüge aus so einem Tagebuch.

Ein Eßtagebuch bietet zunächst die Möglichkeit, das tatsächliche Eßverhalten sowie die Mahlzeitenstruktur zu erforschen und all-mählich den eigenen Eßrhythmus kennenzulernen. Weiterführend dient es auch dazu, Zusammenhänge sichtbar zu machen zwischen dem eigenen Eßverhalten und bestimmten Situationen und Stim-mungen. Die Betreffende erhält die Chance, nach und nach zu er-kennen, wozu – außer um physischen Hunger zu stillen – sie das Essen benutzt.

Der Ernährungsstil

Mit Hilfe der Eßtagebuch-Aufzeichnungen kann üblicherweise sehr schnell festgestellt werden, wo die Probleme in bezug auf das kon-krete Eßverhalten liegen. Meist zeigt sich deutlich, daß eine feste «Mahlzeitenstruktur» fehlt. Das dadurch entstehende Chaos trägt maßgeblich zur Aufrechterhaltung des gestörten Eßverhaltens bei. Die problematischen Ernährungsgewohnheiten werden im folgen-den genannt. Dazu werden Hinweise auf ein angemesseneres Ver-halten gegeben mit dem Ziel, einen Orientierungsleitfaden zum Aufbau eines ausgewogenen Eßverhaltens zu bieten. Viele empfin-den – nach anfänglicher Skepsis – eine feste Regelung der Mahlzei-tenstruktur als sehr befreiend und hilfreich. Bulimische Personen haben meist große Probleme, direkt in der Essenssituation zu ent-scheiden, ob und wenn ja, was und wieviel sie essen sollen. Feste und verläßliche Regeln dienen hier als Hilfestellung. Sie stellen ein «Geländer» dar, an dem man sich in schwierigen Situationen fest-halten kann und das Sicherheit gibt.

1. Die Mahlzeitenhäufigkeit wechselt ständig.

Regel: Angemessen sind fünf Mahlzeiten pro Tag, und zwar drei Hauptmahlzeiten sowie zwei Zwischenmahlzeiten (Snacks).

2. Die Essenszeiten sind unregelmäßig.

Regel: Wünschenswert sind feste Essenszeiten. Die fünf Mahlzeiten sollten regelmäßig über den Tag verteilt werden.

Vorschlag:

8.00 Uhr: Frühstück
10.30 Uhr: 1. Snack
13.00 Uhr: Mittagessen
16.00 Uhr: 2. Snack
18.30 Uhr: Abendbrot

Selbstverständlich kann der Zeitplan individuell auf den persönlichen Tagesablauf abgestimmt werden. Aber achten Sie bitte darauf, daß die Mahlzeiten in regelmäßigen Abständen erfolgen! Zwischen zwei Tagesmahlzeiten sollten nicht mehr als drei Stunden liegen. Es ist völlig normal, nach zwei bis drei Stunden wieder Appetit zu bekommen. Wer stundenlang nichts ißt, provoziert damit Heißhungeranfälle!

Ausnahme für Krisenzeiten: Frauen, die zu abendlichen bzw. nächtlichen Heißhungeranfällen neigen, können einen Teil der Tageskalorien aufsparen für einen Snack in den Abendstunden, zum Beispiel um 22.00 Uhr.

3. Die Tagesmahlzeiten verlaufen völlig ungeplant. Mahlzeiten werden vergessen, absichtlich ausgelassen oder «es war einfach keine Zeit dafür da».

Regel: Der Mahlzeitenablauf sollte rechtzeitig geplant werden. Nehmen Sie sich regelmäßig abends etwa 30 Minuten Zeit, um zu überlegen, wie der nächste Tag verlaufen wird (wo Sie zu welcher Zeit sein werden, was Sie zu tun haben etc.). Die Mahlzeiten können dann in Ruhe vorausgeplant werden. Für eine Mahlzeit sollte eine Zeitspanne von ca. 30 Minuten vorgesehen werden.

4. Nach nächtlichen Eßanfällen wird versucht, die aufgenommenen Kalorien am nächsten Tag durch das Auslassen des Frühstücks einzusparen. So verschwimmen die Grenzen zwischen Tag und Nacht, und es wird unklar, wann ein Tag – mahlzeitenmäßig – anfängt und wann er aufhört.

Regel: Jeder Tag ist ein neuer Tag und beginnt mit dem geplanten Frühstück, unabhängig davon, ob in der Nacht gefressen wurde oder nicht. Nur so läßt sich eine klare Mahlzeitenstruktur aufbauen und beibehalten.

5. Es wird viel im Gehen und Stehen gegessen oder «nebenbei», (zum Beispiel beim Lesen, Fernsehen). Üblicherweise wird dabei direkt aus der Tüte, aus der Schüssel etc. gegessen, ohne vorher eine Portion abzufüllen. So ist meist nicht erkennbar, wo eine Mahlzeit aufhört und die nächste anfängt. Auf die Weise geht der Überblick über die im Tagesverlauf gegessene Menge und Art der Nahrungsmittel schnell verloren, ebenso die Häufigkeit, mit der gegessen wird.

Das Nebenbei-Essen wird meist gar nicht bewußt wahrgenommen. Es dient dazu, nicht «hingucken» zu müssen, vom Essensvorgang selbst und den dazugehörigen Gefühlen abzulenken. Indem Sie nicht bewußt registrieren, daß gegessen wird, drücken Sie sich um die schwere Entscheidung, ob überhaupt gegessen werden soll und wenn ja, wieviel und was. Letztendlich wird damit vermieden, die Verantwortung für das eigene Eßverhalten übernehmen zu müssen.

Da ein Großteil der verzehrten Nahrung gar nicht bewußt registriert wird, sind Sie vermutlich ehrlich erstaunt und enttäuscht, wenn Sie zum Beispiel an Gewicht zugenommen haben, da Sie fest davon überzeugt sind, doch wirklich «kaum etwas» zu essen.

Regel: Gewöhnen Sie sich Verhaltensweisen an, die deutlich machen, daß Sie bewußt entschieden haben zu essen: Nicht im Gehen oder Stehen oder «nebenbei» essen. Sich zum Essen immer hinsetzen. Nicht direkt aus der Tüte, Packung, Dose oder (großen) Schüssel essen, sondern die Menge, die Sie essen möchten, immer in ein geeignetes (kleineres) Gefäß abfüllen. Möglichst Nahrungsmittel wählen, die erst zubereitet werden müssen (denn auch das macht klar, daß man sich entschieden hat zu essen).

6. Es wird zu schnell und ohne zu riechen, fühlen und schmecken gegessen.

Regel: Lassen Sie sich beim Essen Zeit. Nehmen Sie nur kleine Bissen, und kauen Sie diese langsam mindestens zehnmal. Achten Sie dabei darauf, wie das Essen riecht und schmeckt, wie es sich im Mund anfühlt. Experimentieren Sie ruhig ein wenig: Rollen Sie das Essen mit der Zunge im Mund hin und her oder drücken Sie es gegen den Gaumen, um es besser zu schmecken. Entdecken Sie Vorlieben und Abneigungen. Schlucken Sie die Nahrung erst hinunter, wenn Sie keine festen Stücke mehr enthält. Wenn Sie einen Bissen geschluckt haben, atmen Sie einige Male tief ein und aus. Erst wenn der vorherige Bissen vollständig hinuntergeschluckt worden ist, nehmen Sie den nächsten in den Mund. Konzentrieren Sie sich darauf, welche Signale Ihnen Ihr Körper beim Essen gibt. Achten Sie darauf, wann Sie beginnen, ein Sättigungsgefühl zu empfinden. Normalerweise setzt das Sättigungsgefühl etwa 20 Minuten nach Mahlzeitenbeginn ein. Sobald Sie einigermaßen sicher sind, satt zu sein, beenden Sie das Essen. Viele empfinden es als «sicherer», dann gleich aufzustehen, den Tisch abzuräumen und das Zimmer zu verlassen.

7. Das Essen ist unausgewogen in bezug auf die Kalorienzahl. Pro Tag wird entweder viel zuviel oder viel zuwenig Energie (Kalorien) aufgenommen. Es besteht große Unsicherheit darüber, wieviel Kalorien pro Tag «normal» sind.

Regel: Frauen (ab 15 Jahren) benötigen 2000 bis 2400 Kalorien pro Tag; Männer (ab 15 Jahren) 2400 bis 3000 Tages-Kalorien. Dabei ist zu beachten: Jugendliche brauchen innerhalb der angegebenen Spanne eine größere Kalorienmenge als Erwachsene. Körperlich aktivere bzw. körperlich schwer arbeitende Personen benötigen mehr Kalorien als andere.

8. Die Lebensmittelauswahl ist einseitig. Die Nahrungsmittel sind streng eingeteilt in «verbotene» und «erlaubte». Eiweißbetonte Nahrung ist «erlaubt» und wird übermäßig bevorzugt, kohlen- hydrat- und fettreiche Lebensmittel sind «verboten» und werden zu sehr gemieden bzw. nur bei Heißhungeranfällen verzehrt.

Regel: Einseitige Ernährung birgt viele Risiken und ist auf Dauer gesundheitsgefährdend. Um gesund und leistungsfähig zu blei- ben, brauchen Sie Kohlenhydrate, Eiweiß, Fett, Mineralstoffe, Vitamine, Wasser, Ballaststoffe und Spurenelemente. Es gibt kein übliches Lebensmittel, das alle diese Nährstoffe enthält. Soll die Zufuhr aller notwendigen Stoffe gesichert sein, kommt es daher auf die angemessene Kombination verschiedener Nahrungsmittel an. Das bedeutet: nur eine abwechslungsreiche Ernährung ge- währleistet Ausgewogenheit und damit langfristig Gesundheit.

Zu einer ausgewogenen Ernährung gehört auch die Lockerung der Aufteilung von Lebensmittel in «verbotene» und «erlaubte». Auch Nahrungsmittel, die Sie mögen, sich aber verbieten, weil sie «Dick- macher» sind, sollten in den Speiseplan aufgenommen werden – wenn auch nur in geringen Mengen. Denn gerade das Verbot macht diese Lebensmittel übermäßig attraktiv. Je länger sie gemieden wer- den, desto reizvoller erscheinen sie. Das Verbot dieser Lieblings- speisen kann immer nur eine Zeitlang durchgehalten werden. Frü- her oder später kommt meist eine «Jetzt-ist-es-sowieso-egal»-Situa- tion, und die lang entbehrten Leckerbissen werden heimlich mit Heißhunger gegessen, und zwar in viel zu großen Mengen.

Übung: Schwarze Liste – weiße Liste

Eine Hilfestellung, um herauszufinden, welche Lebensmittel für Sie als «verboten» und welche als «erlaubt» gelten, ist die Erstel- lung entsprechender Listen. Die «weiße Liste» enthält alle «er- laubten» Nahrungsmittel, die Sie relativ bedenkenlos essen, weil sie «ungefährlich» erscheinen. Auf die «schwarze Liste» werden alle Nahrungsmittel gesetzt, die Sie üblicherweise meiden und die Sie als problematisch empfinden.

Ausgewogene und vollwertige Ernährung

Ich habe schon oft festgestellt, daß bulimische Personen extrem unsicher sind, wenn es darum geht, «normale» Essensmengen abzuschätzen. Viele halten schon so lange Diät, daß sie nicht mehr wissen, welche Lebensmittel sie in welcher Menge essen sollten, um eine ausreichende und ausgewogene Ernährung sicherzustellen. Damit Sie eine Vorstellung und vor allem zuverlässige Maßstäbe für eine «normale» Ernährung bekommen, machen wir nun einen kurzen Ausflug in die Ernährungslehre.

In der folgenden Tabelle finden Sie Angaben darüber, wie Sie sich ausgewogen ernähren können, wenn Sie 1000, 1500 oder 2000 Kalorien pro Tag zu sich nehmen, wobei 2000 Kalorien der Energiemenge entspricht, die eine erwachsene Frau täglich zu sich nehmen sollte.

Ausgangspunkt des Bausteinplans ist die Einteilung der Lebensmittel in verschiedene Gruppen. Bestimmte Mengen der einzelnen Lebensmittel innerhalb der Gruppen bilden einen «Baustein». So entspricht 1 Baustein (BS) in der Gruppe «Getreideprodukte» zum Beispiel 1 Scheibe Vollkornbrot oder 1 Vollkornbrötchen oder 4 Knäckebroten. Die in den einzelnen Gruppen genannten Nahrungsmittel sind Beispiele und können durch gleichwertige Lebensmittel ersetzt werden. Der rechten Tabellenhälfte kann man entnehmen, wie viele «Bausteine» aus den einzelnen Gruppen gegessen werden sollten, um eine ausgewogene Ernährung sicherzustellen. Welche Bausteine aus den verschiedenen Gruppen Sie wählen, bleibt ganz Ihrem Geschmack und Ihren Bedürfnissen überlassen. Wichtig ist nur, daß Sie die vorgeschlagene Menge der Bausteine in den einzelnen Gruppen einhalten. Wenn Sie Ihre Lebensmittel in der richtigen Menge aus allen Gruppen auswählen und auf Frische und Abwechslung achten, ernähren Sie sich vollwertig. Die Gruppe der «Extras» gehört nicht unbedingt zu einer ausgewogenen Ernährung im ernährungsphysiologischen Sinne. Die Erfahrung zeigt jedoch, daß es unrealistisch ist, zum Beispiel Süßigkeiten zu verbieten, da die meisten Menschen sie gerne essen und sie zum Teil «brauchen», um psychische Bedürfnisse zu befriedigen. Ein Verbot würde

Bausteinplan für 1000/1500/2000 Kalorien pro Tag*

Lebensmittelgruppen und deren Bausteine (BS):	*Kalorienzahl / Tag*		
	1000	1500	2000
	Anzahl der Bausteine		

1. Getreide(produkte) und Kartoffeln**
1 BS = 1 Scheibe Vollkornbrot
    = 1 Vollkornbrötchen
    = 2 Scheiben Vollkorntoast
    = 4 Knäckebrote
    = 2½ mittelgr. Kartoffeln
    = 1 knappe Tasse Nudeln, gekocht
    = 1 knappe Tasse Reis, gekocht
    = ½ Tasse Müsli

                               2   4   6

2. Gemüse***
1 BS = 100g Gemüse
    = 50g Blattsalat
     (z.B. ½ kl. Salat)

                                 2   3   3

3. Obst
1 BS = 150g Obst, z.B.
     1 Apfel o. Birne
     1 Glas Obstsaft

                                 2   2   2

4. Milch und Milchprodukte
1 BS = 1 kl. Becher Joghurt, fettarm
    = 1 kl. Glas Milch, fettarm
    = 4 EL Magerquark
    = 1 kl. Scheibe Käse, fettarm

                                 3   3   5

  * Ich danke Frau Vivien Angres für die Mitarbeit an diesem Plan.
 ** Ein Baustein der Brotgruppe kann durch einen Baustein der Obstgruppe ersetzt werden.
*** Die angegebene Menge ist die Mindestmenge und kann nach Belieben erhöht werden.

Lebensmittelgruppen und deren Bausteine (BS):	*Kalorienzahl / Tag*		
	1000	1500	2000
	Anzahl der Bausteine		

5. Fisch, Fleisch, Wurst und Eier****
1 BS = 50 g Fleisch
       (mager, verzehrfertig)
   = 75 g Fisch (verzehrfertig)
   = 1 Scheibe Wurst
   = 1 Ei

	1	2	3

6. Fette und Öle
1 BS = 2 – 3 TL Butter / Margarine
   = 1 EL Öl
   = 2 EL Schlagsahne
     (fettarm)

	2	3	3

Getränke
Täglich mindestens 1½ l Flüssigkeit
(z. B. Wasser, Tee, verdünnte Obst- und Gemüsesäfte)

Extras
1 BS = 3 TL Honig
   = 3 TL Marmelade
   = 3 TL Zucker
   = 2 Stück Schokolade
   = 15 g Nüsse (z. B. 10
     Mandeln o. 15 Haselnüsse)
   = 1 Kugel Eis
   = ½ Glas Weißwein

	1	2	2

**** Wechseln Sie vor allem bei der Auswahl der Lebensmittel aus dieser Gruppe konsequent ab. Die Bausteine dieser Gruppe können in Grenzen gegen die der Milchgruppe ausgetauscht werden.

dem üblichen «Alles-oder-nichts-Schema» entsprechen, das ja gerade eßgestörte Menschen anwenden. Die Lernaufgabe liegt statt dessen darin, sich anzugewöhnen, alles zu essen, was man mag, aber in Maßen.

Vielleicht sind Sie angenehm überrascht darüber, was Sie alles essen dürfen, wenn Sie sich ausgewogen ernähren und die «normale» Kalorienmenge von etwa 2000 Kalorien aufnehmen. Es kommt jedoch häufig vor, daß bei meinen Klientinnen regelrechte Panik ausbricht, wenn sie diesen «üppigen» Speiseplan sehen. Sie empfinden die vorgeschlagene Essensmenge als «gigantisch» und haben spontan große Angst davor, davon sehr schnell «fett» zu werden. Die meisten sind ziemlich verblüfft, wenn mit Hilfe des Eßtagebuches klar wird, daß sie bereits jetzt bei einem einzigen Eßanfall mehr vertilgen, als sie normalerweise an einem ganzen Tag essen könnten.

So hat zum Beispiel die folgende Essensmenge die gleiche Kalorienzahl wie der gesamte oben angegebene Tagesplan mit 2000 Kalorien:

5 Scheiben Toastbrot, dick mit Nutella bestrichen, und 2 Stücke Pizza und 3 Negerküsse und ½ Familienbecher Schoko-Vanille-Eis.

Eine andere Rechnung:

Statt 6 Scheiben Toastbrot mit reichlich Nutella und ½ Liter Cola könnten gegessen werden:

1 Scheibe Vollkornbrot mit etwas Margarine und 3 Eßl. Magerquark und 2 kleine Tomaten und 1 Glas Vollmilch und 1 Apfel und ¼ gegrilltes Hähnchen und ½ kleinen Blumenkohl und 1 Kartoffel und 2 Negerküsse und 1 mit Käse überbackener Champignontoast.

So unglaublich es erscheinen mag: Beide Essensmengen haben gleich viele Kalorien (ca. 1200 kcal). Obwohl diese Rechnung den meisten meiner Klientinnen nach der ersten Überraschung sofort einleuchtet, haben sie weiterhin große Furcht davor, sich auf die oben vorgeschlagenen Essensmengen einzulassen. Es bestehen starke Ängste, das lang Verbotene und Kontrollierte zuzulassen. Die Frauen befürchten, davon überwältigt, «weggeschwemmt» zu werden, sich in ein «reißendes Monster», ein «Faß ohne Boden» zu verwandeln, das alles und jedes verschlingt, ohne genug zu bekommen. Natürlich braucht es seine Zeit, das richtige Maß zu finden. Viele sehen in ersten Rückschlägen den Anfang vom Ende und befürchten, daß an die Stelle der übermäßigen Kontrolle nun völlige Unkontrolliertheit treten werde. Den angemessenen Umgang mit Essen zu erlernen ist genauso eine Übungssache wie zum Beispiel Auto fahren lernen. Niemand erwartet von einem Fahrschüler, der noch nie (oder sehr lange nicht mehr) am Steuer eines Autos gesessen hat, daß er auf Anhieb perfekt fährt. Es ist klar, daß er erst einige Zeit üben muß, bis er (wieder) ein Gefühl fürs Schalten, Gasgeben und Bremsen entwickelt hat. Jeder wird ihm zugestehen, daß er in der ersten Zeit Fehler macht und Schwierigkeiten hat, gleichzeitig die vielen Instrumente im Wagen und den Verkehr draußen im Auge zu behalten. Kaum ein Fahrschüler wird sich wegen dieser Schwierigkeiten entschließen, den Fahrunterricht abzubrechen und das Autofahrenlernen aufzugeben.

Geben Sie sich also die Freiheit, Fehler zu machen und zu üben. Benutzen Sie Ihre Fehler nicht als Bestätigung Ihrer Unfähigkeit («Ich hab's ja gleich gewußt, es hat keinen Zweck!»), sondern als Möglichkeit, daraus zu lernen.

In der Arbeit mit Eß-/Brechsüchtigen wird aufgrund der Ängste vor normalen Essensmengen eine diesbezügliche Veränderung üblicherweise angestrebt, indem sich die Klientin schrittweise und ganz allmählich in einem gemeinsam entworfenen individuellen Stufenplan der angemessenen Essensmenge annähert. Von einer Therapiesitzung zur nächsten – also eine Woche lang – kann die Betreffende ausprobieren, wie sie mit der vereinbarten Nahrungsmenge und dem gewählten Essensrhythmus zurechtkommt. Wir beginnen mit drei festen Hauptmahlzeiten pro Tag und meistens einer Kalorienmenge von ca. 1200 bis 1400 kcal.

Wenn die Klientin sehr große Furcht davor hat, bei «normalen» Essensgewohnheiten zuzunehmen, gehen wir zur Festlegung der anfänglichen Kalorienmenge folgendermaßen vor: Es gibt eine Faustregel zur Bestimmung des «Energie-Grundumsatzes». Das ist die Mindest-Kalorienmenge, die der Körper allein dazu braucht, um sich in ruhender Lage am Leben zu erhalten. Die weitere Energie-menge (ca. 1000 kcal / Tag), die ein Mensch benötigt, um seinen All-tag zu bewältigen, der «Arbeitsumsatz», muß auf den Grundum-satz aufgestockt werden. Führt man dem Körper nur die minimale Grundumsatz-Kalorienmenge zu, dann braucht er all diese Energie, nur um funktionieren zu können. Es bleiben keine Kalorien über, die als «Fettreserve» gespeichert werden können, eine Gewichtszu-nahme ist also nicht möglich. Den persönlichen Grundumsatz kann man errechnen, indem man das eigene Gewicht mal 25 nimmt. Eine Frau, die 55 kg wiegt, hat also einen Grundumsatz von ca. 1375 kcal. Das ist die Energiemenge, die ihr Körper auf jeden Fall ver-brennt, selbst wenn sie den ganzen Tag im Bett liegen würde, ohne sich zu bewegen. Obwohl es sich hier lediglich um eine Faustregel handelt und individuelle Abweichungen durchaus möglich sind, be-ruhigt diese Berechnungsmöglichkeit die Klientinnen und gibt ih-nen Sicherheit bei der Bestimmung der Kalorienmenge, die sie sich zumuten möchten bzw. können.

Nachdem die anfängliche Kalorienmenge festgelegt und bereits eine gewisse Zeit eingehalten worden ist, wird der Essensplan lang-sam auf fünf regelmäßige Mahlzeiten erweitert. Die Geschwindig-keit und das Ausmaß der Steigerung der Kalorienzahl ist sehr vom Einzelfall abhängig.

Mit Eßanfällen und Erbrechen umgehen

Parallel zur Beobachtung des allgemeinen Eßverhaltens geht es na-türlich auch darum, sich Eßanfälle und Erbrechen näher anzu-schauen, was vielen besonders schwerfällt. Weil während eines Heißhungeranfalles oft das Gefühl besteht, nicht zurechnungsfähig bzw. gar nicht richtig anwesend zu sein, wird die währenddessen gegessene Menge meist nicht bewußt registriert. Viele haben den Eindruck, erst nach der Heißhungerattacke wieder «aufzuwa-chen», und wissen überhaupt nicht mehr, was sie alles verschlungen haben. Aus diesem Grund ist es besonders wichtig, möglichst sofort nach dem Freßanfall Art und Menge aller (!) gegessenen Nahrungsmittel in das Eßtagebuch einzutragen. Denn das Aufschreiben bedeutet hingucken, was überhaupt los ist, und bildet die notwendige Basis für eine Veränderung.

Es folgen einige Anregungen, die Sie ausprobieren können, um Ihre Eßanfälle in den Griff zu bekommen. Diese Vorschläge zielen zum einen darauf ab, zunächst einmal Gewohnheiten zu unterbrechen, die Sie in bezug auf Ihre Heißhungerattacken entwickelt haben, ohne daß auf die Gründe für die Freßanfälle eingegangen wird (das erfolgt später). Zum anderen sollen von Ihnen selbst bewußt aufgestellte Regeln Ihr Gefühl stärken, eine gewisse Kontrollfähigkeit über Ihr Eßverhalten zu haben. Das heißt, Sie brauchen nicht mehr hilflos auf ein «Wunder» zu warten, sondern können beginnen, selbst zu handeln.

Tage oder Stunden vor dem Eßanfall: Beobachten und Planen

Schritt 1:

Beobachten Sie sich und Ihr Eßverhalten und lernen Sie, die ersten Anzeichen eines Heißhungeranfalls zu erkennen. Schreiben Sie sich genau auf, woran Sie *körperlich*, *gedanklich* oder *seelisch* merken, daß Sie «Freßdruck» bekommen.

Ein Formulierungsvorschlag:

«Der erste körperliche Hinweis darauf, daß ich Freßdruck bekomme, ist…»

«Der zweite körperliche Hinweis darauf, daß ich Freßdruck bekomme, ist…»

etc.

Verfahren Sie mit den gedanklichen und gefühlsmäßigen Hinweisen ebenso.

Schritt 2:

Stellen Sie eine Liste auf mit Aktivitäten, die Sie sinnvoller und entspannender finden als einen Heißhungeranfall. Diese Liste soll sicherstellen, daß bei einem drohenden Eßanfall sofort geeignete Verhaltensalternativen verfügbar sind. Solche Aktionen können zum Beispiel sein: eine Freundin anrufen, spazierengehen, joggen, Schaufenster gucken gehen, putzen, Haare waschen, lesen, Musik hören, Erledigungen machen...

Diese Tätigkeit sollte eine echte Alternative zu dem Eßanfall darstellen und nicht als langweilig oder als «Leerlauf» empfunden werden.

Schritt 3:

Legen Sie eine bestimmte Tageszeit fest, zu der Sie einen Eßanfall haben dürfen (nicht müssen!).

Schritt 4:

Legen Sie einen bestimmten Ort fest, an dem die Eßanfälle stattfinden.

Schritt 5:

Planen Sie vor dem Heißhungeranfall die Art und Menge der dabei gegessenen Lebensmittel.

Möglichkeit A:

Schaffen Sie sich einen «Freßbeutel» an; das ist ein Beutel, in dem Sie ausschließlich Nahrung für einen Freßanfall aufbewahren. Die Lebensmittel werden extra für einen Heißhungeranfall eingekauft. Während des Eßanfalls dürfen nur Sachen aus dem Beutel gegessen werden. Wenn der Beutel leer ist, ist die Eßattacke zu Ende. Falls Sie bereits vorher keinen Freßdruck mehr verspüren, wird empfohlen, die Reste des Beutelinhalts in den Mülleimer zu werfen, da es sonst häufig zu «Nachessen» kommt und die Gefahr besteht, daß dadurch ein erneuter Heißhungeranfall eingeleitet wird. Falls Sie mit einer Vertrauensperson zusammenwohnen, können Sie diese auch bitten, die verbleibenden Beutelreste aufzubewahren und entweder anderweitig zu verwenden oder sie Ihnen zurückzugeben, wenn Sie Ihren Freßbeutel erneut füllen.

Möglichkeit B:

Fertigen Sie eine spezielle «Freßeinkaufsliste» an, auf der ausschließlich (!) Lebensmittel stehen, die Sie für einen Heißhungeranfall benötigen. Für einen Eßanfall (der sich nicht durch alternative Tätigkeiten abwenden läßt) gehen Sie los und kaufen nur Lebensmittel von der «Freßliste». Zu Hause werden diese dann (im Sitzen an dem vorher festgelegten Ort) gegessen; andere Nahrung wird nicht verzehrt. Um diese Gefahr gering zu halten: Achten Sie darauf, daß Sie keine Lebensmittel, die sich zum «Fressen» eignen, im Hause haben. Vermeiden Sie es, Vorräte anzuschaffen. Mit eventuellen Resten des «Freßlisteneinkaufs» wird ebenso verfahren wie mit «Freßbeutelresten».

Möglichkeit C:

Richten Sie sich einen «Freß-Schrank» ein; das ist ein Schrank, in dem Sie ausschließlich Nahrung für Eßanfälle aufbewahren. Die darin enthaltenden Lebensmittel werden von Ihnen eingekauft und nachgefüllt. Menge und Art des Schrankinhaltes bestimmen nur Sie selbst; andere dürfen den Schrank nicht benutzen. Falls bei einem Heißhungeranfall alle Nahrungsmittel aus dem Freßschrank gegessen worden sind, darf nicht auf andere Lebensmittel übergegriffen werden. Statt dessen wird der Heißhungeranfall dann beendet.

Unmittelbar vor dem Eßanfall: Überprüfen und Alternativen suchen

Bevor die festgelegte Eßanfall-Zeit naht, spüren Sie nach, ob Sie wirklich das Bedürfnis haben zu fressen. Wenn Sie feststellen, daß eigentlich gar kein Freßdruck da ist, nutzen Sie die Zeit für sinnvollere Tätigkeiten, die Ihnen guttun.

Wenn Sie spüren, daß – geplant oder ungeplant – Freßdruck da ist, probieren Sie ernsthaft, ihn zu vermeiden, indem Sie zu einer der vorher festgelegten Handlungsalternativen (Liste) greifen.

Wenn das nicht möglich ist oder nicht hilft, fällen Sie bewußt die Entscheidung, jetzt einen Eßanfall zu haben. Sagen Sie laut oder leise zu sich selbst: «Ich werde jetzt einen Freßanfall haben.»

Während des Eßanfalls: Hingucken

Setzen Sie sich während des Freßanfalls hin, um die Bewußtheit der Entscheidung zu unterstreichen. («Das ist real. Jetzt esse ich wirklich».) Essen Sie nicht im Gehen, Stehen oder auf dem Boden.

Erlauben Sie sich wirklich, einen Freßanfall zu haben, das heißt, seien Sie nicht die ganze Zeit damit beschäftigt, sich zu hassen, während Sie sich überessen, sondern versuchen Sie, während des Eßanfalls möglichst genau zu registrieren, was Sie tun, wie Ihr Körper reagiert, ob Sie ihn spüren, was Sie fühlen, wie die Speisen schmecken, ob sie warm oder kalt sind, weich oder eher hart etc.

Anfangs erscheint Ihnen das unmöglich. Aber auch hier besteht die Möglichkeit und Notwendigkeit zu üben. Einige Frauen, mit denen ich gearbeitet habe, konnten für diese Übung das Gefühl nutzen, während eines Freßanfalls neben sich zu stehen, sich selbst also beobachten zu können. Der Unterschied zu vorherigen Eßanfällen ist lediglich der, daß Sie jetzt probieren, hinzugucken, was passiert, und sich nicht abschalten.

Nach einem Freßanfall: Entspannen und Auswerten

Vermeiden Sie es, nach dem Heißhungeranfall zu erbrechen. Das Erbrechen funktioniert als Gewichtskontrollmethode nicht besonders gut – es zerstört nur Ihre Gesundheit! Es ist auch keine wirksame Methode, die Kontrolle über das eigene Eßverhalten wiederzuerlangen. In Wirklichkeit verfestigt das Erbrechen die Abhängigkeit, weil die Möglichkeit zu kotzen die Hemmschwelle senkt, einen weiteren Eßanfall zu haben. Das Erbrechen verhindert Ihre Heilung, weil Sie es als Mittel zur Flucht davor benutzen können, der Realität, das heißt Ihrer Angst vor Kontrollverlust, ins Auge blicken zu müssen. Auch wenn es sehr schwerfällt: Die Lösung des zugrundeliegenden Problems ist nur über den allmählichen Ausstieg aus diesem Teufelskreis Heißhungeranfall–Erbrechen–Heißhungeranfall erreichbar.

Da es üblicherweise nicht sofort möglich ist, das Erbrechen einfach zu lassen, bemühen Sie sich zunächst darum, es so lange wie möglich hinauszuzögern. Beobachten Sie sich genau dabei: Welche Gedanken und Gefühle haben Sie währenddessen? Versuchen Sie, diese Empfindungen auszuhalten, und schreiben Sie Ihre Beobachtungen auf. Erbrechen Sie erst, wenn Sie meinen, daß es sich nicht mehr verhindern läßt. Aber falls Sie erbrechen, tun Sie es bewußt! Sagen Sie zu sich selbst, daß Sie beschlossen haben zu erbrechen, und auch, warum Sie es tun; zum Beispiel: «Ich werde jetzt kotzen, weil ich die Angst vor dem Fettwerden nicht ertrage.»

Bestrafen Sie sich nicht, beten Sie sich auch nicht die ewig gleiche Litanei vor, daß Sie «das Letzte» sind, wirklich «das Allerletzte» etc. Sie haben versucht, so gut zu reagieren wie Sie konnten. Seien Sie im Gegenteil besonders nett zu sich, ruhen Sie sich aus, unternehmen Sie etwas Schönes.

Reagieren Sie auf einen Eßanfall auch nicht mit striktem Diäthalten, sozusagen als Buße oder Beweis, daß Sie doch (das heißt trotz Freßanfall) Willenskraft und Disziplin besitzen. Damit würden Sie beginnen, sich noch weniger zu gönnen, als Sie es ohnehin schon tun, und unterstützen so eher den Mechanismus (strenge Diät – Heißhungeranfall – strenge Diät), als daß etwas verbessert wird. Fahren Sie trotz Eßanfall einfach mit Ihrem geplanten täglichen Essensplan fort. Die folgenden Mahlzeiten auszulassen oder zu verschieben bringt die mühsam aufgebaute (Mahlzeiten-)Struktur gefährlich durcheinander. Sie verlieren den Überblick und rutschen vielleicht wieder ab ins Chaos.

Jetzt das Wichtigste und vielleicht Schwerste: Schieben Sie den Freßanfall nicht gleich weg, sondern nutzen Sie ihn, um weitere Informationen über sich zu bekommen. Lassen Sie sich Zeit, zu verstehen, was da gerade mit Ihnen passiert ist, und vergegenwärtigen Sie sich, in welcher Stimmung Sie sich vor Beginn des Anfalls befunden haben und was dazu geführt hat. Machen Sie Eintragungen in Ihr Eßtagebuch. Das Aufschreiben hilft, mehr Klarheit zu bekommen.

Die «Freß-Auslöser» finden

Der vorangehende Abschnitt hat Möglichkeiten aufgezeigt, Eßanfälle durch Verhaltensänderung in den Griff zu bekommen. Das Erlebnis, sein Eßverhalten wenigstens etwas kontrollieren zu können, wirkt entlastend und beruhigend. Durch den Aufbau einer gewissen Struktur wächst die Chance, Gefühle und Einstellungen, die einen Heißhungeranfall auslösen, besser entdecken und klarer beobachten zu können. Das Erkennen dieser Zusammenhänge erleichtert das Verständnis des eigenen Verhaltens erheblich.

Das Eßtagebuch ermöglicht, die Auslöser für Heißhungeranfälle und Erbrechen ausfindig zu machen. Ein wichtiger Auslöser für Eßanfälle ist der große Hunger aufgrund der (zu) langen Pausen zwischen zwei Mahlzeiten und der (zu) geringen Essensmenge.

Da im Eßtagebuch auch Gefühle und Gedanken rund um das Essen notiert werden, kann man überprüfen, ob Zusammenhänge zwischen bestimmten Situationen bzw. Stimmungen und dem Eßverhalten existieren. Üblicherweise stellt sich dabei heraus, daß es diesbezüglich sehr enge Verbindungen gibt. Es zeigt sich immer wieder, daß Eß-/Brechanfälle besonders dann auftreten, wenn die betreffende Person sich gestreßt fühlt und mit Situationen und Gefühlen umgehen muß, die für sie problematisch sind. Grundsätzlich gilt zwar, daß Streß individuell ist, das heißt, was den einen streßt, ist für den anderen vielleicht kaum aufregend und umgekehrt. In bezug auf die Eß-/Brechsucht werden jedoch – neben physischem Hunger – bestimmte Auslöser für einen Eßanfall sehr häufig genannt:

Anspannung und Streß:
(Über)Essen dient hier zur Beruhigung, zum Schutz und Entspannung; es vermittelt das Gefühl, zu handeln, wenn man nicht weiß, was man tun soll.
Negativer Streß ist zum Beispiel Angst, Verwirrung, Unsicherheit, Wut, Ärger, Überforderung, das Aushalten unangenehmer Spannungen (Streit, Kritik, Alleinsein etc.).
Positiver Streß ist zum Beispiel Freude und das Aushalten freudiger Spannung wie das Warten auf ein ersehntes Ereignis.

Frustration und Traurigkeit:
(Über)Essen soll Trost bringen und entschädigen oder beim «Wegtauchen ins Vergessen» helfen.

Langeweile:
(Über)Essen wird zur Überbrückung von «Leerlaufphasen» eingesetzt und soll das Gefühl von Aktivität vermitteln.

Einsamkeit:
(Über)Essen wird benutzt, um eine «innere Leere» durch ein Völlegefühl zu füllen.

Erschöpfung und Schwäche:
(Über)Essen soll aufbauen, Kraft und Energie spenden, Bodenständigkeit und Solidität vermitteln.

Sich-etwas-gönnen-Wollen:
(Über)Essen wird hier mit dem Ziel benutzt, sich etwas Gutes zu tun, sich zu verwöhnen, zu belohnen, sich selbst «Streicheleinheiten» zu geben.

Vielleicht haben Sie bereits beim ersten Durchlesen diejenigen Eßanfall-Auslöser entdeckt, die für Sie eine besondere Bedeutung haben. Seien Sie nicht irritiert, wenn dies nicht der Fall ist. Es braucht seine Zeit, bis sich durch Selbstbeobachtung nach und nach Ihre ganz persönlichen «Freß-Auslöser» herauskristallisieren. Früher oder später werden Sie die Zusammenhänge erkennen.

Machen Sie sich auf die Suche, und finden Sie die Situationen und Gefühle heraus, die bei Ihnen üblicherweise einen Eßanfall auslösen. Das können selbstverständlich auch Anlässe sein, die in der obigen Aufzählung nicht enthalten sind. Versuchen Sie, diese Anlässe möglichst genau einzugrenzen, das heißt herauszubekommen, ob Sie ein «Frust-Fresser», ein «Angst-Fresser», ein «Frust-und-Angst-Fresser», ein «Langeweile-Fresser» oder ... sind. Das Eßtagebuch wird Ihnen dabei eine große Hilfe sein. Forschen Sie einmal nach, welche Lebensmittel Sie bei einem Eßanfall verschlingen. Sind es eher weiche und süße Sachen, oder bevorzugen Sie eher körnige, knackige Kost? Welche Qualität symbolisieren die einzelnen Nahrungsmittel für Sie? Vermittelt Ihnen zum Beispiel die Weichheit und Süße des Essens (Pudding, Kuchenteig etc.) das Gefühl von Schutz, Trost oder Geborgenheit? Oder gibt Ihnen die Härte und Körnigkeit der Nahrung (Müsli, Knäckebrot etc.) die Möglichkeit, Kraft zu schöpfen oder Wut auszudrücken, indem Sie das Essen richtig zermalmen können? Achten Sie beim nächsten Heißhungeranfall einmal auf diese Botschaften, die Ihnen Ihre Eßgelüste geben.

Dem Hunger auf der Spur

Die meisten meiner Klientinnen empfinden es bei der Suche nach ihren Eß-Auslösern als schwierig und unangenehm, sich so intensiv mit der Thematik Hunger zu befassen. Das ist nicht verwunderlich. Man kann davon ausgehen, daß bei Menschen, die lange Zeit ihr natürliches Hungergefühl nicht beachtet haben, das Gefühl für die Selbstverständlichkeit, mit der das Hungergefühl wiederkehrt, verschüttet ist. Den Hunger-Sättigungs-Rhythmus kann man sich vielleicht in der Art vorstellen, wie die Wellen des Meeres das Land erreichen, sich wieder zurückziehen, wieder auf das Land treffen etc.; ganz natürlich und selbstverständlich, ohne daß es künstlicher Manipulationen bedarf – ein primitiver, aber machtvoller Mechanismus. Genauso erreicht das Hungergefühl unsere Sinne, zieht sich bei Sättigung wieder zurück, um nach einer bestimmten Zeit wiederaufzutauchen. Eßgestörte bewerten Hunger nicht als gesundes Lebenszeichen ihres Organismus, sondern empfinden es jedesmal wieder als Bedrohung, Hunger zu verspüren. Sie sind verzweifelt darüber, daß sich dieses Gefühl nicht ein für allemal aus der Welt schaffen läßt. Sie haben Angst davor, Hunger zu verspüren, vielleicht weil ihnen beigebracht worden ist, daß dieses Gefühl irgendwie peinlich, auf jeden Fall verurteilenswert ist. Hunger löst bei ihnen eine fatale Gedankenkette aus: hungrig = gierig = selbstsüchtig = verboten. Daher glauben diese Personen insgeheim, gar kein Recht darauf zu haben, Hunger zu verspüren. Für sie geht es meist nicht darum, den Hunger zu befriedigen, sondern ihn zu verhindern, zu vertuschen, zu überlisten, zu besiegen. Sie versuchen den natürlichen Wellenschlag ihres Hunger- und Sättigungsrhythmus zu manipulieren, indem sie zum Beispiel keinen Hunger zulassen wollen. Da der Hunger aber trotz aller Listen (natürlich) immer wiederkehrt und zunehmend stärker auf Befriedigung drängt, ist dieser Kampf eine Sisyphusarbeit. Resultat ist meist eine Abfolge von extremen Hungergefühlen und Heißhungeranfällen, die für die Betroffene unkontrollierbar erscheinen.

Viele sind, nachdem sie jahrelang die körperlichen Signale ignoriert haben, völlig verunsichert, ob ein Signal nun Hunger bedeutet oder nicht. Sie reagieren dann meist zu früh auf ein Hungersignal (bevor das Signal eindeutig Hunger bedeutet) oder zu spät (der Hunger ist mittlerweile schon zum Heißhunger mutiert). In beiden Situationen fällt es ihnen schwer, zu entscheiden, was sie eigentlich essen möchten. So kommt es häufig dazu, daß wahllos gegessen wird. Deshalb ist es wichtig, sich Zeit zu lassen, genau hinzuhören, was der Körper eigentlich möchte, und zu warten, bis das Signal eindeutig Hunger bedeutet und nicht zum Beispiel Langeweile oder Ärger.

Die nachfolgende Aufzählung gibt Ihnen Anhaltspunkte dafür, wie Sie körperlichen und seelischen Hunger voneinander unterscheiden können:

Anzeichen für körperlichen Hunger:
- körperliche Symptome (Kopfschmerzen, Magenschmerzen, Leeregefühl im Magen, Benommenheit);
- man würde so ziemlich alles essen, was einem vorgesetzt würde, Hauptsache man bekommt etwas in den Magen.

Anzeichen für seelischen Hunger:
- keine körperlichen Symptome;
- Eßgelüste auf ganz bestimmte Speisen (Süßes, Weiches, Warmes etc.);
- die Eßgelüste werden oft durch Reize ausgelöst, die mit körperlichem Hunger nichts zu tun haben, wie zum Beispiel Geruch und Anblick von leckeren Speisen, bestimmte Zeiten und Orte, oder durch bestimmte Stimmungen (Traurigkeit, Einsamkeit, Freude, Wut etc.).

Mit Streß und Gefühlen umgehen

Essen bei einem Heißhungeranfall erfüllt viele Funktionen, die normalerweise wenig mit Essen zu tun haben. Oft soll durch das Überessen ein seelischer Hunger nach zum Beispiel Liebe, Zärtlichkeit oder Lob befriedigt werden. Es stellt sich natürlich die Frage, warum dieser Umweg über das Essen gewählt wird. Ein Grund ist die Angst, sich den eigenen Bedürfnissen zu stellen, zu registrieren, was im eigenen Leben fehlt, was man wirklich brauchen würde, vielleicht die Furcht, es nicht zu bekommen, enttäuscht zu werden, wenn man darum bitten würde.

Vielfach werden Eßanfälle auch dazu benutzt, um unangenehme Situationen zu bewältigen. Warum werden die Schwierigkeiten nicht auf direkte und angemessene Weise angegangen? Die Antwort ist recht einfach: weil die Betreffenden oft nicht wissen, wie das geht. Sie sind meist verunsichert darüber, wie man intensive Gefühle erkennt, aushält und ausdrückt oder wie man Probleme effektiv löst. Das bedeutet: um nicht mehr auf Heißhungeranfälle als Problemlösestrategie zurückgreifen zu müssen, ist es erforderlich, daß Sie lernen, mit problematischen Situationen und Gefühlen angemessen umzugehen.

Wenn Sie Ihre persönlichen Eß-Anlässe gefunden haben, können Sie beginnen, neue Möglichkeiten zu erforschen, diese Situationen und Gefühle auf andere Art als durch Essen zu bewältigen. Dabei hilft es meist sehr, sich einmal anzuschauen, wie andere mit Problemen umgehen. Beobachten Sie Ihre Freunde und Bekannten einmal gezielt in bezug auf deren Methoden, mit Streß umzugehen. Möglicherweise enthalten deren Bewältigungsstrategien wertvolle Tips für Sie.

Je nachdem, welche «Freß-Auslöser» Sie für sich als zutreffend entdeckt haben, geht es also darum, sich die Frage zu stellen:

- Wie kann ich mich anders... (zum Beispiel entspannen, beruhigen, trösten, schützen, entschädigen, beschäftigen, ablenken, freuen, ausfüllen, aufbauen, kräftigen, verwöhnen, belohnen) ...als durch Essen?

Die Suche nach einer Antwort auf diese Fragen dauert ihre Zeit und ist meist nicht einfach. Falls Sie sich bereits in psychotherapeutischer Behandlung befinden, wird das Erarbeiten von Problembewältigungsmöglichkeiten sicher ein wichtiges Thema in den Therapiesitzungen sein. Falls Sie im Alleingang probieren wollen, mit den für Sie «gefährlichen» Situationen besser umzugehen: In den meisten Buchhandlungen gibt es im Bereich Psychologie bzw. Lebenshilfe zahlreiche Bücher und Kassetten, die sich mit Themen wie Entspannung, Streßbewältigung, Selbstsicherheit und Selbstbehauptung, Positives Denken etc. befassen. Darunter sind viele für Laien geschriebene Lernprogramme, mit deren Hilfe man sich Schritt für Schritt im eigenen Tempo dem gewünschten Verhalten annähern kann. Zunehmend werden auch an Volkshochschulen oder ähnlichen Institutionen Kurse zu diesen Themenkreisen angeboten.

Im folgenden werden einige Anregungen zur Selbstbeobachtung gegeben und Möglichkeiten aufgezeigt, wie Sie problematische Situationen angehen können.

Gefühle wahrnehmen und ausdrücken

Viele Menschen haben Probleme, ihre Gefühle zu erkennen und auszudrücken. Nicht zu wissen, was man fühlt, oder dies nicht ausdrücken zu können, verwirrt und ängstigt. Manche versuchen, damit fertig zu werden, indem sie ihre Emotionen einfach von ihrem Erleben *abschneiden*, sie *abspalten*, das heißt, sie ignorieren ihre Gefühle. Emotionen sind jedoch eine starke Kraft. Sie lassen sich längerfristig nicht unterdrücken, sondern suchen sich ihren Weg nach außen.

Intensive Gefühle wie Ärger, Wut, Liebe, Haß drängen an die Oberfläche, wollen ausgedrückt werden, sei es auf direktem Wege über Schreien, Weinen, Lachen usw. oder indirekt über Ersatzhandlungen wie beispielsweise das Überessen und Erbrechen.

Was haben Ihre Nachforschungen ergeben? Haben Sie Ihre persönlichen Eßauslöser gefunden? Wenn nein, lassen Sie sich nicht aus der Ruhe bringen, beobachten Sie sich und Ihr Eßverhalten weiter. Früher oder später werden Sie auf eine heiße Spur stoßen.

Wenn Sie die Gefühle, die bei Ihnen einen Eß-/Brechanfall auslösen, bereits entdeckt haben: Was wollen Sie mit dem Essen und Erbrechen bezwecken? Wollen Sie das auslösende Gefühl damit eher unterdrücken oder eher ausdrücken? Möglicherweise soll das Essen und Erbrechen auch beide Funktionen erfüllen. Ich habe schon häufig festgestellt, daß bulimische Frauen beispielsweise überessen, um ihre Wut zu unterdrücken, und danach erbrechen, um die Wut auszudrücken, um mitzuteilen, daß sie eine Sache «einfach zum Kotzen finden». Vielleicht ist Ihnen schon einiges über die Zusammenhänge zwischen Ihren Emotionen und den Eß-/Brechanfällen klargeworden. Möglicherweise wünschen Sie sich aber auch noch weitere Anhaltspunkte, um Ihr bulimisches Verhalten in bezug auf Ihre Gefühle besser einordnen zu können. Dann werden Sie die kommenden Informationen sicher interessieren.

Gefühle wahrzunehmen bedeutet, sie zu spüren und einzuordnen. Damit das funktioniert, müssen Körper und Verstand gut zusammenarbeiten: Wenn bei einer Person Gefühle (z. B. Wut) ausgelöst werden, sendet der Körper bestimmte Signale (erhöhter Adrenalinspiegel, steigender Blutdruck, Anspannung bestimmter Muskelpartien etc.) an den Verstand. Dieser sammelt die eintreffenden Signale, ordnet sie und wertet sie aus, um schließlich zu erkennen, um was für ein Gefühl es sich handelt (Wut). Wenn er das Gefühl eingeordnet hat, beginnt der Verstand, eine Reaktion vorzubereiten. Dazu nimmt er schnell eine Einschätzung der Situation vor, stellt Vergleiche zu früheren Erfahrungen an und entschließt sich dann zu einer ihm angemessen erscheinenden Reaktion (Argumentieren, Schimpfen, Schreien, Weinen etc.).

Bei vielen Menschen ist jedoch die Zusammenarbeit von Körper und Verstand behindert, Eß-/Brechsüchtige sind einige davon. Es gibt verschiedene Störungsmöglichkeiten:

1. Der Kontakt zwischen Körper und Verstand ist unterbrochen, die Signale des Körpers werden vom Verstand nicht wahrgenommen. Egal, ob der Körper sich in einem wütenden, traurigen, hungrigen, freudigen oder gelangweilten Zustand befindet, der Verstand ignoriert die ihm zugesandten Informationen und be-

zieht sie nicht in seine Überlegungen und Verhaltensentscheidungen ein.

2. Der Verstand nimmt die Signale des Körpers zwar wahr, ordnet sie jedoch falsch ein. So signalisiert ihm der Körper vielleicht Traurigkeit, der Verstand aber deklariert sie als Langeweile.

   Hier kann es vorkommen, daß der Verstand allen Körpersignalen stereotyp immer nur eine Bedeutung zuschreibt. Er versteht zum Beispiel immer nur Hunger, egal, ob der Körper ihm Müdigkeit, Traurigkeit, Kälte oder Freude signalisiert.

3. Der Verstand nimmt die Körpersignale wahr, ordnet sie auch richtig ein, entschließt sich aber zu einer unangemessenen Reaktion. So registriert der Verstand vielleicht ganz richtig, daß die Person jetzt wütend ist, er beschließt jedoch, darauf mit Essen zu reagieren, anstatt zum Beispiel mit Schimpfen oder Schreien. Dieses Mißverständnis kann selten passieren, es ist aber auch möglich, daß sich jemand stereotyp immer wieder zu einer bestimmten Handlung entschließt, auch wenn eigentlich andere Verhaltensweisen angebracht wären. Das geschieht meistens dann, wenn der Betreffende die angemessene Reaktion nicht kennt bzw. nicht beherrscht. So kann es sein, daß eine Person auf alle Gefühlsregungen stets mit Essen reagiert, weil sie einfach nicht weiß, wie sie sonst mit ihren Emotionen umgehen soll.

Diese Ausführungen machen einmal mehr deutlich, daß Eßgelüste häufig etwas ganz anderes ausdrücken als physischen Hunger. Sie sind ein Hilfeschrei der Seele, ein Alarmsignal, ein Zeichen dafür, daß etwas nicht stimmt. Sie weisen darauf hin, daß wir

- nicht (sorgfältig genug) auf unsere Gefühle achten;
- vermeiden, genau hinzuschauen, was wirklich los ist;
- nicht gut für uns sorgen;
- Probleme haben, unsere Emotionen auf angemessenere Weise auszudrücken.

Es wird Sie sicher interessieren, wie es zu dieser Störung der Zusammenarbeit zwischen Gefühl und Verstand kommen kann. Das Thema wird später angesprochen (siehe Seite 200 ff). An dieser

Stelle geht es zunächst darum, sich selbst zu beobachten und heraus-zufinden, wie das Zusammenspiel von Gefühlen und Verstand bei Ihnen persönlich funktioniert.

Möglicherweise hilft Ihnen die Beantwortung der folgenden Fragen dabei:

- Tun Sie in unangenehmen bzw. gefühlsgeladenen Situationen oft so, als ob «nichts» wäre, weil Sie Ihre Gefühle nicht klar ein-schätzen können oder weil Sie nicht wissen, wie Sie reagieren sol-len?
- Finden Sie Gefühlsäußerungen lächerlich, kindisch, peinlich oder widerlich?
- Haben Sie manchmal den Eindruck, in Ihrem Inneren bzw. Kör-per sei «etwas los», ohne daß Sie einschätzen oder benennen können, was es ist?
- Fühlen Sie sich manchmal merkwürdig aufgewühlt oder innerlich «leer» oder «wie betäubt», ohne daß Sie diese Stimmungen ein-ordnen können?
- Finden Sie es schwierig, gefühlsgeladene Situationen und Stim-mungen auszuhalten?
- Woran merken Sie genau, ob Sie traurig, gelangweilt, wütend, erfreut, hungrig etc. sind?
- Wo in Ihrem Körper spüren Sie die unterschiedlichen Gefühlszu-stände?
- Können Sie sich an Situationen im letzten Monat erinnern, in de-nen Sie zum Beispiel ganz klar wußten: «Jetzt bin ich wütend», oder «Jetzt bin ich traurig», oder «Jetzt habe ich Angst»?
- Wie drücken Sie die unterschiedlichen Gefühle aus? Das läßt sich gut herausfinden, indem Sie sich vorstellen, woran jemand anderes beobachten könnte, daß Sie wütend, traurig etc., sind. Rufen Sie sich eine Situation ins Gedächtnis, in der Sie richtig wütend waren: An welchen konkreten Anzeichen und Verhal-tensweisen hätte ein Außenstehender Ihre Wut bemerken kön-nen? Hätte es jemand anderes überhaupt bemerken können, daß Sie wütend waren? Haben Sie überhaupt eine sichtbare Reak-tion gezeigt?

Die Auseindersetzung mit diesen Fragen ist erfahrungsgemäß nicht einfach. Es braucht Zeit und manchmal mehrere Anläufe, bis auf alle Punkte eine Antwort gefunden ist. Ich habe häufig beobachtet, daß der Vorschlag, sich auf die eigenen Gefühle zu konzentrieren, von meinen Klientinnen als beängstigend und bedrohlich empfunden wird. Üblicherweise stellt sich dann heraus, daß sie insgeheim glauben, gar kein Recht auf eigene Gefühle zu haben. Der Grund dafür liegt meist darin, daß Ihnen als Kind vorgeschrieben worden ist, was sie zu fühlen hatten. Typische Sätze sind hier: «Du brauchst nicht zu weinen», oder «Du hast keinen Grund, jetzt wütend zu sein», oder «So schlimm ist das doch nicht», oder «Du kannst noch gar nicht hungrig sein». Wenn das Kind dann doch versucht hat, die eigenen Gefühle durchzusetzen, ist ihm das – häufig mit körperlicher Gewalt – als Bockigkeit und Ungehorsam ausgetrieben worden. So hat es allmählich gelernt, den eigenen Emotionen nicht mehr zu trauen, seine Gefühle nicht mehr zu spüren und auszudrükken, sondern danach zu gucken, welche Gefühle von ihm erwartet werden. Diese Lernerfahrungen sitzen so tief, daß sich die meisten auch im Erwachsenenalter noch danach richten.

Glücklicherweise läßt sich der Kontakt zu den eigenen Gefühlen und das Vertrauen darin wieder herstellen, genauso wie es sich erlernen läßt, Emotionen auszuhalten und angemessen auszudrükken. Dieser Prozeß ist eine spannende, aber schwierige und manchmal schmerzhafte Reise. Es wäre schön, wenn Sie sich eine vertrauensvolle Reisebegleitung organisieren könnten, die Ihnen in schweren Stunden beisteht.

Nachfolgend einige Anregungen, mit deren Hilfe Sie beginnen können, sich mit Ihren Gefühlen anzufreunden und sie zu verstehen:

Gestehen Sie sich das Recht auf Gefühle zu

Gerade bulimische Frauen haben große Schwierigkeiten, sich «unangenehme» Gefühle wie Wut, Ärger, Traurigkeit, Langeweile einzugestehen und sie zu zeigen. Dahinter stehen meist – neben dem Bedürfnis, es jedem recht machen zu wollen – erlernte Lebensregeln, die das Äußern bestimmter Gefühle verbieten. Bei Wut und Ärger sind das Sätze wie: «Wütende Frauen wirken peinlich und hysterisch», oder «Ich muß immer lieb und nett sein». Bei Traurigkeit: «Ich muß immer fröhlich und lebenslustig sein.» Bei Langeweile: «Ich muß immer interessiert und aktiv sein», oder «Ich muß immer etwas Nützliches tun». Bei Einsamkeit: «Alleinsein heißt, von niemandem gemocht zu werden.»

Akzeptieren Sie all Ihre Gefühle. Auch unangenehme Gefühle sind «normal» und gehören zum Leben dazu. Es hat keinen Zweck, sie «in sich hineinzufressen», sie ständig «hinunterzuschlucken» oder durch Erbrechen zu äußern. Das erleichtert zwar kurzfristig, ändert langfristig aber nichts an Ihrer Situation. Letztendlich schaden Sie damit nur sich selbst: Sie fühlen sich unzufrieden, unausgeglichen und ruinieren Ihre Gesundheit. Auch die erhoffte Wirkung auf andere bleibt langfristig aus: Ihre Mitmenschen werden Sie «ewig freundlich und lächelnd» zwar vermutlich zunächst sehr nett finden, Sie längerfristig aber als «unecht», «nicht greifbar» und «irgendwie unehrlich» empfinden.

Beachten Sie Ihre Gefühle und nehmen Sie sie ernst

Versuchen Sie nicht, aufkommende Gefühle mit Sätzen wie «Das bilde ich mir alles nur ein» oder «So schlimm ist das doch gar nicht» vom Tisch zu wischen. Mit Sätzen wie diesen hat man Ihnen früher abtrainiert, auf die eigenen Gefühlsregungen zu hören und ihnen zu vertrauen. Aber Sie selbst können besser als jeder andere einschätzen, wie stark Ihre Gefühle tatsächlich sind. Und wenn Sie eine Situation als wirklich schlimm empfinden, dann kann Ihnen keiner dieses Gefühl nehmen, und niemand hat das Recht, es Ihnen auszureden.

Beginnen Sie, wieder auf Ihre innere Stimme zu hören, die Ihnen sagt, wie es Ihnen wirklich geht. Leider ist es nicht so, daß man sich nur erlauben muß, hinzuhören, und zack!, ist diese Stimme da. Es braucht seine Zeit, bis Sie die Sprache Ihrer Gefühle wieder wahrnehmen können, zunächst nur ganz leise und unverständlich, im Laufe der Zeit aber immer deutlicher und klarer.

Ein Tip, wo Sie mit der Suche beginnen können: Achten Sie einmal darauf, wann Sie das Wort *eigentlich* benutzen. Hinter diesem Wort werden meistens die wahre Meinung bzw. die wahren Gefühle verborgen. Sie sagen beispielsweise: «Eigentlich finde ich die neue Mitbewohnerin nett.» Dahinter verbirgt sich oft *uneigentlich*: «Aber ehrlich gesagt mag ich sie nicht.» Oder Sie sagen: «Eigentlich geht's mir echt prima», und meinen *uneigentlich*: «Ehrlicherweise fühle ich mich nicht so gut.» Oder Sie denken bei sich: «Eigentlich könnte ich jetzt einen Freßanfall starten», und meinen *uneigentlich*: «Aber ehrlich gesagt würde ich jetzt lieber in den Arm genommen werden.» Zuerst ist es nicht einfach, diesem Wörtchen auf die Spur zu kommen, denn meistens ist man sehr daran gewöhnt, es ganz selbstverständlich und ohne nachzudenken zu benutzen. Fragen Sie sich jedesmal, wenn sie es entdecken: «Was will, möchte, wünsche ich mir *uneigentlich*?» Sie werden sehen, dieses Wort kann Ihnen sehr nützliche Hinweise auf Ihre wahren Gefühle geben.

Überdecken Sie Ihre Gefühle nicht durch Essen

Häufig fühlen sich bulimische Personen von ihren Emotionen regelrecht überflutet. Sie neigen dann zu Pauschalisierungen und verlieren das Gefühl für die Proportionen. So kann es vorkommen, daß sie, wenn ein kleinerer Anlaß sie traurig stimmt, das Gefühl haben, «alles ist traurig», oder aus einem langweiligen Nachmittag ableiten: «Das Leben ist langweilig», oder nach einem einsamen Abend denken: «Keiner mag mich.» Diese Sichtweise führt jedoch schnell zu Resignation, denn sie beinhaltet die Einstellung, die ganze Welt verändern zu müssen, um mit Traurigkeit, Einsamkeit oder Langeweile fertig zu werden. Da dies eine unlösbare Aufgabe ist, wird aufgegeben und gar nichts getan. Damit verstreicht die Chance, die Situation verändern zu können, ungenutzt.

Beginnen Sie daher damit, in solchen Weltuntergangsstimmungen nachzuforschen, was genau dazu geführt hat. Was war der konkrete Anlaß, der diese Stimmung ausgelöst hat?

Paßte die Intensität Ihrer Gefühlsreaktion zur Bedeutsamkeit des

Anlasses? Manchmal lösen geringfügige Anlässe übermäßig heftige Gefühle aus. Dies ist meist ein Zeichen dafür, daß Ihre Reaktion sich nur wenig auf die aktuelle Situation bezieht. Statt dessen hat der Anlaß Erinnerungen an frühere, schmerzhafte Erfahrungen geweckt, die Sie jetzt überwältigen. Überdecken Sie diese Gefühle nicht durch Überessen, sondern probieren Sie, die Anspannung auszuhalten und durch den Schmerz durchzugehen. Nur wenn Sie Ihre Gefühle anerkennen und sich Ihren Problemen stellen, werden Sie sie lösen können.

Was können Sie konkret gegen die Traurigkeit, Einsamkeit oder Langeweile machen? Was fehlt Ihnen? Was würde Ihnen guttun, Ihnen Spaß machen, Sie ablenken? Es hilft sehr, wenn Sie sich Lösungsmöglichkeiten aufschreiben (zum Beispiel: «Wenn ich das nächste Mal einsam/traurig/wütend bin, dann könnte ich...»).

Organisieren Sie sich Unterstützung

Erkunden Sie, wie andere Menschen mit intensiven Gefühlen wie Wut, Traurigkeit und Einsamkeit umgehen. Vielleicht finden Sie ein Modell, von dessen Bewältigungsstrategien Sie sich einiges abgukken können. Reden Sie mit Freunden und Bekannten über Ihre Sorgen. Gespräche über unangenehme Gefühle können bereits eine sehr heilsame und erleichternde Wirkung haben. Schauen Sie sich in Buchhandlungen nach Literatur über die Themenbereiche um, die Ihnen Schwierigkeiten bereiten. Viele Lebenshilfebücher bieten wertvolle Anregungen zum Umgang mit Problemen (siehe Literaturliste).

Durch diese Entdeckungsreisen und das genaue Hinsehen lernen Sie mehr und mehr über sich selbst und Ihre Gefühle. Tragen Sie ein Puzzleteilchen nach dem anderen zusammen, und beobachten Sie, wie ein Bild daraus wird. Auch wenn das Bild vielleicht unerfreuliche Seiten Ihres Lebens offenbart, nehmen Sie es an: Es ist einzigartig und unverwechselbar *Ihr* Bild!

Probleme erkennen und lösen

Das Thema, das bisher all meine Klientinnen als äußerst schwierig empfunden haben, war die effektive Bewältigung von Problemen. Den meisten reichte schon das diffuse Gefühl aus, daß eine Situation «irgendwie unangenehm» ist, um innerlich in Panik auszubrechen. Alle Klarheit verschwindet in einem Nebel, wie eine Klientin es ausdrückte. Da die Situation nicht mehr in Ruhe betrachtet und beurteilt werden kann, ist die Reaktion meist entsprechend konfus und unangemessen.

Statt wahllos «irgendwie» zu reagieren oder einen Eßanfall zu starten, nehmen Sie sich in einer problematischen Situation Zeit und Ruhe, sich die folgenden Fragen zu beantworten:
- Wo genau liegt das Problem? (Was stimmt nicht?)
- Was ist mein Ziel? (Was möchte ich erreichen?)
- Wie kann ich mein Ziel erreichen? (Was muß ich konkret tun, um die Situation wunschgemäß zu verändern?)

Sie werden jetzt vielleicht denken: «Das alles ist leicht gesagt. Wie soll ich denn in einer schwierigen Situation noch die Nerven haben, mir all diese Fragen zu stellen?»

Sie haben recht: Zunächst ist bzw. erscheint dies fast unmöglich. Doch wie alle Verhaltensweisen kann und muß man auch den effektiven Umgang mit Problemen üben. Dabei gehen Sie am besten so vor: Suchen Sie sich erst einmal Problemsituationen heraus, die immer wiederkehren. Diese können Sie dann in einer ruhigen Stunde bearbeiten und durchdenken. Die Lösungen, die Sie sich dabei überlegen, werden bei der nächsten Gelegenheit ausprobiert. Je nach dem Ergebnis dieses Probelaufes kann der Lösungsweg immer wieder verändert werden, bis er zu dem von Ihnen gewünschten Ziel führt. Sie lernen also ständig aus Ihren Erfahrungen. Durch dieses Experimentieren mit Problemen und Lösungen werden Sie allmählich sicherer in der Erfassung und Beurteilung von problematischen Situationen. Diese zunehmende Sicherheit ermöglicht es Ihnen mit der Zeit, direkt in der Problemsituation, den Überblick zu behalten und angemessen zu reagieren zu können.

Übung: Probleme erkennen und lösen

Diese Übung soll als Anregung und Orientierungshilfe dienen, den Umgang mit Problemen zu üben. Sie brauchen dazu Ruhe, Zeit, Papier und einen Stift. Zum besseren Verständnis werden die einzelnen Übungsschritte an einem Beispiel erklärt.

1. Vergegenwärtigen Sie sich eine *Situation*, die Sie als problematisch empfunden und auf die Sie mit einem Eßanfall reagiert haben, weil Sie nicht anders damit umgehen konnten. Wählen Sie möglichst eine Situation, die häufiger vorkommt.

Beispiel:
Petra reagiert auf die häufigen abendlichen Anrufe ihrer Mutter meist mit einem Eßanfall. Sie empfindet diese Anrufe als Kontrolle, als Einmischung in ihr Leben und ist jedesmal sehr wütend und aufgeregt darüber, ohne sich aber wehren zu können. Sie möchte diesen Zustand verändern.

2. Was genau war das *Problem*? Schreiben Sie es möglichst in einem Satz auf.

Beispiel:
Als Problem gibt Petra an: «Ich fühle mich von meiner Mutter überwacht.»

3. Was war Ihr *Ziel* in dieser Situation? Fassen Sie auch das Ziel schriftlich möglichst kurz zusammen. Formulieren Sie es nicht global, sondern so *konkret* es geht. Drücken Sie es nicht negativ aus, sondern *positiv*.

Beispiel:
Als Ziel nennt Petra: «Meine Mutter soll sich nicht mehr in mein Leben einmischen.» Da dieses Ziel recht global ist, bitte ich sie, ein konkreteres Ziel auszusuchen, das sich direkt auf das Problem, also die Telefonkontakte mit der Mutter be-

zieht. Petra formuliert: «Ich will nicht, daß Mutter mich so oft anruft.» Da dies ein negatives Ziel ist, soll Petra es positiv umformulieren. Sie schreibt: «Ich möchte, daß Mutter mich seltener anruft.»

4. Wenn das Problem und auch das Ziel klar umrissen sind, geht es darum, geeignete *Strategien zur Zielerreichung* zu finden. Sammeln Sie erst einmal alle möglichen *Ideen* dazu, die Ihnen in den Kopf kommen, auch wenn sie ziemlich verrückt erscheinen. Bewerten Sie zunächst nicht, schreiben Sie all diese Einfälle einfach auf.

Beispiel:
Petra sammelt Ideen zur Zielerreichung: «Ich knalle beim nächsten Anruf von Mutter einfach den Hörer wieder auf die Gabel»; «Ich schaffe mir einen Anrufbeantworter an»; «Ich sage Mutter, daß ich sie nie mehr sprechen will»; «Ich gehe einfach abends nicht mehr ans Telefon»; «Ich melde mein Telefon ab.»

5. Wenn Ihnen nichts mehr einfällt, können Sie beginnen, die aufgeschriebenen *Ideen* zu *überprüfen*. Welche eignet sich wirklich für die Problembewältigung? Mit welchem Verhalten könnten Sie Ihr Ziel realistisch erreichen? Welche Vorschläge lassen sich noch verbessern? Können einzelne Ideen miteinander kombiniert werden? Sondern Sie die Lösungswege aus, die auf keinen Fall in Frage kommen.

Beispiel:
Nachdem Petra alle Ideen auf ihre Anwendbarkeit überprüft hat, bleiben nur zwei Möglichkeiten über: «Ich gehe abends nicht ans Telefon», und zweitens: «Ich sage Mutter, sie soll mich nie mehr anrufen.» Diesen Vorschlag findet Petra dann doch zu brutal und ändert ihn um in: «Ich sage Mutter, sie soll mich seltener anrufen.»

6. Schreiben Sie die Vorschläge, die übriggeblieben sind, untereinander. Überlegen Sie: Welche längerfristigen *Folgen* würde jede einzelne dieser Verhaltensweisen für Sie und für andere haben? Schreiben Sie Ihre Vermutungen neben jeden Vorschlag. Dabei ist es wichtig, daß Sie noch einmal überprüfen, ob die vermuteten Konsequenzen tatsächlich eintreten würden oder eher unwahrscheinlich sind. Unwahrscheinliche Folgen werden gestrichen. Übrig bleiben also nur wenige geeignete Vorschläge (vielleicht nur einer) mitsamt ihren Folgen. Vielleicht ist bereits klar, welcher der Vorschläge der erfolgversprechendste ist. Möglicherweise erscheinen aber auch mehrere Vorgehensweisen geeignet.

Beispiel:

Petra vermutet folgende Konsequenzen für den Vorschlag «Ich gehe abends nicht mehr ans Telefon»: «Mutter kann mich nicht mehr erreichen. Sie wird ihre Anrufversuche einstellen. Ich werde mich frei und unabhängig fühlen.»

Als Petra die aufgezählten Folgen auf ihre Wahrscheinlichkeit überprüft, merkt sie, daß die Annahme, ihre Mutter würde die Anrufversuche einstellen, wenn Petra nicht mehr ans Telefon geht, sehr unwahrscheinlich ist. Sie wird daher gestrichen und durch eine realistischere ersetzt: Wahrscheinlicher wäre, daß die Mutter sich Sorgen machen würde und noch häufiger und zu allen möglichen Tageszeiten bei Petra anrufen würde. Folge dieser Strategie wäre also eher eine Verschlimmerung des Problems. Weiter stellt Petra fest, daß sie sich wohl nur kurzfristig befreit fühlen würde, wenn sie abends nicht ans Telefon ginge, denn auch ihre Bekannten und Freundinnen könnten sie nicht mehr erreichen. Da Petra Probleme hat, von sich aus Kontakt aufzunehmen, ist es wichtig für sie, erreichbar zu bleiben, um Verabredungen treffen zu können und ihre Isolation zu überwinden. Da dieser Vorschlag der Realitätsüberprüfung nicht standgehalten hat, wird er als ungeeignet verworfen.

Übrig bleibt der Vorschlag: «Ich sage Mutter, sie soll mich seltener anrufen.» Vermutete Konsequenzen: «Mutter wird tödlich beleidigt sein und jeden Kontakt zu mir abbrechen

Ich werde völlig allein dastehen und schließlich vereinsamen.»

Überprüfung: Die Annahme, daß die Mutter auf Petras Bitte beleidigt reagieren würde, hält Petra für sehr wahrscheinlich. Die Befürchtung des Kontaktabbruches und der folgenden Vereinsamung beurteilt Petra nach einigem Überlegen als eher unwahrscheinlich. Zum einen liebt Petras Mutter ihre Tochter, und der Kontakt zu ihr ist ihr sehr wichtig, und zum anderen hat Petra mittlerweile an ihrem Studienort einen festen Freund, eine enge Freundin und einige Bekannte, so daß sie (selbst wenn die Mutter den Kontakt abbräche) nicht vereinsamen würde. Diese Folgen werden also gestrichen und durch realistischere ersetzt. Petra nimmt an, daß es wahrscheinlicher ist, daß ihre Mutter zu weinen beginnen wird, wenn Petra sie um seltenere Anrufe bittet, und daß die Mutter möchte, daß Petra ihr die Gründe für diese Bitte erklärt. Als langfristige Folge dieser Problemlösestrategie nimmt Petra an, daß sie und ihre Mutter in Zukunft offener über ihre Wünsche und Gefühle sprechen werden. Als geeignete Problemlösestrategie hat sich für Petra also der Vorschlag «Ich sage Mutter, daß sie mich seltener anrufen soll» herauskristallisiert.

7. Beginnen Sie nun damit, die *Anwendung* des erarbeiteten Problemlöseverhaltens zu *üben*, indem Sie es bei nächster Gelegenheit einsetzen. Vielleicht stellen Sie beim ersten Anwenden fest, daß Ihre Strategie noch verbesserungswürdig ist. Seien Sie nicht enttäuscht und geben Sie nicht auf, sondern nehmen Sie sich Zeit und die Freiheit, *auszuprobieren* und zu *experimentieren*. Diese Übung ist eine hervorragende Möglichkeit, sich selbst, die eigenen Wünsche, Ziele und Ängste besser kennenzulernen.

Beispiel:

Zwar traut Petra sich noch nicht gleich beim ersten Telefonat mit der Mutter, ihre Bitte zu äußern, aber beim zweiten Anruf nimmt sie allen Mut zusammen und formuliert ihre Forderung. Die Mutter reagiert tatsächlich zunächst sehr beleidigt, möchte dann aber, daß Petra ihr die Gründe erklärt. Petra und ihre Mutter sind beide nach diesem Telefonat sehr aufgewühlt. Die Mutter ruft daraufhin eine Woche lang nicht mehr bei ihr an, was Petra sehr verunsichert. Schließlich meldet sich die Mutter dann doch. Bei dem folgenden Gespräch gehen beide sehr vorsichtig miteinander um, Petra bleibt jedoch konsequent bei ihrem Wunsch, den Kontakt zu ihrer Mutter zu reduzieren. Nach und nach schaffen es die beiden, offener über ihre Beziehung zu sprechen. Sie vereinbaren gemeinsam, daß die Mutter künftig nur noch einmal in der Woche anrufen wird.

Fordern und Ablehnen

Ein übliches Problem bei Eß-/Brechsüchtigen ist die Angst und Unfähigkeit, die eigene Meinung durchzusetzen. Sie haben meist große Schwierigkeiten, selbst Forderungen zu stellen oder Wünsche, Forderungen, Angebote anderer abzulehnen.

Basis dieser Angst ist das geringe Selbstwertgefühl, das sich meist in der Auffassung äußert, gar kein Recht auf eine eigene Meinung zu haben, nicht *nein* sagen zu dürfen, wenn jemand anderes etwas verlangt, sich zur Verfügung stellen zu müssen. Viele Bulimikerinnen grenzen sich daher nur sehr indirekt ab, indem sie sich zum Beispiel zurückziehen bzw. entziehen, schwindeln oder lügen, unerwünschte Verabredungen zuerst lächelnd annehmen und dann später einfach nicht einhalten. Die daraus entstehenden Konflikte, die Verzweiflung und die Schuldgefühle über ihr unsicheres und unzuverlässiges Verhalten bekämpfen sie meist mit Eßanfällen. Bei vielen hat das Erbrechen (neben seiner Aufgabe als Gewichtskontrollmethode) die Funktion einer symbolischen Ablehnung, quasi stellvertretend für das nicht gesagte *Nein*.

Ebenso starke Zweifel haben Eß-/Brechsüchtige, wenn es darum geht, Wünsche zu äußern oder Forderungen zu stellen. Sie passen sich eher den Vorstellungen und Meinungen ihres Gesprächspartners an und hoffen insgeheim, daß dieser schon irgendwie merken wird, was sie *eigentlich* wollen. Sie gehen leider oft davon aus, daß der andere hellsehen kann und sich außerdem genauso selbstlos zur Verfügung stellt wie sie selbst. Entsprechend groß ist ihre Enttäuschung, wenn dem nicht so ist. Sie empfinden die anderen als «unsensibel» und leiden unter dem Eindruck, ständig zu kurz zu kommen. Die daraus entstehenden Gefühle von Frustration, Ärger und Wut werden häufig durch Eß-/Brechanfälle abreagiert, da Bulimikerinnen sich nicht trauen, ihren Ärger im Gespräch mit der betreffenden Person zu äußern.

Die Verbesserung des eigenen Selbstwertgefühls ist eine tiefgehende und langwierige Arbeit, die meiner Ansicht nach im Rahmen einer Psychotherapie erledigt werden sollte. Denn diese bietet den geschützten Rahmen, der unbedingt notwendig ist, um den eigenen Unsicherheiten begegnen und auf den Grund gehen zu können.

An dieser Stelle sollen die folgenden Selbstsicherheitsübungen zum Ausprobieren genannt werden. Mit Ihrer Hilfe können Sie feststellen, wie schwer oder auch wie leicht es Ihnen fällt, die eigene Meinung auf höfliche, aber selbstsichere Weise durchzusetzen:

Übung: Ablehnen

Versuchen Sie, eine ablehnende Antwort auf ein Angebot so zu formulieren, daß sie sich aus zwei Satzelementen zusammensetzt, deren Inhalt sich schlagwortartig beschreiben läßt mit:

Ja zur Person, nein zur Sache.

Beispiel:
Ich finde dein Angebot sehr nett, *aber* ich möchte dich heute nicht besuchen.

Wenn man also eine Forderung oder ähnliches ablehnen möchte, drückt man zunächst Verständnis und Wertschätzung für die andere Person aus («Ich finde dein Angebot sehr nett»), um erst danach die Ablehnung der Forderung («...aber ich möchte dich heute nicht besuchen») zu formulieren. Dieses Vorgehen macht es den Fragenden erfahrungsgemäß leichter, die Ablehnung anzunehmen, da sie oder er sich trotzdem wertgeschätzt fühlt. Und die

Antwortenden finden es einfacher, die Ablehnung auszusprechen, weil die Gefahr, den anderen mit der Absage zu verletzen, geringer ist.

Weitere Beispiele:
- Ich kann gut verstehen, daß du dich auf den heutigen Kinoabend mit mir gefreut hast, aber ich habe heute Kopfschmerzen.
- Ich mag dich wirklich sehr gern, aber ich möchte im Moment keine feste Beziehung.
- Ich freue mich über deinen Anruf, aber ich habe jetzt keine Zeit zu sprechen.

Übung: Das Recht auf den eigenen Standpunkt vertreten

Rechtfertigen Sie sich nicht ständig für Ihre Entscheidungen!
Sie haben ein Recht auf einen eigenen Standpunkt, ohne sich dafür rechtfertigen zu müssen. Auf die eben genannten Beispiele bezogen heißt das: Sie müssen nicht begründen, *warum* Sie gerade keine Zeit, keine Lust etc. haben. Sie können frei wählen, ob Sie eine Begründung nennen wollen oder nicht. Rechtfertigungen bauen bei Ihnen Schuldgefühle auf und bieten Ihrem Gegenüber zusätzliche Angriffspunkte. Der oder die andere spürt Ihre Unsicherheit und «wittert» eine Chance, seine bzw. ihre Forderung doch noch durchzusetzen, womit er oder sie ja auch leider oft recht hat.

Übung: Der Ton macht die Musik

Sprechen Sie den Punkt am Satzende mit (in Gedanken)!
Achten Sie auf Ihre Satzmelodie, wenn Sie sich durchsetzen möchten. Besonders Frauen machen immer wieder den Fehler, am Satzende den Tonfall leicht anzuheben, was selbst die selbstbewußteste Aussage wie eine unsichere Frage klingen läßt.

Sprechen Sie den Satz «Ich bin eine selbstsichere Frau» einmal laut aus, indem Sie den Punkt am Satzende mitsprechen, ohne die Stimme zu heben. Dann sagen Sie den Satz und heben dabei am Ende leicht den Tonfall. Sie werden sofort den Unterschied in der Aussagekraft spüren.

Übung: Blickkontakt halten

Halten Sie Blickkontakt mit Ihrem Gegenüber!
Probieren Sie aus, Ihrem Gesprächspartner fest und offen in die Augen zu sehen. Das Vermeiden des Blickkontaktes oder ständiges Auf-den-Boden-Sehen wirkt schuldbewußt. Ihr Gegenüber bekommt dann das Gefühl, daß Sie unaufrichtig sind und etwas zu verbergen haben.

Übung: Die richtige Körperhaltung

Lassen Sie Ihren Körper Selbstbewußtsein ausstrahlen!
Auch die Körperhaltung vermittelt wichtige Botschaften an Ihr Gegenüber. Wer mit hängenden Schultern dasteht und dabei nervös am Pulloverärmel herumnestelt, wirkt nicht gerade selbstbewußt. Bemühen Sie sich daher um eine aufrechte Haltung, und stellen Sie beide Füße fest auf den Boden. Sorgen Sie also für einen sicheren Stand. So können Sie den von Ihnen vertretenen inhaltlichen Standpunkt durch körperliche Standfestigkeit stützen bzw. unterstreichen.

Positiv und ganzheitlich denken

Eß-/Brechsüchtige haben meist eine sehr negative Sicht von sich selbst, von anderen Menschen und der Welt überhaupt. Ihre Grundstimmung ist also eher depressiv. Jeder Mensch hält ständig innere Zwiesprache mit sich selbst. Die Monologe Eß-/Brechsüchtiger sind fast ausschließlich negativen Inhalts. Der Denkstil bulimischer Personen fällt durch folgende Merkmale auf:

Fixierung auf negative Erfahrungen:

Das Denken und Erleben orientiert sich maßgeblich an unangenehmen Erlebnissen. Es werden stets «gezielt» nur die negativen Anteile einer Situation wahrgenommen. Positive Ereignisse werden außer acht gelassen bzw. sofort wieder «vergessen». So wird eine bulimische Person ein halb gefülltes Glas Wasser eher als «schon halb leer» betrachten, während jemand mit positivem Denkstil es als «noch halb voll» wahrnehmen würde. Die Fixierung auf negative Wahrnehmungen ist gefährlich, weil man auch an neue Aufgaben mit einer negativen Erwartungshaltung herangeht («Es wird sowieso nicht klappen»). Das Denken hat einen großen Einfluß auf das Verhalten. Entsprechend ist die Wahrscheinlichkeit hoch, daß man sich dann tatsächlich unsicher und ungeschickt verhält, so daß die eigene Prophezeiung sich erfüllt. So handelt man sich ein Mißerfolgserlebnis nach dem anderen ein und schafft sich damit fatalerweise selbst die Bestätigung für die eigene Unfähigkeit.

Globalisierungen:

Aufgrund einzelner negativer Erfahrungen und Wahrnehmungen werden vernichtende Pauschalurteile gefällt. Es werden häufig Wörter wie «nie, immer, alle, keiner, alles, nichts etc.» benutzt. So wird aus: «Elvira mag mich nicht» sofort «Keiner mag mich». Statt «Ich finde meine Beine zu dick» wird gedacht «Ich bin häßlich». Aus «Mein Fahrradreifen ist heute geplatzt» wird gleich «Alles geht schief».

Schwarzweiß-Denken:

Dieser Denkstil wird auch «Alles-oder-nichts-Denken» genannt. Gedanken und Ereignisse werden sehr undifferenziert wahrgenommen und beurteilt. Es gelten so grobe Kategorien wie entweder «gut oder schlecht», «alles oder nichts», «immer oder nie». Feinabstufungen zwischen diesen Extremen scheinen nicht zur Verfügung zu stehen. Es wird viel mit den obengenannten Pauschalisierungen argumentiert; Differenzierungen wie «manchmal, etwas, ab und zu etc.» kommen kaum vor. Zum Beispiel: «Weil ich ein Stück Kuchen gegessen habe, ist meine ganze Diät im Eimer» oder «Mit 49 kg fühle ich mich schlank, aber mit 50 kg sehe ich aus wie eine dicke Tonne».

Die Lernaufgabe ist hier, den negativen und einseitigen Denkstil Schritt für Schritt durch einen positiven und ganzheitlichen zu ersetzen. Das heißt zu lernen, den eigenen Blickwinkel zu erweitern und neben den negativen auch die positiven Anteile einer Situation wahrzunehmen. Damit keine Mißverständnisse entstehen: Es soll keine naive Friede-Freude-Eicherkuchen-Haltung eingenommen werden. Das würde ja bedeuten, den gleichen Fehler mit vertauschtem Vorzeichen zu wiederholen, indem die Fixierung auf negative Wahrnehmungen durch eine Fixierung auf ausschließlich positive Aspekte ersetzt wird. Statt dessen geht es konkret darum, sich klarzumachen, daß jedes Ding zwei Seiten, also Vor- *und* Nachteile hat, daß das Leben nicht nur aus Fehlermöglichkeiten, Risiken und Gefahren besteht, sondern auch Chancen und Erfolgsmöglichkeiten bereithält. Zu einer ganzheitlichen Sichtweise gehört auch, sich positive Erfahrungen, die man bereits früher gemacht hat, bewußt ins Gedächtnis zu rufen, auch wenn sie vielleicht schon Jahre zurückliegen. Diese Ressourcen kann man dann als Kraftquellen in der Gegenwart einsetzen. So wird die einseitige Sichtweise von der Welt mit den dazugehörigen Globalisierungen und dem Schwarzweiß-Denken gewissermaßen verfeinert.

Die ganzheitliche Sichtweise ermöglicht es, ein vollständiges Bild einer Situation wahrzunehmen. So wird man in die Lage versetzt, sowohl die Situation als auch den eigenen Standpunkt realistischer beurteilen und angemessener handeln zu können.

Nachfolgend werden Übungen zur Veränderung des Denkstiles als Anregung zum Ausprobieren vorgestellt:

Übung: Positive Selbstgespräche führen

Hier geht es darum, die negativ getönten oder unangemessenen Selbstgespräche, die Sie führen, herauszufinden, aufzuschreiben und durch angemessenere bzw. positive Gedanken zu ersetzen, die Ihnen Mut machen und Sie nicht noch mehr deprimieren.

Beispiel 1:
Negatives Selbstgespräch: «Wenn ich mein Eßverhalten nicht unter Kontrolle habe, bin ich nichts wert.»
(Bemühen Sie sich, realistisch zu sein: Hängt der Wert eines Menschen wirklich nur von seinem Eßverhalten ab? Ist am Eßverhalten abzulesen, ob jemand «gut» oder «schlecht» ist?)
Angemesseneres Selbstgespräch: «Mein Wert als Mensch hängt nicht von meinem Eßverhalten ab.»

Beispiel 2:
Negatives Selbstgespräch: «Ich kann mich einfach nie beherrschen.»
(Stimmt das? Sind Sie tatsächlich immer unbeherrscht? Gibt es keine Situationen, in denen Sie Beherrschung gezeigt haben?)
Angemesseneres Selbstgespräch: Selbstverständlich kann ich mich beherrschen. Ich kontrolliere mich im Gegenteil viel zu sehr.»

Übung: Auch das Positive sehen

Auch hier geht es wieder darum, möglichst genau hinzugucken, nicht nur die negativen Aspekte einer Situation zu sehen, sondern auch die positiven. Wählen Sie dazu eine Situation aus, die Ihnen noch gut in Erinnerung ist und die bei Ihnen Versagensgefühle und Niedergeschlagenheit ausgelöst hat. Notieren Sie Ihre Gedanken bzw. das innere Zwiegespräch, das Sie in oder nach dieser Situation mit sich selbst geführt haben. Nehmen Sie sich Zeit und Ruhe dazu. Ergänzen Sie die negativen Gedanken in bezug auf das gewählte Ereignis durch positive, und schreiben Sie auch diese auf. Achten Sie bei Ihren Nachforschungen und Neuformulierungen besonders auf Pauschalisierungen wie *nie, immer, alle, keiner, alles, nichts*. Sie sind meist ein zuverlässiger Hinweis auf eine verzerrte Wahrnehmung und treffen nur selten wirklich zu. Probieren Sie aus, diese Totschlagsargumente zu ersetzen durch moderatere Ausdrücke wie *selten, manchmal, oft, häufig, einige, wenige, vieles, etwas* etc. Bemühen Sie sich, auf diese Weise der Realität so nahe wie möglich zu kommen.

Beispiel 1: Vor- und Nachteile sehen
Einseitig negative Sichtweise: «Wenn ich den neuen Job annehme, wird alles grauenhaft werden. Ich weiß jetzt schon genau, daß ich vermutlich bald gefeuert werde, weil ich alles falsch mache.»
(Stimmt das? Werden Sie wirklich absolut *alles* falsch machen? Gibt es *nichts*, das Sie an dem neuen Job reizt? Welche Qualitäten bringen Sie in den neuen Job mit?)
Ganzheitliche Sichtweise: «Wenn ich den neuen Job annehme, wird es sicher Anfangsschwierigkeiten geben. Aber das ist normal und würde jedem so gehen. Außerdem bringe ich einiges an Erfahrungen und Organisationstalent mit. Eigentlich finde ich die neue Aufgabe ganz reizvoll, weil ich viel Neues lernen werde, auch wenn es nicht immer auf Anhieb klappt.»

Beispiel 2: Kraftquellen erforschen
Einseitig negative Sichtweise: «Ich brauche gar nicht versuchen, mich durchzusetzen, das konnte ich noch nie.»
(Ist das realistisch? Gab es noch nie Situationen, in denen Sie Ihre Meinung durchsetzen konnten? Gehen Sie bei der Suche ruhig um Monate oder auch Jahre zurück.)
Ganzheitliche Sichtweise: «Es stimmt zwar, daß ich oft Schwierigkeiten habe, mich durchzusetzen. Aber wenn ich genau überlege, gab es doch schon ab und an Situationen, in denen ich es doch geschafft habe, und zwar

Situation A: _____

Situation B: _____, »

Nobody is perfect

Bulimische Frauen beurteilen sich selbst, ihr Aussehen und ihre Leistungen überstreng und gehen hart mit sich ins Gericht. Das oben beschriebene Alles-oder-nichts-Denken bestimmt auch hier die Einschätzungen der Betreffenden: Sie empfinden sich entweder als superschlank oder grauenhaft fett, perfekt oder als völlige Versagerinnen, Zwischentöne gibt es in diesem Beurteilungssystem nicht. Die Ansprüche sind superhoch – wohlgemerkt nur die Anforderungen, die die Betreffende an sich selbst stellt, bei anderen ist sie diesbezüglich meist übermäßig großzügig und läßt sich viel bieten. Wenn die Ansprüche erfüllt sind, ist die Betreffende nicht etwa zufrieden und genießt das Erreichte, sondern sie schraubt die Anforderungen gleich noch ein wenig höher und bemüht sich sehr, auch das neue Ziel zu erreichen. Eine meiner Klientinnen verglich sich einmal mit einem Hamster im Laufrad: Er läuft und läuft und kommt doch nie ans Ziel. Der Wunsch, perfekt zu sein, zieht sich wie ein roter Faden durch alle Lebensbereiche: Alles Streben scheint darauf gerichtet, die perfekte Tochter, Schülerin, Partnerin, Gastgeberin, Sportlerin, Freundin zu sein mit einem perfekten Aussehen, einem perfekten Gesicht und einem perfekten Lächeln.

Wie im vorangegangenen Kapitel geht es auch bei der Veränderung des Perfektionsdranges darum, positiv und ganzheitlich zu denken, die Mitte zwischen den Extremen zu finden. Auf eigene Faust mit diesem Perfektionismus fertig zu werden ist zwar nicht hoffnungslos, aber doch aus folgenden Gründen ausgesprochen schwierig:

1. Üblicherweise sind die Betreffenden so in ihrem Denksystem gefangen, daß sie ihren Perfektionsdrang selbst gar nicht wahrnehmen. Sie registrieren nur, daß sie «irgendwie» nie so richtig zufrieden sind und unter einem ständigen Versagergefühl leiden,

können sich aber meistens nicht erklären, warum das so ist. Es ist Aufgabe einer Psychotherapie, hier zu helfen, die ungünstige eigene Denkweise zu bemerken und eine allmähliche Veränderung zu unterstützen.

2. Falls die Betreffenden doch erkennen, daß ihre Leistungsansprüche zu hoch sind, und diese im Alleingang verändern wollen, gehen sie mit genau diesen überhöhten Ansprüchen an dieses Vorhaben heran. Sie versuchen quasi «den Teufel mit dem Beelzebub auszutreiben». Mit Vorsätzen wie «Ab sofort muß alles anders werden» setzen sie sich selbst extrem unter Druck. Wenn dann ihr Vorhaben nicht auf Anhieb klappt (was wahrscheinlich ist), schlägt meist der Veränderungselan um in depressive Verstimmungen, Selbstzweifel und die altbekannten Versagensgefühle.

Das innere Gesetzbuch

Jeder Mensch hat eine bestimmte Art, sein Leben zu organisieren und Erfahrungen einzuordnen. Auf welche Weise dies geschieht, ist sozusagen in einem *inneren Gesetzbuch* festgelegt, das all die Normen und Werte, Pflichten und Rechte, Regeln und Verbote enthält, die die Person für wichtig erachtet. Da jeder Mensch ein ganz persönliches Gesetzbuch hat, unterscheiden sich die einzelnen Lebensordnungen zum Teil erheblich.

Personen, die das Leben locker angehen und mit sich selbst großzügig sind, haben nicht so strenge Regeln. In ihren Gesetzbüchern findet man häufig Sätze, die mit «Du darfst» oder «Du kannst» beginnen.

Andere Menschen sind wesentlich härter zu sich. Für sie besteht das Leben maßgeblich aus Leistungen, Pflichten und Verboten. Diese Gesetzbücher erkennt man daran, daß sie hauptsächlich aus Sätzen bestehen, die mit «Du solltest» und «Du mußt» anfangen.

Vielleicht möchten Sie einmal probieren, Ihr eigenes «inneres Gesetzbuch» zu erforschen. Möglicherweise entdecken Sie Gesetze, nach denen Sie Ihr Leben ausrichten, die Ihnen vorher gar nicht bewußt waren. Nehmen Sie sich Zeit und Ruhe, ein leeres Heft und etwas zum Schreiben.

Zunächst geht es darum, die allgemeinen Gesetze herauszufinden, die Sie für Ihr Leben als besonders maßgeblich empfinden. Solche Gesetze können Gefühle, Gedanken und Verhalten umfassen, zum Beispiel:

- «Ich muß immer glücklich sein»;
- «Ich muß immer lieb sein»;
- «Alles, was ich anfange, muß mir gelingen»;
- «Ich darf nie aufgeben»;
- «Wer rastet, der rostet»;
- «Wer sich ausruht, stiehlt dem Herrgott den Tag».

Manchmal ist es hilfreich, das Gesetzbuch in unterschiedliche Lebensbereiche einzuteilen, um den Gesetzen auf die Spur zu kommen. Solche Bereiche sind zum Beispiel:

- Essen («Süßigkeiten sind absolut verboten»; «Nach 19 Uhr darf ich nichts mehr essen»);
- Freundschaften («Ich muß immer Zeit für meine Freunde haben»);
- Familie («Man sollte nie Geheimnisse voreinander haben»);
- Partnerschaft («In einer Partnerschaft sollte es nie Streit geben»);
- Aussehen und Figur («Ich muß immer wie aus dem Ei gepellt aussehen»; «Ich sollte nicht mehr als 50 kg wiegen»);
- Arbeit («Jede Arbeit, die ich beginne, muß ich auch zu Ende bringen»);
- Ausbildung («Ich muß überall glatt eins stehen»);
- Sport («Ich sollte mindestens dreimal wöchentlich trainieren») etc.

Wenn Sie Ihr Gesetzbuch nun mehr oder weniger vollständig aufgeschrieben haben, können Sie damit beginnen, die einzelnen Gesetze unter die Lupe zu nehmen:

Übung: Die inneren Gesetze überprüfen

Überprüfen Sie die *Strenge* und die *Realitätsnähe* jedes Gesetzes. Menschen, die zum Perfektionismus neigen, stellen extreme Anforderungen an sich selbst und setzen sich so unter Druck. Sie benutzen häufig Wörter wie «immer, nie, alles, nichts, alle, keiner»; die einzelnen Gesetze beginnen oft mit «Ich sollte» oder «Ich muß». Diese Formulierungen sind ein deutliches Zeichen für überhöhte Ansprüche, die im Grunde unmenschlich sind, weil sie keine Ausnahmen und Schwächen gelten lassen. Sie entmutigen und deprimieren die betreffende Person eher, als daß sie eine gesunde Richtlinie für das tägliche Leben bieten. Schauen Sie ehrlich und sorgfältig hin, wenn Sie Ihre Gesetzesformulierungen überprüfen, ob sie realistisch sind. Ist es zum Beispiel wirklich wünschenswert, *immer* nett zu sein oder *nie* zu streiten?

Haben Sie die Überprüfung beendet? Falls Sie viele der «kritischen» Wörter entdecken konnten und festgestellt haben, daß Sie zum Perfektionismus neigen, dann können Sie nun beginnen zu experimentieren, indem Sie die Gesetzesformulierungen leicht verändern. Schreiben Sie die «Neuentwürfe» jeweils unter den alten Text. Ersetzen Sie beispielsweise «immer» durch «oft»; «nie» durch «selten»; «alles» durch «vieles»; «nichts» durch «wenig»; «alle» durch «die meisten»; «keiner» durch «wenige» etc. Probieren Sie außerdem aus, «Ich-sollte-Sätze» und «Ich-muß-Sätze» umzuformulieren in «Ich-fände-es-gut-wenn-Sätze» etc. So wird zum Beispiel aus dem Gesetz «Jede Arbeit, die ich beginne, muß ich auch zu Ende bringen» die Empfehlung «Ich fände es gut, wenn ich die meisten Arbeiten, die ich beginne, auch zu Ende bringen würde».

Lesen Sie sich die alte und die neue Formulierung jedes Gesetzes laut vor, und beobachten Sie, welche unterschiedlichen Wirkungen die Texte jeweils auf Sie haben. Finden Sie die Neuformulierung eher beängstigend und verunsichernd oder befreiend und entspannend oder vielleicht beides gleichzeitig? Was genau verunsichert Sie? Was genau empfinden Sie als befreiend?

Falls Sie beschlossen haben, sich in Zukunft etwas netter und großzügiger zu behandeln und Ihre Ansprüche an sich selbst zu senken, dann beherzigen Sie bitte das folgende Vorgehen:

- Setzen Sie sich *erreichbare Ziele*, das heißt, vermeiden Sie perfektionistische Anforderungen wie «immer, nie, alles, nichts, alle, keiner», bei denen Mißerfolge schon vorprogrammiert sind.
- Bemühen Sie sich darum, die *Anforderungen an sich selbst realistisch* zu gestalten. Schauen Sie sich in der Welt, bei Freunden und Bekannten um. Welche Ansprüche sind in den verschiedenen Lebensbereichen «normal»? Wo ist nach Ihren bisherigen Erfahrungen Ihre realistische obere Leistungsgrenze?
- Gehen Sie *langsam* und Schritt für Schritt voran. Nehmen Sie sich nicht vor, «ab jetzt alles anders zu machen», sondern verändern sie immer nur ein Gesetz und einen Lebensbereich auf einmal.
- Geben Sie sich Zeit zur *Umstellung*. Sie haben jetzt vielleicht schon viele Jahre nach den alten Gesetzen gelebt. Eine Veränderung kommt nicht über Nacht, es braucht eine Weile, sich umzugewöhnen.
- Geben Sie sich die Erlaubnis, zu *experimentieren*, zu probieren und neue Lösungen zu entwickeln. Es erwartet niemand von Ihnen, auf Anhieb die optimale Lösung zu finden.
- Gehen Sie *liebevoll* mit sich um, wenn etwas mal nicht so klappt, wie Sie es sich vorgenommen haben. Trösten Sie sich, anstatt sich zu bestrafen. Nutzen Sie Fehler, um daraus zu lernen.

Es wäre schön, wenn Sie diese Regeln mit in Ihr persönliches Gesetzbuch aufnehmen könnten:

1. Ich habe das Recht, Fehler zu machen.
2. Ich habe das Recht auf Schwächen.
3. Ich habe das Recht, eine selbstgestellte Aufgabe mittendrin abzubrechen, wenn ich merke, daß sie zu schwer für mich ist.

Für sich sorgen

In diesem Buch ist häufig die Rede davon, daß Sie lernen sollen, für sich zu sorgen, sich etwas Gutes zu tun, sich zu entspannen. Ich habe schon häufig erlebt, daß Eß-/Brechsüchtige gerade bei diesem Thema völlig verunsichert sind und sich durch diese Aufforderung heillos überfordert fühlen. Sie sind der Ansicht, sich durch die Eßanfälle sowieso schon übermäßig viel zu gönnen und daß sie eher lernen sollten, sich nicht so zu verwöhnen. Viele meinen, sich selbst etwas zu gönnen sei «selbstsüchtig» – und damit streng verboten. Denn für die meisten Bulimikerinnen gehören unbedingte Selbstlosigkeit und Opferbereitschaft zu den wichtigsten Lebensregeln. Entsprechend sind Sie auffallend aufmerksam und hilfsbereit, lesen anderen jeden Wunsch von den Augen ab. Sie machen oft Geschenke, fertigen kleine, liebevolle Überraschungen an. So einfallsreich und bereitwillig sie anderen etwas Gutes tun, so schwer fällt es ihnen, sich selbst etwas zu gönnen. Es erscheint ihnen ganz selbstverständlich, daß andere verwöhnt werden dürfen. Von sich selbst glauben sie insgeheim, gar kein Recht auf etwas Schönes zu haben. Ihre einzige Entspannungs- und Erholungsmöglichkeit sehen sie in heimlichen Eßanfällen. Und diese können sie nicht genießen, weil sie sofort von Schuldgefühlen wegen ihrer vermeintlichen Selbstsüchtigkeit und Maßlosigkeit geplagt werden. Sie meinen, nichts Gutes zu verdienen, es nicht wert zu sein. Verantwortlich für diese Einstellung sind die tiefverwurzelten Minderwertigkeitsgefühle, unter denen Eßgestörte leiden.

Sich etwas zu gönnen ist ein gesundes Zeichen dafür, daß man sich selber mag, daß man sich schätzt und gut mit sich umgeht.

Es geht darum, wieder Vertrauen in die eigene Fähigkeit zu entwik-keln, gut für sich zu sorgen, anstatt sich zu schaden. Dieses Zu-trauen kann nur durch konkrete Erfahrungen entstehen. Aufgabe in der Therapie ist daher stets, Möglichkeiten zu erforschen und aus-zuprobieren, sich auf andere Weise als durch Essen zu entspannen und zu verwöhnen. Dies wird von fast allen Klientinnen als mühsam empfunden, denn es fällt ihnen schwer, den Ausdruck «für sich sor-gen» auf etwas anderes zu beziehen als auf Essen.

Ich habe für Sie eine Liste zusammengestellt mit Vorschlägen von Klientinnen, die überlegt haben, wie sie sich verwöhnen, entspan-nen, beruhigen können, um ihre Kraftreserven aufzutanken. Einige dieser Anregungen beziehen sich auf Situationen, die Sie sowohl alleine genießen können als auch mit jemandem zusammen. Über-prüfen Sie vorher jedoch unbedingt, welche Personen bzw. Kon-takte Ihnen guttun und welche eher unangenehme Gefühle in Ihnen auslösen. Letztere kommen als «Erholungspartner» nicht in Frage.

Vorschläge, wie Sie etwas Gutes für sich tun können:
- Musik hören;
- Zeitung lesen;
- Schwimmen gehen, in die Sauna gehen;
- Freundin/Freund anrufen;
- ins Kino gehen;
- sich auf eine Parkbank setzen;
- Besuch bei der Kosmetikerin, beim Friseur;
- es sich mit einem schönen Roman gemütlich machen;
- eine Gesichtsmaske machen;
- einen Brief schreiben;
- spazierengehen;
- tanzen;
- ein Schaumbad nehmen;
- eine Entspannungskassette hören;
- sich in ein Straßencafé setzen;
- sich eine nette Kleinigkeit kaufen.

Diese Liste enthält lediglich Vorschläge, die nicht für jede passend sind. Überlegen Sie: Was würde Ihnen guttun? Aber achten Sie darauf, daß Sie sich nicht beschwindeln und daß es sich wirklich um entspannende Tätigkeiten handelt, die Ihnen guttun. Widerstehen Sie der Versuchung, das Angenehme mit dem Nützlichen zu verbinden: Hören Sie also keine Entspannungskassette und bügeln dabei die Wäsche weg (es sei denn, Sie empfinden Bügeln als entspannend!), oder nutzen Sie die Aktivität «einen Brief schreiben» nicht dazu, das fällige Schreiben ans Finanzamt aufzusetzen. Wichtig ist außerdem, daß die gewählten Entspannungen nicht zu umständlich zu organisieren oder zu teuer sind. Denn viele haben Skrupel, Geld für sich auszugeben. Sie sind meist ziemlich verblüfft, wenn ich sie einmal überschlagen lasse, was ein Eß-/Brechanfall kostet, bei dem das Geld quasi in der Toilette verschwindet.

Wenn die Liste mit Erholungsmöglichkeiten erstellt ist, haben die meisten Klientinnen Schwierigkeiten, die aufgezählten Aktivitäten auch durchzuführen. Da sie sich so lange ausschließlich auf das «Geben» konzentriert und nur negative Erfahrungen registriert haben, fällt es Ihnen schwer, Gutes annehmen zu können. Im Rahmen der Therapie üben die Klientinnen, gezielt darauf zu achten, wie sie mit dem Thema «Gutes annehmen» im Alltag umgehen. Die meisten sind über das Ergebnis sehr verblüfft. Sie stellen fest, daß sie häufiger hilfreiche Angebote von anderen bekommen, als sie immer gedacht haben, diese aber nicht annehmen können.

Anette äußerte beispielsweise in fester Überzeugung: «Ich sehne mich so danach, daß jemand auch mal nett zu mir ist und mal an mich denkt, aber es gibt einfach niemanden, der so etwas für mich tun würde.» In der darauffolgenden Woche konnte sie aber etwas anderes beobachten. So reagierte sie auf das Angebot einer Freundin, sie an einem verregneten Tag mit dem Auto nach Hause zu fahren: «Nein, nein, laß nur, ich möchte mit dem Fahrrad fahren», obwohl ihr vor dem Regen grauste. Als sie hübsches Briefpapier geschenkt bekommt, findet sie es viel zu schade, es selbst zu benutzen, und schenkt es einer Freundin. Sie bemerkte überrascht, daß es durchaus Menschen gab, die nett zu ihr sein wollten, daß sie ihnen aber keine Möglichkeit dazu ließ.

Es braucht Zeit, zu lernen, auch Positives anzunehmen – aber es läßt sich (wieder) erlernen. Beherzigen Sie bitte:

> Es ist ein Grundrecht jedes Menschen, sich etwas gönnen zu dürfen. Das braucht man sich nicht extra zu verdienen.

Im Buch einer amerikanischen Kollegin habe ich eine nette Möglichkeit entdeckt, wie die Hemmungen der Frauen, sich Gutes zu tun, abgebaut werden können: Sie schlägt ihren Klientinnen vor, sich eine hübsche Schachtel zu besorgen und die einzelnen erholsamen Aktivitäten auf kleine Zettel zu schreiben, die dann zusammengefaltet in der Schachtel aufbewahrt werden. Jedesmal, wenn ein Eßanfall droht, nimmt die Betreffende einen Zettel aus der Schachtel. Statt zu essen, verwöhnt sie sich dann mit der gewählten Aktivität. Diese Übung macht den Frauen Spaß und hat sich – auch wegen des Überraschungseffekts – als recht wirkungsvoll erwiesen.

Sich mit dem Körper anfreunden

Eß-/Brechsüchtige haben ein ablehnendes und distanziertes Verhältnis zu ihrem Körper. Er wird als «fettes, aufgeschwemmtes Etwas» betrachtet und nicht als zur Person dazugehörig erlebt. Sie machen sich sehr viele Gedanken über ihre Figur und ihr Gewicht. Die bewußte Auseinandersetzung mit dem eigenen Körper macht ihnen jedoch angst und wird vermieden. So betrachten Bulimikerinnen ihren Körper so wenig wie möglich im Spiegel, tragen zu große, «figurüberspielende» Kleidung und vermeiden es, ihren Körper zu berühren.

Wie wenig sie ihren Körper (und damit sich selbst) kennen und verstehen, zeigt sich durch die Schwierigkeiten, die sie mit dem Erkennen und Beantworten von Körpersignalen haben. Innere Empfindungen wie Müdigkeit, Wärme, Kälte, Hunger, Durst und Sättigung werden nur sehr verschwommen als ein unklares Gefühl von Unbehagen wahrgenommen. Oft können sie Gefühle und Bedürfnisse, die von innen kommen, nicht von jenen unterscheiden, die von außen oder von jemand anders stammen. Wie unsicher die Betroffenen in bezug auf ihren Körper sind, zeigt sich beispielsweise darin, daß sich ihre Auffassung vom Körper nach einer Mahlzeit unrealistisch verändert: Waren sie vor dem Essen noch recht zufrieden mit ihrer Figur, so fühlen sie sich nachher plötzlich «fett und aufgedunsen», selbst wenn die Mahlzeit nur aus einem Stück Obst bestand. Da eine zuverlässige innere Richtlinie fehlt, scheint häufiges Wiegen für viele ein äußeres Maß darzustellen, um herauszufinden, wie sie ihren Körper empfinden. Die meisten bulimischen Personen betrachten die eigenen körperlichen Vorgänge als unberechenbar und verwirrend. Mit extremer Besorgnis wird jede körperliche Veränderung verfolgt und versucht, auftretende Körpersensationen zu beherrschen bzw. zu unterdrücken. Die ängstliche Wachsamkeit, die dies erfordert, läßt wenig Zeit für anderes. Die Beschäftigung mit Körper und Aussehen beherrscht das Fühlen, Denken und Handeln.

Die meisten entwerfen ständig neue Pläne, wie sie ihren Körper möglichst schnell so verändern können, daß er die gewünschte Form annimmt. Sie sind so beschäftigt, daß sie nicht dazu kommen, innezuhalten und nachzuschauen, was schon da ist. Sie kommen nicht auf die Idee, ihren Körper zu fragen: «Wie geht es dir jetzt?» oder «Was brauchst du jetzt?», ihren Körper wahrzunehmen, ihn zu spüren, ohne gleich eine Bewertung vorzunehmen. Das Körpergefühl hängt jedoch eng mit dem Selbstwertgefühl zusammen, und beide beeinflussen sich gegenseitig. Wer ein schlechtes Körpergefühl hat, wird Probleme haben, sich als Mensch anzunehmen.

Es geht also darum, ein gutes Verhältnis zum eigenen Körper zu schaffen und damit das Gefühl zu sich selbst zu verändern. Mit einem besseren Körpergefühl geht auch ein stärkeres Selbstbewußtsein einher. Dieses hilft wiederum, sich selbst besser so akzeptieren zu können, wie man ist.

Die Gründe für das mangelhafte Körpergefühl, das Eßgestörte

haben, liegen auf der Hand: Der Kontakt zum eigenen Körper, die realistische Einschätzung seiner Ausmaße und seiner Signale wurde entweder nie erlernt oder er wurde wieder «verlernt».

Der Verlust der inneren Stimme

Die Wurzeln eines unzureichend ausgebildeten Körperkontaktes liegen meist weit in der Vergangenheit, oft schon im frühen Säuglingsalter. Es ist möglich, daß es insofern Verständigungsschwierigkeiten zwischen Mutter und Kind gibt, daß die Mutter Probleme hat, die Äußerungen ihres Kindes zu verstehen. Dadurch kann es vorkommen, daß sie die Wünsche des Kindes falsch interpretiert und ihre Reaktion nicht auf das jeweilige kindliche Bedürfnis abgestimmt ist. Durch die falsche oder fehlende Widerspiegelung seiner Bedürfnisse kann das Kind nicht lernen, die Signale, die sein Körper gibt, richtig zu deuten und zu beantworten. Da es so nie die Erfahrung macht, seinen Körper als Teil seines Selbst betrachten zu können, empfindet das Kind den Körper und seine Botschaften als rätselhaft, unberechenbar und bedrohlich. Es hat nicht das Gefühl, der Körper zu *sein*, sondern es betrachtet ihn aus einer gewissen innerlichen *Distanz* heraus.

Nun gibt es viele, die in der beschriebenen Lebensphase ein intaktes Körpergefühl aufbauen konnten, die aber in den darauffolgenden Jahren den guten Kontakt zu ihrem Körper wieder verloren haben. Das kann beispielsweise passieren, indem einer Person beigebracht wird, ihr Körper sei nichts wert oder etwas «Schmutziges», das man besser ignoriert. Viele bulimische Frauen haben in ihrer Lebensgeschichte körperliche Übergriffe durch Schläge oder sexuellen Mißbrauch erlebt. Diese Erlebnisse haben ihren Kontakt zum eigenen Körper nachhaltig gestört. Denn für das lieblose und gewaltsame Umgehen mit ihrem Körper durch Erwachsene machen sie nicht die Täter verantwortlich. Statt dessen glauben sie, daß das geschehen konnte, weil sie selbst nicht «richtig» sind, weil etwas mit ihnen nicht stimmt. Sie glauben, eine sorgsame und liebevolle Behandlung nicht verdient zu haben, minderwertig zu sein. Sie geben den Kontakt zu ihrem Körper auf, um den Schmerz, die Trauer und die Verzweiflung über diese Behandlung nicht mehr spüren zu müssen. Sie verwenden ihre ganze Energie darauf, ihre vermeintliche Fehlerhaftigkeit durch «Makellosigkeit» in Aussehen, Auftreten und Leistung wettzumachen, ohne dabei auf die eigenen Gefühle und Botschaften des Körpers zu achten.

Bei einer großen Zahl von Eßgestörten ist das Erziehungsverhalten der Eltern mitverantwortlich für den mangelhaften Kontakt zum eigenen Körper. Ihnen wurde in der Kindheit abgewöhnt, auf eigene Empfindungen zu achten und zu vertrauen, sondern statt dessen den Blick auf äußere Eindrücke und Anforderungen zu richten, auch wenn diese unverständlich und unangemessen erscheinen. Am Beispiel von Hunger und Sättigung läßt sich gut beschreiben, wie der Kontakt zu den eigenen Körpersignalen durch falsches Erziehungsverhalten allmählich gestört wird: Bei den meisten Kindern ist das Hunger- und Sättigungsgefühl zunächst intakt. Sie empfinden zuverlässig und selbstverständlich Hunger und Sattheit und richten sich instinktiv danach. Ist das Stillverhalten der Muttter noch ganz auf die Bedürfnisse des Säuglings abgestimmt, wird das Eßverhalten des Kleinkindes mehr und mehr an die in unseren Breitengraden übliche feste Mahlzeitenstruktur angepaßt, indem es außerhalb der festgesetzten Mahlzeiten nichts oder nur wenig zu essen bekommt. Das Einordnenmüssen in eine vorgegebene Mahlzeitenstruktur beschneidet zwar bereits den natürlichen Appetit- und Sättigungsmechanismus des Kindes, führt üblicherweise aber nicht zu einer nachhaltigen Störung des Körperkontaktes. In dem Bestreben, ihr Kind gesund zu ernähren, achten die meisten Eltern auf die Art der Nahrung, die ihr Sprößling zu sich nimmt. Dem Kind wird nun nicht nur vorgeschrieben, wann es zu essen hat, sondern auch, was es essen soll – so wird ein weiterer Teil des instinktiven Eßbedürfnisses durch die Ausrichtung auf äußere Vorgaben ersetzt. Leider zwingen viele Eltern ihr Kind auch dazu, bestimmte Mengen zu essen, und zerstören damit einen wichtigen Teil der natürlichen Sättigungsregulation.

Wohl die wenigsten Eltern versuchen, diese Forderung mit körperlicher Gewalt durchzusetzen; die meisten «arbeiten» mit viel subtileren Druck- und Lockmitteln:

Mit Bestechung:
> «Iß deinen Teller leer,
> ...dann bekommst du Nachtisch!»
> ...dann scheint morgen die Sonne!»
> ...dann wirst du groß und stark!»

Mit Drohungen:
> «Iß deinen Teller leer,
> ...sonst bleibst du so lange hier sitzen, bis er leer ist!»
> ...sonst bekommst du dasselbe Essen heute abend noch mal!»
> ...sonst wirst du krank!»

Mit moralischem Druck:
> «Iß deinen Teller leer,
> ...du läßt das gute Essen liegen, und in Afrika verhungern Kinder!»
> ...im Krieg wären wir oft froh gewesen, wenn wir nur eine Scheibe trockenes Brot bekommen hätten!»
> ...ich habe mir extra für dich solche Mühe gegeben!»

Sicher haben Eltern, die ihr Kind dazu bringen wollen, den Teller leer zu essen, nur das Beste für ihren Sprößling im Sinn. Die Botschaft, die für das Kind in dieser Forderung enthalten ist, lautet jedoch: «Vertraue nicht den Signalen deines Körpers, wir (d. h. andere) wissen besser als du selbst, was gut für dich ist!»

Es ist nachvollziehbar, daß solche Botschaften aus dem Mund der geliebten Eltern eine nachhaltige Wirkung auf ein Kind haben, bemüht es sich doch, den Eltern zu gefallen, um von ihnen geliebt zu werden. So bezahlt das Kind schon früh für die Zuneigung der Eltern mit dem Verlust des Kontaktes zum eigenen Körper(-gefühl). Es lernt zum einen, Speisen zu essen, die es nicht mag, und zum anderen auch, mehr zu essen, als es eigentlich möchte. Somit bildet die Befolgung dieser Forderung «Iß deinen Teller leer!» bereits eine Grundvoraussetzung für die Entwicklung von gestörtem Eßverhalten. Noch als Erwachsene fällt es Menschen, die als Kind dazu angehalten worden sind, ihren Teller stets leer zu essen, außerordentlich schwer, Essensreste auf dem Teller übrigzulassen. Die alte Drohung hat immer noch eine starke Wirkung.

Der Einsatz von Essen als Mittel der Belohnung und des Trostes stellt eine weitere Möglichkeit dar, Kindern beizubringen, Essen zu anderen Zwecken zu benutzen, als physischen Hunger zu stillen. Besonders beliebt sind zum Beispiel das Verteilen von Süßigkeiten als Trostpflaster oder als Belohnung für tapfer ertragene Wehwehchen. Hier lernt das Kind, sich durch Essen von Schmerzen abzulenken, sich damit zu trösten. Nicht selten wird das einfache Prinzip «Essen hilft gegen Schmerzen» auch auf den Bereich der psychischen Schmerzen übertragen. Daraus kann sich die Neigung entwickeln, auf seelische Verstimmungen mit verstärktem Essen zu reagieren. Häufig wird Essen auch als Ausdruck der elterlichen Freude über das Kind, zum Beispiel als Belohnung für gute Schulnoten, eingesetzt. Dadurch wird der Tendenz Vorschub geleistet, später als Erwachsener auf freudige Empfindungen mit Essen zu reagieren.

So wird mit der Zeit der ursprünglich klare Zusammenhang zwischen Essen und Hungergefühl immer undeutlicher. Das Kind lernt, auf Erwartungen, Forderungen und Wünsche von außen zu achten und sie zu erfüllen; es verlernt, den Signalen und Botschaften zu vertrauen, die sein Körper ihm gibt. Es beginnt mehr und mehr, sich nicht danach zu richten, was es innerlich fühlt, sondern was andere von ihm erwarten. Diese starke Ausrichtung nach äußeren Maßstäben bezieht sich nicht nur auf das Eßverhalten, sondern umfaßt mit der Zeit auch andere wichtige Lebensbereiche. Da ein zuverlässiger innerer Beurteilungsmaßstab fehlt, achtet der Betreffende sehr darauf, wie andere sein Aussehen, sein Auftreten und seine Leistungsfähigkeit bewerten.

Diese Abhängigkeit von der Beurteilung durch andere ist besonders gesteigert in Lebensphasen wie beispielsweise der Pubertät, in der man sich sowieso sehr unsicher fühlt. Viele Eßgestörte berichten darüber, daß das auslösende Ereignis für ihr gestörtes Eßverhalten eine Zurückweisung ihrer Person oder eine abfällige Bemerkung über ihre Figur in der Teenagerzeit gewesen ist. Durch diese Kritik bzw. diesen Mißerfolg fühlten sie sich zutiefst verunsichert, denn es gab keinen inneren Standpunkt, kein Gefühl für den eigenen Wert, keine beruhigende innere Stimme, die ihnen verläßlich «bescheinigt» hätte, trotz dieses (vermeintlichen) Mangels etwas wert zu sein. Die darauf folgenden Anstrengungen, durch Perfektionierung des äußerlichen Erscheinungsbildes, des Auftretens und der erbrachten Leistungen die anderen (und sich selbst) vom eigenen Wert zu überzeugen, machten alles nur noch schlimmer: Durch verstärkte Versuche, äußeren Ansprüchen gerecht zu werden, wuchs die Entfernung zu den eigenen Gefühlen und Empfindungen. Die Unsicherheit blieb, denn die erzielten Erfolgserlebnisse konnten nirgendwo im Inneren verankert werden; es gab sozusagen kein «inneres Konto», auf das die Erfolge hätten «eingezahlt» werden können. Ein gutes Beispiel für die fatalen Auswirkungen der übermäßigen Ausrichtung an äußerlichen Anforderungen auf den Kontakt zum eigenen Körper ist das Diäthalten: Hier richtet sich das Eßverhalten nach abstrakten Vorstellungen (darüber, wie der Körper aussehen sollte, wenn man dies oder jenes ißt oder nicht ißt) und nicht nach konkreten und realen physischen Empfindungen. Als erfolgversprechend wird das rigide Befolgen strenger Diätpläne propagiert, unabhängig von den Bedürfnissen des Körpers. Dabei wird systematisch verlernt, auf die Signale des Körpers zu achten bzw. ihnen nachzugeben, egal, ob es sich um physisch oder psychisch bedingte Eßgelüste handelt. Diätpläne ignorieren Vorlieben, Tagesschwankungen, Gefühlseinbrüche, persönliche Krisen etc. Indem eine Person sie befolgt, beginnt sie, sich von ihrem tatsächlichen Empfinden abzuschneiden, sich von sich selbst zu entfernen, sich vom (Er-)Leben abzuschneiden.

Den Körper wahrnehmen

Zu essen, wenn man hungrig ist, würde bedeuten, daß man dem Körper zutraut, sicher zu wissen, was er braucht und was er nicht braucht. Dieses Vertrauen in die Weisheit des Körpers haben viele aber längst verloren. Sie erkennen die Botschaften des Körpers nicht mehr und können entsprechend auch nicht adäquat darauf reagieren. Der Körper ist zu etwas Fremden geworden, das als bedrohlich empfunden wird und kontrolliert, in Schach gehalten werden muß. Da man den Signalen des Körpers nicht (mehr) traut bzw. sie nicht hört, wird der Körper beansprucht, verformt und gefüttert, ohne nach seinen Bedürfnissen gefragt worden zu sein.

Der entscheidende Lernprozeß liegt hier darin, den Körper nicht als bedrohlichen Feind, sondern als guten Freund zu betrachten, der es *immer* gut mit einem meint, der treu ist, einen nie verläßt. Weiter gilt es, mit dem Körper zusammenzuarbeiten, statt ihn zu bekämpfen, und wieder anzufangen, auf die innere Stimme, die Stimme des Körpers zu hören.

Leider ist es nicht so, daß man sich nur erlauben muß hinzuhören, und sofort ist diese Stimme da. Es braucht seine Zeit, bis die Sprache des Körpers überhaupt wieder wahrgenommen werden kann, zunächst nur ganz leise und unverständlich, im Laufe der Zeit aber immer deutlicher und klarer. Stellen Sie sich also auf einen allmählich verlaufenden Erkennungsprozeß ein, der Geduld erfordert. Geben Sie nicht gleich auf, wenn Sie anfangs den Eindruck haben, überhaupt nichts wahrzunehmen. Konzentrieren Sie sich bei Ihren Beobachtungen nicht nur auf eine innere (akustische) Stimme, sondern achten Sie auch darauf, wie sich Ihr Körper mit unterschiedlichen Wärme-Kälte-Empfindungen oder mit Hilfe von Verspannungen verständlich machen will. Mit Verspannungen drückt der Körper meist aus: «Das ist mir zuviel und/oder zu schwer.» Verspannte Schultern können zum Beispiel sagen: «Du lädst mir (dir) zuviel auf, ich habe Mühe, all die Anforderungen zu erfüllen.» Entspannte Zonen signalisieren dagegen üblicherweise: «Mir geht es gut, hier behandelst du mich richtig.»

Vereinfachend lassen sich bestimmten Körperzonen einzelne Bereiche des menschlichen Lebens zuordnen.* Probleme in diesen Körperteilen deuten häufig auf Schwierigkeiten in den dazugehörigen Lebensbereichen hin.

---

* Interessant zu dieser Thematik ist das Buch von Ken Dychtwald: *Körperbewußtsein* (siehe Literaturliste).

Körperteil:	zuzuordnender Lebensbereich:
Kopf	Verstand, Willen, Gedanken, Vorstellungen, Phantasien, Träume
Nacken	Flexibilität, Sturheit/Verbissenheit
Schultern	Verantwortung, Belastbarkeit
Arme, Hände	Zugreifen und Abwehren, Nehmen und Geben
Brust	Herzensgefühle, Nähe- und Kontaktbereitschaft
Rücken	Selbständigkeit, Selbstwertgefühl
Bauch	Gefühle
Unterleib	genital: Sexualität, Vitalität; anal: Festhalten und Hergeben
Beine und Füße	Vorangehen (Entwicklung) und Stehenbleiben (Stagnation, Innehalten), im Leben stehen, Bodenkontakt/Erdung

Eßgestörte sind es gewohnt, ihren Körper quasi von außen zu betrachten, ihn zu bewerten und zu kritisieren. Sie haben aber nur wenig Erfahrung, wenn es darum geht, ihn zu fühlen und zu spüren.

Für diejenigen, die Lust haben, ihren Körper besser kennenzulernen, folgen nun Übungen, die auf verschiedenste Weise Anregungen geben, sich mit dem eigenen Körper, seinen Botschaften und Formen auseinanderzusetzen:

Übung: Reise durch den Körper

Diese Übung können Sie als Anregung nutzen, Ihren Körper in seiner Ganzheit und in Einzelheiten einmal bewußt wahrzunehmen. Möglicherweise bietet Ihnen die obige Aufzählung Einordnungsmöglichkeiten für Ihre «Reiseerlebnisse». Wenn Sie mögen, können Sie die Übung regelmäßig machen. Bevor es losgeht, sind einige *Reisevorbereitungen* zu treffen: Sorgen Sie dafür, daß Sie die Übung in einem Zustand innerer und äußerer Ruhe beginnen. Wählen Sie einen Übungsort, an dem Sie sich möglichst wohl fühlen. Er sollte ruhig und angenehm temperiert sein. Schalten Sie eventuelle Störungen aus (Telefon, Türklingel etc.). Informieren Sie Ihre Angehörigen, und bitten Sie sie um Verständnis dafür, daß Sie für die Übung Ruhe brauchen. Sie sollten sich für die Übung anfangs etwa 45 Minuten reservieren. Wählen Sie den Übungszeitpunkt so, daß Sie wirklich abschalten können und nicht direkt vor einem unangenehmen bzw. wichtigen Ereignis stehen. Sorgen Sie für lockere und bequeme Kleidung, entfernen Sie störendes Zubehör (Schmuck, Brille), lösen Sie enge Gürtel, Bünde, Blusenkragen etc. Sie benötigen eine Decke und Wollsocken, falls Sie schnell kalte Füße bekommen.

Wenn diese äußeren Voraussetzungen erfüllt sind, geht es an die *inneren Vorbereitungen*: Legen Sie sich so bequem wie möglich auf den Rücken, und schließen Sie die Augen. Die Arme liegen neben dem Körper, die Beine sind ausgestreckt. Ziehen Sie die Aufmerksamkeit von äußeren Ereignissen ab, und versuchen Sie, völlig abzuschalten. Lassen Sie Gedanken und Bilder kommen und gehen, wie Sie wollen. Konzentrieren Sie sich auf Ihren Atem. Spüren Sie, wie die Luft einströmt und wieder hinaus. Stellen Sie sich vor, Ihre Atemzüge seien sanfte Uferwellen, und jede Welle wasche die störenden Gedanken aus Ihrem Körper heraus.

Alles, was Sie bei der Reise durch den Körper feststellen, ist in Ordnung, es gibt keine Vorschriften. Es geht nur darum, zur Kenntnis zu nehmen, was da ist, es soll nicht bewertet werden. Alles, was Sie spüren, sind Ihre Empfindungen und daher «richtig». Halten Sie auch fest, wenn Sie nichts spüren.

Beginnen Sie nun Ihre *Reise*: Genießen Sie den ungestörten Zustand, und spüren Sie erst einmal nach, wie der gesamte Körper auf der Decke liegt, wie Kopf, Rücken, Po und Beine aufliegen. Welche Teile berühren den Boden? Gibt es Unterschiede zwischen rechter und linker Körperhälfte, zwischen Ober- und Unterkörper? Fühlen sich manche Teile schwerer oder leichter an als andere? Nehmen Sie sich Zeit, alles in Ruhe festzustellen.

Beginnen Sie nun mit der Reise durch die einzelnen Körperteile. Wandern Sie durch den gesamten Körper. Verweilen Sie bei jedem Körperteil ein wenig, bevor Sie weitergehen. Beobachten Sie, ob und wie der jeweilige Körperteil auf dem Boden aufliegt, ob er sich angespannt oder entspannt oder «gar nicht» anfühlt, ob er eher warm oder kalt ist. Nehmen Sie alles zur Kenntnis, was Ihnen dabei auffällt.

Fangen Sie mit Ihren Händen an. Nehmen Sie wahr, wie jeder einzelne Finger und die Handfläche auf der Unterlage liegt. Berühren Sie den Boden, oder ist etwas Luft dazwischen? Sind Sie angespannt oder locker? Eher warm oder kalt? Wandern Sie ganz langsam von den Händen zu den Unterarmen, Ellenbogen und Oberarmen bis zu den Schultern.

Machen Sie weiter bei den Füßen, den Unterschenkeln, Knien, den Oberschenkeln, dem Po.

Spüren Sie langsam den Rücken hinauf, über die Schulterblätter zum Nacken und schließlich zum Kopf.

Beginnen Sie mit dem Hinterkopf, und wandern Sie über die Kopfhaut bis zum Haaransatz. Lenken Sie Ihre Aufmerksamkeit nacheinander auf Ihre Stirn, Augenbrauen, Augen, Wangen, Nase, den Mund und das Kinn.

Nehmen Sie zum Abschluß noch einmal den gesamten Körper wahr. Hat sich während der Übung etwas verändert? Fühlen sich manche Teile jetzt anders an als vorher? Wenn ja, wie? Sind sie leichter oder schwerer, angespannter oder lockerer, wärmer oder kälter geworden?

Nun können Sie die Augen öffnen, sich ein wenig recken und strecken und Ihre Aufmerksamkeit wieder nach außen lenken.

Möglicherweise haben Sie bei dieser ersten Körperreise bereits interessante und aufschlußreiche Erfahrungen gemacht, über die Sie nun nachdenken und die Sie gezielt angehen können. Vielleicht hat diese Reise Sie aber auch verwirrt, weil Sie kaum etwas wahrnehmen konnten. Seien Sie nicht verunsichert, denn auch diese Information ist wertvoll. Fahren Sie fort, Ihren Körper zu erforschen, und seien Sie geduldig mit sich. Die Sprache des Körpers ist für Sie wie eine Fremdsprache, die Sie vor langer Zeit einmal beherrscht, aber lange nicht mehr gesprochen und gehört haben. Zuerst herrscht das entmutigende Gefühl vor, kein Wort dieser Sprache mehr zu können, und am Anfang sind Unsicherheiten und Verständnisschwierigkeiten zu erwarten, aber je länger und häufiger Sie die Sprache üben, desto mehr von den früheren, verschütteten Fähigkeiten kommen ans Licht.

Übung: Tanzend fühlen

Diese Übung ist recht einfach und kann beliebig oft durchgeführt werden. Sie brauchen Zeit, einen Raum, in dem Sie ungestört sind und in dem Platz zum Tanzen ist, eine Musikanlage und Ihre Lieblingsmusik. Sorgen Sie für eine angenehme Atmosphäre; dämpfen Sie vielleicht das Licht, und zünden Sie eine Kerze an. Falls ein Spiegel in dem Raum ist, verhängen Sie ihn. Achten Sie auch darauf, daß niemand Ihnen zuschauen kann, daß Sie sich unbeobachtet fühlen (evtl. Vorhänge zuziehen).

Stellen Sie die Musik an, und beginnen Sie zu tanzen. Bewerten Sie Ihre Tanzbewegungen nicht. Es gibt kein «gut» oder «schlecht», kein «falsch» oder «richtig». Stellen Sie sich auch nicht vor, wie Sie jetzt wohl aussehen und wie Ihre Bewegungen auf andere wirken würden. Es geht hier einzig und allein um *Ihre* momentanen Gefühle. Schließen Sie die Augen, wenn Ihnen das hilft abzuschalten. Geben Sie sich ganz dem Rhythmus der Musik hin. Spüren Sie die Bewegungen Ihres Körpers. Sind sie schnell oder langsam, harmonisch oder nicht? Sie brauchen sich nicht anzustrengen, keine «künstlerisch wertvollen» Tänze aufs Parkett zu legen. Wenn Sie mögen, schwingen Sie einfach nur im

Takt hin und her. Geben Sie jedem Körperimpuls nach, auch wenn Sie das Gefühl haben, bei dieser Bewegung ganz «bescheuert» auszusehen – es sieht Sie ja niemand. Beobachten Sie einfach nur, was kommt. Registrieren Sie, wie die Füße den Boden berühren, wie die einzelnen Körperteile sich anfühlen. Sind Sie steif und verkrampft oder eher locker? Möglicherweise spüren Sie manche Körperteile auch überhaupt nicht; das ist auch okay. Gefällt Ihrem Körper das Tanzen, oder fühlt er sich unwohl? Was gefällt ihm, was gefällt ihm nicht? Wie merken Sie das? Können Sie das Tanzen genießen, oder fühlen Sie sich eher unsicher? Was genau verunsichert Sie? Nehmen Sie alle Stimmungen und Bilder auf, die das Tanzen in Ihnen auslöst. Tanzen Sie, solange Sie möchten. Nehmen Sie sich danach Zeit, um die Eindrücke, die Sie gesammelt haben, zu überdenken.

Übung: Die Sinne öffnen

In dieser Übung geht es darum, sich einmal auf verschiedene Sinneseindrücke zu konzentrieren, sinnliche Erfahrungen wahrzunehmen und auszuprobieren. Das bedeutet Geräusche, Bilder, Gerüche, Geschmäcker und Hautempfindungen einmal ganz bewußt zu registrieren. Lernen Sie dadurch Ihre Vorlieben und Abneigungen kennen. Je besser Sie wissen, was Sie mögen, desto gezielter können Sie Angenehmes auswählen und sich etwas Gutes tun. Diese Übung ist sehr variabel und bietet viel Spielraum zum Experimentieren.

Variante 1:
Der Übungsort ist völlig beliebig, es ist egal, ob Sie gerade im Park, im Bus oder im Straßencafé sitzen oder zu Hause sind. Wichtig ist nur, daß Sie die Möglichkeit haben, sich voll auf Ihre Sinneseindrücke zu konzentrieren, sich also nicht im angeregten Gespräch befinden oder auf den Autoverkehr achten müssen etc.

Wenn diese Voraussetzungen erfüllt sind, können Sie damit beginnen, sich ausschließlich auf Ihre gegenwärtigen visuellen

Eindrücke zu konzentrieren. Nehmen Sie bewußt wahr, was Sie um sich herum sehen. Nehmen Sie sich so viel Zeit, wie Sie brauchen, um alle visuellen Eindrücke aufzunehmen. Dann konzentrieren Sie sich ausschließlich auf akustische Eindrücke. Was hören Sie gerade? Nehmen Sie alle Töne und Geräusche, die an Ihre Ohren dringen, sorgsam wahr. Danach folgen nacheinander das Registrieren von Gerüchen (Was rieche ich?), Geschmäckern (Was schmecke ich?) und Haut- und Berührungsempfindungen (Was fühle ich auf der Haut?).

Variante 2:
Diese Übung folgt dem gleichen Prinzip wie die vorangegangene Variante 1. Jedoch wird hier die Übung auf fünf Tage ausgedehnt, wobei an jedem Tag ein anderes Sinnesorgan für eine beliebige Zeit in den Mittelpunkt der Konzentration rückt. Lassen Sie sich Zeit, die ganze Spannbreite Ihrer Sinneseindrücke zu erkunden. Manche Klientinnen brauchen für die Erforschung jedes Sinnesorganes eine Woche; das ist auch in Ordnung.

Variante 3:
Aufgabe ist hier, sich nicht nur auf die Sinneseindrücke zu konzentrieren. Erfahrungsgemäß ist es am günstigsten, sich an fünf aufeinanderfolgenden Tagen jeweils für eine beliebige Zeit mit einem Sinnesorgan zu beschäftigen; dabei ist jeden Tag ein anderes Organ an der Reihe. Es geht darum, zu überlegen und auszuprobieren, was die verschiedenen Sinne als angenehm und als unangenehm empfinden. Auf welche Weise dies geschieht, ist der Phantasie jeder einzelnen überlassen.

Die folgende Vorschläge von Klientinnen sind Anregungen für eigene Sinneserfahrungen:

- Am *Augen-Tag* eine Gemäldegalerie besuchen oder ein Kunstbuch durchsehen.
- Am *Ohren-Tag* Stücke der verschiedensten Musikrichtungen intensiv anhören, selber Musik oder Töne produzieren.
- Am *Nasen-Tag* in eine Parfümerie, Tee- oder Gewürzhandlung gehen, einen Waldspaziergang machen.

- Am *Hautgefühl-Tag* Kleidungsstücke aus samtigen, seidigen, kratzigen Stoffen anziehen und das Gefühl auf der Haut spüren; sich bewußt eincremen; einen Spaziergang machen und die Wärme der Sonnenstrahlen, das Streicheln oder Zerren des Windes oder auch das Gefühl von Regentropfen auf der Haut wahrnehmen.
- Sich am *Geschmacks-Tag* eine Auswahl verschiedenster Nahrungsmittel besorgen (kleine Portionen wegen Eßanfall-Gefahr!); oder tropische Früchte kaufen, die man noch nicht kennt, und den intensiven Geschmack erkunden.

Da gerade der Geschmacks-Tag meist als problematisch empfunden wird, einige Hinweise dazu: Sie können den Geschmackstest jederzeit unterbrechen oder beenden, wenn er Ihnen zu gefährlich wird. Fahren Sie mit der Übung fort, wenn Sie sich wieder sicherer fühlen.

Die Geschmacksübung beginnt bereits beim Einkaufen. Versuchen Sie, Lebensmittel auszuwählen, die möglichst verschiedene Geschmacksqualitäten haben. Achten Sie darauf, von allem nur sehr geringe Mengen zu kaufen. Für den Anfang eignen sich unter anderem verschiedene Obst- und Gemüsesorten sehr gut. Den Klientinnen macht es meist Spaß, auch tropische Früchte zu kaufen, die sie noch nicht kennen, und sich dann vom Geschmack überraschen zu lassen. Überlegen Sie schon vor der Übung, was Sie mit den Resten anfangen werden und für welche Mahlzeiten Sie sie verwenden wollen. (Obstsalat oder Obstquark für den morgigen Nachtisch machen, Gemüse für Eintopf am nächsten Mittag verwenden etc.). Nahrungsmittel, die Sie nicht wollen oder mögen, können Sie verschenken oder wegwerfen.

Ziehen Sie sich in Ruhe mit den Lebensmitteln zurück. Machen Sie es sich gemütlich, und setzen Sie sich für die Übung hin. Nehmen Sie jeweils nur kleine Portionen von jedem Nahrungsmittel (einen Löffel oder eine Gabel voll), schauen Sie das Essen an, und erkunden Sie den Geruch, bevor Sie es in den Mund stecken. Achten Sie darauf, wie sich das Essen im Mund anfühlt, rollen sie es mit der Zunge im Mund umher. Ist es weich oder eher hart, cremig oder körnig? Wie ist der Geschmack? Salzig oder sauer oder süß, scharf oder mild und so weiter. Ist der Geschmack so, wie Sie es sich beim Einkaufen gedacht haben? Schlucken Sie den Bissen nun hinunter. Mögen Sie dieses Nahrungsmittel? Warum bzw. warum nicht?

Den Körper akzeptieren

Eßgestörte Frauen leben – was ihren Körper angeht – nicht im Hier und Jetzt, sondern in der Phantasie, was sein wird, wenn sie endlich die ersehnte Idealfigur erreicht haben. Sie lehnen ihren Körper ab, so wie er jetzt ist, und kritisieren daran herum. Da sie ihren Körper so wenig mögen, gehen sie auch nicht liebevoll mit ihm um. Bei manchen Frauen ist diese Lieblosigkeit offensichtlich: Das äußere Erscheinungsbild wirkt vernachlässigt und ungepflegt. Die meisten Bulimikerinnen sind aber eher «overstyled». Die Frisur, das Make-up, die Kleidung – alles ist so perfekt, daß es wie eine Maskierung wirkt. Es stellt sich meist heraus, daß die Herstellung der perfekten Fassade den Frauen keinen Spaß macht. Im Gegenteil wird sie als harte Arbeit empfunden und dient einem ganz bestimmten Zweck: Die Frauen versuchen, ein «Trugbild» zu schaffen, um von ihren (vermeintlichen) Mängeln abzulenken. Eine Klientin meinte dazu: «Ich bin wie ein Auto, bei dem man den Lack auf Hochglanz poliert hat, damit niemand auf die Idee kommt, sich den vergammelten Motor anzusehen.» Im Grunde gehen diese «perfekten» Frauen genauso lieblos mit ihrem Körper um wie die, die ihn offensichtlich vernachlässigen.

Um das Verhältnis zum Körper – und damit zu sich selbst – zu verbessern, geht es darum, genau hinzuschauen, wie der eigene Körper eigentlich aussieht, sich anzunehmen, wie man gerade ist, und liebevoll mit sich umzugehen.

Übung: Ein Kunstwerk betrachten

Diese Übung sollte möglichst täglich gemacht werden. Sorgen Sie dafür, daß Sie ungestört sind, und stellen Sie sich nackt vor einen Spiegel. Wenn die Furcht davor, sich nackt anzusehen, zu groß ist, können Sie anfangs zum Beispiel einen Badeanzug oder einen Gymnastikanzug anziehen.

Betrachten Sie sich eingehend von Kopf bis Fuß. Konzentrieren Sie sich dabei nicht auf das, was Sie nicht gut finden, sondern stellen Sie fest, was Sie in Ordnung oder sogar gut an Ihrem Körper finden. Notfalls überspringen Sie einfach die kritischen Körperteile beim Hingucken und beziehen sie erst später nach und nach mit ein. Vergleichen Sie Ihren Körper nicht insgeheim mit den Körpern anderer Personen – Ihr Körper ist absolut einmalig. Also, erkunden Sie ihn mit dem gleichen Interesse, wie Sie ein einmaliges Kunstwerk betrachten würden. Was gefällt Ihnen an diesem Kunstwerk? Alles, was Sie sehen, ist in Ordnung, einfach weil es ein Teil Ihres Körpers ist. Sie würden ja auch nie auf die Idee kommen, einem Künstler vorzuschlagen, sein Kunstwerk so zu verändern, daß es wie das Kunstwerk eines anderen Künstlers aussieht. Nehmen Sie Ihre Einzigartigkeit an!

Diese Übung wird üblicherweise von den Klientinnen als sehr schwierig empfunden. Manche halten es nicht aus, sich so realistisch und direkt betrachten zu müssen, und brechen die Übung mittendrin ab. Das ist okay, es ist lediglich wichtig, nicht aufzugeben und die Übung später, wenn man sich sicherer fühlt, wiederaufzunehmen. Sie werden merken, wie sich Ihre Einstellung zu Ihrem Körper nach und nach ändert, je besser Sie ihn kennenlernen und ihn in seiner Einzigartigkeit annehmen können.

Problematisch ist für die meisten Klientinnen auch der liebevolle und achtsame Umgang mit sich. Für Eß-/Brechsüchtige ist es ganz selbstverständlich, daß andere das Recht darauf haben, verwöhnt zu werden, daß sie selbst es aber nicht wert sind. Es ist für sie eine große Umstellung, all die liebevollen Gefühle und Wohltaten, die Sie für andere übrig haben, auch sich selbst zu gönnen. Ihnen wird nur langsam klar, daß Figur und Gewicht nur ein Aspekt ihrer Gesamtperson sind und daß es falsch ist, seine ganze Person abzulehnen, nur weil man mit seiner Körperform unzufrieden ist. Die meisten müssen mühsam lernen, nett zu sich zu sein, anstatt sich dauernd zu beschimpfen, auf sich zu achten, anstatt den Blick immer nur nach außen zu richten, sich zu pflegen, anstatt sich abzufertigen. Zum Beispiel: ein duftendes Schaumbad zu nehmen und sich danach genüßlich einzucremen, anstatt sich «eben mal» abzuduschen und wieder in die Kleider zu springen. Die Frauen lernen, sich anzugewöhnen, mit dem Körper Kontakt zu halten, ihn in bestimmten Situationen zu fragen: «Wie geht es dir jetzt?» und «Was brauchst du jetzt?»

In dieser Phase geht es für die Klientinnen viel darum, herauszubekommen, was ihnen guttut, unter welchen Bedingungen – die unabhängig von ihrem Körpergewicht sind! – sie sich wohl in ihrer Haut fühlen. Weiter probieren sie aus, die Gefühle und Stimmungen, die sie innerlich spüren, auch sichtbar zu machen, sie mit Hilfe des eigenen Erscheinungsbildes auszudrücken. Die meisten haben sich diesbezüglich bisher wenig Variationsbreite gestattet und ihr Körpergewicht als zentrales Ausdrucksmittel ihrer Person betrachtet. Nach anfänglicher Unsicherheit macht diese Experimentierphase den Frauen Spaß, und sie entdecken bisher ungelebte Seiten ihrer Persönlichkeit und ungewohnte Ausdrucksmöglichkeiten. Trotz mancherlei Unsicherheit gelingt es ihnen so, ihren Körper langsam, aber sicher in Besitz zu nehmen.

Übung: Mit Ausdrucksmöglichkeiten experimentieren

In dieser Übung geht es darum, das eigene äußere Erscheinungsbild spielerisch zu variieren und in der Wirkung auf sich selbst und andere auszuprobieren. Dauer und Häufigkeit der Übung bestimmen Sie selbst.

Wählen Sie eine Aufmachung aus, die für Sie unüblich ist, und probieren Sie sie aus – für sich alleine oder in der Öffentlichkeit. Gehen Sie auch beim Experimentieren achtsam mit sich um. Muten Sie sie sich dabei nur soviel zu, wie Sie vertragen können. Verschieben Sie das Experiment, wenn Sie merken, daß Sie nicht in Experimentierlaune sind.

Variationsvorschläge:

- Tragen Sie üblicherweise figurkaschierenden Schlabberlook? Dann ziehen Sie einmal Kleidung an, die Sie schön finden und die paßt.
- Tarnen Sie sich normalerweise als graue Maus? Dann tragen Sie einmal auffallende Kleidung.
- Überbieten Sie sich in Ihrem Outfit täglich neu an Extravaganz? Dann ziehen Sie einmal schlichte und unauffällige Kleidung an. Sie sind trotzdem ein beachtenswerter Mensch.
- Wirken Sie immer «wie aus dem Ei gepellt»? Dann laufen Sie einmal in Sachen herum, die nicht blütenrein, perfekt gebügelt, farblich zueinander passend etc. sind.
- Verbergen Sie Ihre natürliche Schönheit üblicherweise hinter einer Make-up-Schicht? Dann lassen Sie einmal alles Make-up weg, oder schminken Sie sich ganz zart.
- Tragen Sie immer Schmuck? Dann lassen Sie einmal allen Schmuck weg. Sie sind trotzdem ein wertvoller Mensch.
- Ist Ihr Outfit normalerweise neutral-sportlich oder eher burschikos? Dann ziehen Sie sich einmal betont weiblich und chic an, tragen Sie eventuell auch Schmuck und Make-up.

Betrachten Sie sich mit Ihrem veränderten Aussehen im Spiegel. Was drückt Ihr Erscheinungsbild aus? Welche Gefühle löst diese Aufmachung in Ihnen aus? Paßt Ihr Gesichtsausdruck, Ihre Haltung, Ihr Gang zu dieser neuen Aufmachung? Welcher Gesichtsausdruck, welche Haltung, welcher Gang wären angemessener? Probieren Sie es aus. Welche Botschaft für die anderen Menschen steckt nun in Ihrem Gesamterscheinungsbild? Wie könnten die Reaktionen der anderen auf Ihre Erscheinung aussehen? Welche Vor- und Nachteile hat dieses Outfit für Sie? Fragen Sie Personen, zu denen Sie Vertrauen haben, wie Ihre veränderte Aufmachung wirkt. Es wäre schön, wenn Sie in diesem neuen Outfit aus dem Haus gehen könnten, um konkrete Erfahrungen damit zu sammeln, wie Sie sich in Ihrer neuen Haut fühlen und wie andere Menschen tatsächlich darauf reagieren. Aber muten Sie sich nur so viel Öffentlichkeit zu, wie Ihnen angenehm ist. Anfangs reicht es vollkommen aus, wenn Sie die Übung nur für sich alleine machen.

Schlüpfen Sie nach Beendigung der Übung wieder in Ihre «alte Haut». Stellen Sie sich noch einmal in Ihrer gewohnten Aufmachung vor den Spiegel. Was drückt Ihr übliches Erscheinungsbild aus? Welche Botschaft für die anderen Menschen steckt darin? Welche Gefühle löst diese Aufmachung in Ihnen aus?

Sport als Körpererfahrung

Eine hervorragende Möglichkeit, den eigenen Körper zu spüren, sind auch sportliche Aktivitäten. Jedoch sind viele Frauen und Mädchen meist aus Vernunftgründen, oft nur zum Zweck der Gewichtskontrolle sportlich aktiv. Sie betrachten das Sporttreiben mehr als Verpflichtung, als Arbeit und nicht so sehr als Möglichkeit, den eigenen Körper zu spüren und fürsorglich sich selbst gegenüber zu sein. Oft wird Sport auch als eine Art Selbstbestrafung benutzt, um begangene Eß-Sünden «abzubüßen». Die meisten Frauen konzentrieren sich beim Sport stärker auf ihre (vermeintlichen) figürlichen Mängel, anstatt die Bewegung selbst, die Lebendigkeit ihres Körpers zu genießen. Sie freuen sich, wenn das Training «überstanden» ist, sie die lästige Pflicht hinter sich gebracht haben. Sie sind zufrieden, denn sie waren «gut»: Sie haben sich angestrengt, dem Bild, das sie in ihren Vorstellungen von sich selbst haben, ein Stück näher zu kommen.

Aufgrund des Arbeitscharakters, den sportliche Betätigung für viele Frauen besitzt, haben sie auch öfters mit Unwillen gegen diese lästige Pflicht zu kämpfen. Der Sport wird dann einfach für eine Weile boykottiert (allerdings mit enorm schlechtem Gewissen), bis das Pflichtgefühl wieder Oberhand gewonnen hat. Besonders eßgestörte Frauen nehmen sich selbst in bezug auf sportliche Betätigung so sehr in die Pflicht, daß das Trainieren leicht einen zwanghaften Charakter bekommt: Sie haben eine feste Trainingsroutine, die sie auch bei Krankheit, Müdigkeit oder besonderen Ereignissen «durchziehen». Wenn sie einmal nicht wie geplant sportlich aktiv sein können, fühlen sie sich extrem unwohl, weil sie eine Gewichtszunahme befürchten. Meistens machen sie auch ihre tägliche Essensmenge abhängig davon, ob sie an dem Tag Sport machen oder nicht.

Falls Sie zu den «Pflicht-Sportlerinnen» gehören, lege ich Ihnen folgendes ans Herz:

- Stimmen Sie das Training auf Ihr Leben ab, und passen Sie nicht Ihr Leben dem Training an.
- Betrachten und behandeln Sie Ihren Körper (beim Sport) als Lebewesen und nicht als Maschine.
- Überlegen Sie, unter welchen Bedingungen Ihnen sportliche Aktivitäten Spaß machen würden.
- Stimmen Sie die Sportart auf Ihre jeweiligen Bedürfnisse ab, wechseln Sie öfter mal die Sportart.
- Betrachten Sie Sport und Bewegung nicht immer nur unter dem Gewichtskontrollaspekt. Sport kann viele andere Funktionen haben. So stärkt Kampfsport das Selbstbewußtsein; Gruppen- und Mannschaftssportarten helfen, Kontakt zu finden; Bauchtanz oder Jazz-Tanz schulen die Eleganz der Bewegung und die Ausdruckskraft, Bodybuilding vermittelt das Gefühl von Kraft und Stärke etc.
- Nutzen Sie sportliche Aktivitäten, um Kontakt zu Ihrem Körper zu bekommen.
- Spüren Sie bei Sport und Bewegung Ihre Kraft und Lebendigkeit, und genießen Sie es.

Sich dem Leben zuwenden

Welche guten Gründe Sie auch immer haben mögen, an Ihrer Bulimie festzuhalten, eins ist sicher: Die Eßstörung hindert Sie daran zu leben. Ihre ganze Lebensenergie ist im Kampf ums ideale Gewicht, um Essen oder Nicht-Essen und auch in Ihrer Selbstablehnung gebunden. Geneen Roth schreibt in ihrem Buch *Essen als Ersatz* sehr treffend, daß es im Gewichtskontrollkampf nicht um «fett bleiben» oder «schlank werden» geht, sondern darum, sich für Bewegung oder Stillstand zu entscheiden. Bewegung bedeutet, das eigene Selbstbild zu ändern, nicht mehr zu denken, man sei geknebelt und fehlerhaft, sondern zu glauben, man sei gesund und bei Verstand. Stillstand verlangt nichts von einem. Man muß sich nicht ändern, kein Risiko eingehen, keine gesellschaftlichen Wertungen und Vorstellungen hinterfragen. Diese Einstellung verlangt nicht, daß man schlank wird – nur daß man sich weiter wünscht, schlank zu werden. Geneen Roth bezeichnet das «Sich-fett-Fühlen» als eine Maske, die es einer Person ermöglicht, sich hinter einem altvertrauten Problem zu verstecken, und sie so davon abhält, an den Ursprung eines gegenwärtigen und weniger vertrauten Leids zu gelangen.

Ein entscheidender Schritt in Richtung einer positiven Veränderung wird vollzogen, wenn Sie nach und nach anfangen können, Ihre Energie von den Themenbereichen Essen und Gewicht zu lösen und in eine neue Richtung zu lenken. Ändern Sie Ihren Stil, mit sich und dem Leben umzugehen. In welchem Tempo das geschieht, bestimmen nur Sie selbst.

Werfen Sie Irrtümer und Ausreden, die Sie am Leben hindern, nach und nach über Bord. Hören Sie damit auf,

- Schlanksein als Allheilmittel für alle Lebensprobleme zu betrachten und das Leben zu verschieben auf irgendwann, wenn Sie schlank sind;
- im Gewicht das zentrale Ausdrucksmittel Ihrer Person zu sehen;
- nur sehnsuchtsvoll zu wünschen und nicht zu handeln;
- sich von der Waage sagen zu lassen, wie Sie sich fühlen sollen;

wertvolle Lebensenergie und -zeit zu verschwenden, um ein im Grunde lächerliches Ziel, nämlich eine bestimmte Zahl auf der Waage, zu erreichen.

Wenden Sie sich dem Leben zu, indem Sie beginnen,

- den Sinn und Zweck des Schlankheitsstrebens ernsthaft zu hinterfragen;
- im Hier und Jetzt zu leben – mit welcher Körperform auch immer;
- das Leben aktiv anzupacken, sich andere, effektivere Wege der Verbesserung des Selbstbewußtseins zu erschließen als eine schlanke Figur;
- Essen als das anzusehen, was es im Grunde ist, eine Handlung, die das Leben bejaht, und es nicht weiterhin zur Selbstzerstörung zu mißbrauchen.

Möglicherweise konnten einige Informationen, Tips und Anregungen in diesem Buch Ihnen helfen, Ihr Problem klarer zu sehen. Vielleicht sind Sie aber auch deprimiert, weil Sie festgestellt haben, wieviel Arbeit noch vor Ihnen liegt. Wie auch immer: Niemand erwartet von Ihnen, daß Sie all Ihre Schwierigkeiten ganz allein bewältigen. Organisieren Sie sich Unterstützung durch Gespräche mit Angehörigen, Freunden und anderen Betroffenen. Suchen Sie sich eine Therapeutin Ihres Vertrauens, die Sie begleitet und Ihnen beisteht.

Der Weg zur Heilung ist lang, aber auch spannend und lebendig. Nehmen Sie Ihren Mut zusammen, und tauschen Sie Überessen und Hungern gegen das Leben ein. Ich wünsche Ihnen viel Glück dabei!

Für die Angehörigen

Das Problem ansprechen

Sie wissen oder vermuten, daß jemand, der Ihnen am Herzen liegt, an Bulimie leidet. Möglicherweise haben Sie klare «Beweise» für das Vorliegen einer Eßstörung, vielleicht aber auch nur «so eine Ahnung», daß etwas mit dem Eßverhalten dieses Menschen nicht stimmt. Wie auch immer: Zögern Sie nicht länger. Das hilft weder Ihnen noch dem anderen. Überwinden Sie Ihre Scheu, und sprechen Sie mit der betreffenden Person über Ihre Befürchtungen und die Sorgen, die Sie sich machen. Wie Sie das am besten angehen, erfahren Sie in diesem Kapitel.

Eventuell ist die Bulimie Ihrer Tochter, Freundin oder Partnerin aber auch kein Geheimnis mehr, sondern schon seit einiger Zeit ein offenes Thema in Ihrer Beziehung zueinander, und Sie haben bereits seit längerem versucht, der Erkrankten mit den verschiedensten Mitteln zu helfen. Möglicherweise mußten Sie dabei feststellen, daß alles oder das meiste, was Sie probiert haben, wenig hilfreich war. Statt dessen haben Sie erfahren, daß sich die Betroffene gegen Ihre Hilfe sperrt oder sie ignoriert. Ihr Kontakt besteht fast nur noch aus Streitgesprächen. Sie fühlen sich erschöpft, ratlos und fragen sich, was ein weiteres Gespräch mit der Eßgestörten nach den zahllosen bereits geführten Debatten noch bringen kann. Eine Diskussion nach dem gewohnten Muster wäre tatsächlich Zeit- und Energieverschwendung. Sinnvoller ist es, damit anzufangen, die verhärteten Fronten langsam aufzulösen. Beenden Sie die «Kontrollschlacht», und beginnen Sie, statt dessen (wieder) miteinander zu sprechen und einen ehrlichen und offenen Kontakt aufzubauen.

Dies wird möglich, indem Sie zum einen Ihr Gesprächsverhalten überprüfen und gegebenenfalls modifizieren und zum anderen, indem Sie Ihre Einstellung zu den «Besitzverhältnissen» in bezug auf die Erkrankung verändern.

Die Bulimie als persönliches Recht

Die Eßgestörte betrachtet ihre Bulimie als das zentrale Ausdrucksmittel für die eigene Persönlichkeit. Sie benutzt die Eß-/Brechsucht, um sich Identität, Individualität und Eigenständigkeit zu verschaffen, ihre Gefühle und das Leben in den Griff zu bekommen. Zwar ist eine Eßstörung objektiv betrachtet eine wenig geeignete Lebensbewältigungsstrategie, dennoch ist sie eine durch und durch persönliche Angelegenheit der Betroffenen und – so gesehen – ihr rechtmäßiger *Besitz*.

Je mehr nun jemand anders versucht, ihr diesen *Besitz* zu nehmen, desto stärker wird sie ihn festhalten. In ihrer psychischen Welt kann sie eine solche «Enteignung» gar nicht zulassen, da die Eßstörung für sie eine so überlebenswichtige Rolle spielt. Die Bulimie aufzugeben ist für sie gleichbedeutend damit, ihre Person aufzugeben. Eine Mißachtung dieser «Besitzverhältnisse» führt nur dazu, daß die Betroffene sich um so mehr an die Eß-/Brechsucht klammert und letztendlich in einer Verteidigungshaltung erstarrt. Die Konzentration auf das Festhalten der Eßstörung verhindert, daß sie ausprobieren kann, ihr Leben auf andere Weise in die Hand zu nehmen, und macht so weitere Entwicklungsschritte unmöglich. Die Chance zur Heilung besteht also nur dann, wenn es den Angehörigen gelingt, die Grenzen der Betroffenen zu respektieren und die Bulimie wirklich als persönliche Angelegenheit der Eßgestörten zu betrachten, in die sie sich nicht (mehr) unerwünscht einmischen. Sie können Ihre Meinung darstellen, Angebote und Vorschläge machen, aber die Entscheidung zur Veränderung über Eßgewohnheiten kann nur die Betroffene selber fällen. Dies bedeutet nicht, daß die Angehörigen sich in dieser Sache von nun an nicht mehr äußern dürfen und sich alles «bieten» lassen müssen. Jedoch bezieht sich ihr Mitspracherecht nur auf die Punkte, an denen die Bulimie den Ablauf ihres Alltags ganz konkret stört.

Insgesamt gilt also:

> - Akzeptieren Sie Ihre eigenen Grenzen und Möglichkeiten.
> - Respektieren Sie das Recht der Eßgestörten auf ihr eigenes Leben.
> - Entwickeln Sie Vertrauen darin, daß die Betroffene ihr Leben und die Bulimie auf ihre eigene Art und Weise managen kann.

Was ist das Ziel eines Gesprächs?

Das Ziel einer Unterhaltung mit der Betroffenen über die Eßstörung ist abhängig vom derzeitigen Stand der Dinge.

Wenn Sie nicht sicher sind, daß wirklich eine Eß-/Brechsucht vorliegt, ist das Gesprächsziel,
- Ihre Befürchtung zu überprüfen und
- gegebenenfalls ein Gesprächs- und Hilfsangebot zu machen.

Falls Sie wissen, daß eine Bulimie besteht und erstmalig mit der Eßgestörten darüber reden wollen, geht es darum,
- klarzustellen, daß Sie um die Eßstörung wissen,
- ein Gesprächs- und Hilfsangebot zu machen
- und der Person Gelegenheit zu geben, sich über ihr Problem auszusprechen – wenn sie möchte.

Wenn Sie mit der Eßgestörten zusammenleben und ihre Verhaltensweisen (z. B. ein ständig besetztes Bad, verschwundene Lebensmittel und verschmutzte Toiletten) immer wieder Anlaß zur Verärgerung oder zum offenen Streit geben, so ist der Sinn des Gespräches,
- der Betroffenen mitzuteilen, daß Sie sich bestimmte Regelungen in bezug auf die Punkte wünschen, an denen die Eßstörung den Ablauf Ihres Alltags konkret stört.

Unabhängig davon, ob Sie erstmalig oder zum x-ten Mal ein Gespräch über die Bulimie mit der Betroffenen führen wollen, beherzigen Sie bitte folgendes:

Versuchen Sie nicht, das Problem in diesem einen Gespräch zu lösen. Zunächst geht es nur darum, der Betreffenden das Gefühl zu vermitteln, daß das Eßproblem ihre eigene Sache ist, in die Sie sich nicht (mehr) unerwünscht einmischen wollen. Stellen Sie klar, daß Sie den Sinn des Gespräches darin sehen, durch gemeinsame Absprachen die negativen Auswirkungen zu reduzieren, die die Eßstörung ganz konkret auf *Ihr* Leben hat.

Wie soll das Gespräch ablaufen?

Auch wenn es ungewohnt erscheint: Planen Sie das Gespräch sorgfältig, und bereiten Sie sich darauf vor. Überlegen Sie, was Sie sagen und erreichen wollen. Schreiben Sie Ihre diesbezüglichen Gedanken eventuell auf. Sehr hilfreich kann es sein, dies alles mit einer Vertrauensperson zu besprechen. Mit den folgenden Punkten sollten Sie sich vor dem Beginn des Gesprächs auseinandergesetzt haben:

Wer spricht am besten mit der Eßgestörten?

Die Auswahl sollte hier nicht davon abhängig gemacht werden, wer die meiste Autorität gegenüber der Eßgestörten besitzt. Entscheidend für die Gesprächsbereitschaft ist das Ausmaß an Vertrauen, das die Betreffende zu einem Menschen hat. Wenn Sie den Eindruck haben, daß sie nicht (mehr) allzuviel Vertrauen zu Ihnen hat, überlegen Sie, ob es möglich ist, eine Freundin oder einen Freund der Eßgestörten ins Vertrauen zu ziehen, die/der zunächst einmal allein mit ihr spricht oder bei Ihrer Unterhaltung anwesend ist. Falls Sie als Eltern das Gespräch führen möchten: Ist es günstiger, wenn Sie zu zweit mit der Tochter sprechen oder nur einer von beiden? Wenn Sie zu zweit mit ihr reden wollen, ist es sehr wichtig, daß Sie während des Gesprächs beide an einem Strang ziehen. Klären Sie also vorher Ihre Standpunkte untereinander ab, und einigen Sie sich auf eine einheitliche Position.

Wann sollte das Gespräch am besten stattfinden?

Diese Unterhaltung ist keine «Zwischen-Tür-und-Angel-Angelegenheit». Nehmen Sie sich ausreichend Zeit dafür. Achten Sie auch darauf, daß Sie das Gespräch auf einen Zeitpunkt legen, an dem Sie selbst erfahrungsgemäß einigermaßen entspannt und ruhig sind, also beispielsweise nicht gleich nach der Arbeit oder vor einem aufregenden Ereignis. Sprechen Sie den Termin mit der Betroffenen ab, und lassen Sie sie merken, wie wichtig Ihnen diese Unterhaltung ist.

Wo sollte das Gespräch ablaufen?

Suchen Sie einen Ort aus, an dem Sie ungestört miteinander sprechen können. Versuchen Sie, Störquellen wie Klingel, Telefon, Fernsehen etc. auszuschalten. Bitten Sie gegebenenfalls Familienmitglieder bzw. Mitbewohner um Rücksicht. Falls die häuslichen Bedingungen kein Ungestörtsein zulassen, wäre zum Beispiel ein Waldspaziergang eine Alternative.

Welches Gesprächsverhalten ist am günstigsten?

Bemühen Sie sich, die Unterhaltung in Ruhe, Freundlichkeit und Offenheit zu führen.

Hier einige Hinweise auf günstiges und weniger günstiges Gesprächsverhalten:

- Fragen Sie, *was Ihre Gesprächspartnerin denkt*, anstatt ihre Meinung vorwegzunehmen. Hören Sie genau zu, was sie antwortet.
  Ungünstig: «Dir ist ja sowieso egal, wie es uns geht!»
  Günstiger: «Machst du dir Gedanken darüber, wie es uns geht?»
- *Vermeiden Sie Vorwürfe* und Anschuldigungen. Sie erzeugen eine Verteidigungshaltung und zerstören die offene Atmosphäre. Sprechen Sie statt dessen von sich. Berichten Sie davon, wie es Ihnen geht, wie Sie die Situation empfinden etc.

Ungünstig: «Dich kann man keine Sekunde allein lassen!»
Günstiger: «Ich fühle mich scheußlich, wenn ich hinter dir herspioniere, ob du erbrichst.»

- Üben Sie nur *Kritik an der Sache*, am konkreten Verhalten. Stellen Sie nicht die Person als Ganzes in Frage.

Ungünstig: «Du bist unzuverlässig!»
Günstiger: «Deine Angewohnheit, Verabredungen nicht einzuhalten, ärgert mich sehr.»
Ungünstig: «Dir kann man nichts anvertrauen!»
Günstiger: «Mich stört es, daß du oft Geld, das ich dir anvertraut habe, für Essen ausgibst, auch wenn du davon eigentlich etwas anderes kaufen solltest.»

- *Bleiben Sie beim Thema.* Lassen Sie freundlich, aber bestimmt keine Ablenkung zu. Verweisen Sie darauf, daß darüber später gesprochen werden kann. Zeigen Sie Verständnis, daß es der Betroffenen schwerfällt, über die Eßstörung zu sprechen.
- *Drücken Sie Ihre Gefühle offen aus,* achten Sie jedoch darauf, daß Sie die Gelegenheit nicht dazu nutzen, um endlich mal all die Wut auf die Eßgestörte loszuwerden, die sich schon lange in Ihnen aufgestaut hat.

Wenn das Gespräch außer Kontrolle gerät: Brechen Sie es freundlich, aber bestimmt ab und äußern Sie Ihre *Bereitschaft, es ein anderes Mal fortzusetzen.*

Worüber sollte gesprochen werden?

Der Gesprächsinhalt bezieht sich auf drei Themen:

- Was stört oder beunruhigt Sie konkret?
- Wie geht es Ihnen dabei?
- Was soll anders werden?

Welches Verhalten der Eßgestörten stört und beunruhigt Sie?
Nennen Sie Fakten, und machen Sie keine versteckten Anspielungen. Unklare Andeutungen öffnen Hintertüchen für Ausflüchte.
Ungünstig: «Irgendwie reicht das Haushaltsgeld in letzter Zeit hinten und vorne nicht.»

Günstiger: «Deine Heißhungeranfälle sind für unsere Haushalts-kasse eine große Belastung.»

Ungünstig: «Du verbringst viel Zeit im Bad.»

Günstiger: «Ich habe dich erbrechen hören.»

Welche Gefühle erzeugen diese Beobachtungen bei Ihnen?
Teilen Sie möglichst offen und direkt mit, welche Gefühle das Verhalten der Eßgestörten in Ihnen auslöst. Bleiben Sie bei Ihren eigenen Emotionen, und driften Sie nicht in Mutmaßungen darüber ab, was die Betroffene Ihrer Meinung nach fühlen mag.

Ungünstig: «Du fühlst dich von mir allein gelassen.»

Günstiger: «Deine Eßstörung deprimiert mich, weil ich befürchte, als Mutter versagt zu haben.»
Achten Sie darauf, daß Sie sich nicht in Wut reden. Bleiben Sie ruhig. Brechen Sie das Gespräch notfalls mit dem Hinweis ab, es später fortzusetzen.

Welche Veränderungen wünschen Sie sich?
Achten Sie darauf, realistische, das heißt erreichbare Ziele zu nennen. Veränderungswünsche sollen zunächst nicht auf das Beenden der Eßstörung fixiert sein. Beziehen Sie Ihre Forderungen statt dessen auf die Veränderung konkreter Punkte, in denen Sie den Ablauf Ihres täglichen Lebens durch das Verhalten der Eßgestörten beeinflußt sehen (verschmutzte Toilette, verschwundene Lebensmittel, besetztes Bad...). Achten Sie darauf, daß Ihre Forderungen nicht wie Maschinengewehrsalven klingen, das drängt Ihre Gesprächspartnerin in die Defensive und beeinflußt ihre Gesprächsbereitschaft ungünstig. Bemühen Sie sich – auch wenn es schwer fällt –, zunächst Verständnis und Besorgnis für die Person auszudrücken und erst danach Ihre eigenen Wünsche zu formulieren.

Ungünstig: «Ich erwarte von dir, daß du sofort mit dem Erbrechen aufhörst.»

Günstiger: «Ich weiß, daß das nicht einfach für dich sein wird, aber ich möchte, daß du nach dem Erbrechen die Toilette so sauber hinterläßt, wie du sie vorgefunden hast.»

Fragen Sie die Eßgestörte zum Abschluß, ob Sie ihr helfen können, und wenn ja, auf welche Weise. Nehmen Sie ihre Antwort darauf wirklich ernst! Bieten Sie eventuell Ihre Hilfe an, professionelle Unterstützung zu organisieren. Respektieren Sie jedoch, wenn die Betroffene dies ablehnt.

In diesem einen Gespräch können Sie möglicherweise nicht alles sagen, was Sie sich vorgenommen haben. Haben Sie Geduld, und setzen Sie sich selbst und Ihre Gesprächspartnerin nicht unter Druck. Überfrachten Sie die Unterhaltung nicht. Diese Diskussion ist nicht die letzte Chance, Ihre Angelegenheiten zu regeln. Vereinbaren Sie die Möglichkeit einer weiteren Unterhaltung. Auch wenn Sie diese Diskussion vielleicht verfrüht abbrechen müssen: Bewahren Sie Ruhe. Signalisieren Sie weiterhin Gesprächsbereitschaft.

Mit welchen Reaktionen müssen Sie rechnen?

Die Reaktionen, die eine Eßgestörte zeigt, wenn Sie (vielleicht erstmalig) auf ihre Bulimie angesprochen wird, können sehr verschieden sein. Häufige Auswirkungen sind:

Erleichterung:

Die Betroffene ist froh, daß sie ihr Geheimnis endlich preisgeben kann, und empfindet es als Entlastung, sich ihren Kummer von der Seele zu reden. Die Chance, daß sie aufgeschlossen ist für Hilfe von außen, ist hier recht groß.

Sicherheit:

Die Eßgestörte bekommt durch Ihre Rückmeldung die Gewißheit, daß sie tatsächlich ernsthafte Probleme hat. Die meisten Eß-/Brechsüchtigen trauen ihren eigenen Gefühlen und Wahrnehmungen nicht und sind daher extrem unsicher, ob sie wirklich krank sind. Eine Bestätigung von außen schafft Klarheit. Machen Sie deutlich, daß Sie jederzeit bereit sind, ihr zu helfen, und lassen Sie sie dann in Ruhe. Sie wird wahrscheinlich Zeit brauchen, diese Erkenntnis erst einmal zu verarbeiten.

Verleugnung:

Die Betroffene streitet das Vorliegen einer Eßstörung vehement ab und besteht darauf, daß alles in Ordnung ist. Bleiben Sie möglichst ruhig, und zählen Sie ihr die konkreten Gründe für Ihre Beunruhigung auf.

Verteidigung:

Nicht selten reagiert die Eß-/Brechsüchtige mit Sätzen wie: «Kümmere dich gefälligst um deine eigenen Angelegenheiten!» Zeigen Sie ihr in diesem Fall die konkreten Punkte auf, in denen die Eßstörung sehr wohl Ihre Angelegenheiten berührt. Machen Sie ihr klar, daß ein Zusammenhang besteht zwischen dem Verhalten der Betroffenen und Ihrem Leben. Eine weitere, häufige Reaktion ist ein «Gegenangriff» wie beispielsweise: «Kehre erst mal vor deiner eigenen Tür. Du hast doch selbst Probleme!» Antworten Sie ihr darauf in ruhigem Ton, daß Sie um Ihre Schwierigkeiten wissen, jedoch seien Ihre Probleme nicht Gegenstand des aktuellen Gesprächs. Hier und jetzt gehe es um die Schwierigkeiten, welche die Eßstörung verursache. Für die Besprechung anderer Probleme könne man sich ein andermal Zeit nehmen.

Die Möglichkeit, daß sich die Eßgestörte in einem Gespräch über ihre Bulimie trotz aller Behutsamkeit erst einmal bloßgestellt fühlt, ist ziemlich groß. Sie ist vielleicht wütend und schlägt (verbal) verletzt um sich. Seien Sie darauf gefaßt, und bewahren Sie die Ruhe. Bleiben Sie offen, und wiederholen Sie Ihr Angebot zu helfen. Falls die Betroffene sich aber über einen längeren Zeitraum hartnäckig weigert, Ihre Hilfe anzunehmen, sollten Sie – so schwer es Ihnen auch fallen mag – Ihre Hilfsangebote einstellen. Weiteres Insistieren würde niemandem etwas nützen und die Fronten nur noch weiter verhärten. Es gilt in diesem Fall, die eigenen Grenzen zu akzeptieren und eine Erholungspause einzulegen. Für viele Angehörige ist dies leichter gesagt als getan, denn ein solcher Rückzug löst bei ihnen starke Schuldgefühle aus. Hier sollten Sie sich ernsthaft überlegen, ob Sie sich professionelle Unterstützung organisieren (z. B. eine Beratung aufsuchen), um mit dieser Situation klarzukommen.

Eine gute Beziehung aufbauen

Die ersten ehrlichen Gespräche zwischen Eßgestörten und ihren Angehörigen über die Bulimie können recht ungemütlich ablaufen. Lang aufgestaute intensive Gefühle kommen vielleicht auf eine Weise zur Sprache, die weh tut. Es wird meist deutlich, wie wenig man gewohnt ist, wirklich offen miteinander zu reden, wie schwer es fällt, eigene Gefühle auszudrücken oder die der anderen in bezug auf die eigene Person zu ertragen. Viele müssen enttäuscht feststellen, daß sie ihr Gegenüber eigentlich kaum kennen, obwohl man zusammenlebt. Sie merken, daß sie sich irgendwann ein Bild vom anderen gemacht haben, das mit der Zeit erstarrt ist und heute gar nicht mehr zutrifft oder noch nie zutraf. Nicht wenige müssen sich bewußtmachen, daß all die Dinge, die eine Beziehung lebendig und befriedigend machen, nach und nach aus dem gemeinsamen Kontakt verschwunden sind und ihre Begegnungen sich auf Streitereien über die Eßstörung reduziert haben.

Obwohl es also eine Menge Scherben gibt, ist der erste Schritt auf dem Weg zu einer positiven Veränderung bereits getan. Eine Ent-Täuschung gibt immer den Blick auf die Wahrheit frei, und die ist ein solider Grundstein, um darauf etwas Neues entstehen zu lassen. Nutzen Sie diese Chance, und beginnen Sie, eine Beziehung zueinander aufzubauen, die allen beteiligten Personen gerecht wird. Das bedeutet, sich selbst und den anderen neu kennenzulernen. Die Entwicklung einer neuen Beziehung zueinander ist vergleichbar mit einer schwierigen Geburt: langwierig, schmerzhaft, von Angst und Unsicherheit begleitet. Aber das Ergebnis lohnt die Mühe: Ein neues Wesen erblickt das Licht der Welt. Es wirkt zunächst noch etwas schrumplig und unförmig, strahlt aber doch Lebendigkeit, Kraft und Optimismus aus. Auch eine Beziehung ist ein lebendiges Wesen, das – wie ein Säugling – Zuwendung, Schutz und Pflege braucht, wenn es wachsen und gedeihen soll. Gehen Sie geduldig miteinander um, und lassen Sie sowohl sich selbst als auch der Eßgestörten Zeit, sich auf diese Veränderung einzustellen, denn Sie sind beide nicht gewohnt, Energie und Aufmerksamkeit in Ihre eigene Entwicklung zu stecken.

Für Beziehungen, die sich in einem solchen Veränderungsprozeß befinden, hat es sich als hilfreich erwiesen, *feste Diskussionszeiten* zu vereinbaren, sich zum Beispiel an einem bestimmten Tag in der Woche abends zusammenzusetzen. An diesem Termin hat jeder die Gelegenheit, sich auszusprechen, Veränderungswünsche anzumelden und sie mit den anderen zu diskutieren. Diese festen Gesprächstermine erscheinen am Anfang ungewohnt und «künstlich», werden aber bald als Entlastungsmöglichkeit erkannt und geschätzt. Denn sie helfen, fruchtlose und verletzende Streitereien zwischen Tür und Angel zu vermeiden, und erleichtern es, den Rest der Woche unbeschwerter miteinander umzugehen.

Als ebenso hilfreich hat es sich erwiesen, *Umgangsregeln für die gemeinsamen Gespräche* aufzustellen. Diese Regeln werden anfangs gemeinsam festgelegt, und jeder verspricht, sich daran zu halten.

Solche Regeln sind zum Beispiel:

- Es wird ehrlich und in Ruhe miteinander gesprochen, anstatt die gewohnten «Gefühlsschlachten» auszutragen. Die tun nur weh und bringen keinen Fortschritt.
- Statt Vermutungen anzustellen, fragt man, wie es wirklich ist.
- Jeder darf seine Meinung zu einem Thema sagen.
- Jeder läßt den anderen ausreden.
- Jeder hört zu, ohne gleich ein Urteil zu fällen.
- Auch negative Gefühle dürfen ausgesprochen werden.
- Jeder bemüht sich, die Argumente des anderen wirklich ernst zu nehmen.
- Kritik soll nicht verletzend ausgedrückt werden, sondern aufbauen, indem sie Verbesserungsvorschläge enthält.
- Vorwürfe und Schuldzuweisungen sind nicht erlaubt.
- Lob und Kritik sollten im Gleichgewicht sein.

Gehen Sie bei Ihren Veränderungsbestrebungen Schritt für Schritt vor, und setzen Sie sich immer nur kleine Ziele, die Sie miteinander erreichen wollen. Denken Sie daran: Sie haben etliche Jahre unter den «alten» Bedingungen gelebt, geben Sie sich also Zeit, sich umzustellen. Gewöhnen Sie sich an den Gedanken, daß es völlig normal ist, Probleme zu haben und dies auch zu zeigen. Probieren Sie verschiedene Lösungen aus, und wählen Sie die aus, die am besten funktioniert. Gestehen Sie sich Fehler zu, und bewahren Sie bei Rückschlägen die Ruhe. Zeigen Sie keinen falschen Stolz, wenn Sie feststellen, daß der Veränderungsprozeß über Ihre Kräfte geht. Gönnen Sie sich Ruhepausen. Überlegen Sie auch, ob es nicht günstiger wäre, sich professionelle Unterstützung zu organisieren, die Ihnen hilfreich beisteht.

Klare Grenzen setzen

Es kommt häufig vor, daß Eßgestörte in bezug auf die Verantwortung, die sie im Familiensystem tragen, überlastet oder unterfordert sind; oft werden sie auch abwechselnd als Erwachsene oder als unmündiges Kind behandelt. Um dieses Ungleichgewicht positiv zu verändern, ist es notwendig, die Verantwortlichkeiten jedes Familienmitglieds neu abzustecken, so daß sie dessen Alter und Fähigkeiten entsprechen. Die Eßgestörte sollte das Recht haben, erwachsen und selbständig zu werden, andererseits aber auch die Möglichkeit, ihrem Alter entsprechend noch kindlich zu sein. Da viele Eltern unsicher sind, welche Freiheiten und Pflichten dem Alter ihres Kindes angemessen sind, wird empfohlen, gegebenenfalls Freunde, Lehrer, Therapeuten danach zu fragen.

Unterforderung vermeiden

Nicht selten ist zu beobachten, daß Eltern die Eßstörung ihres Kindes als «Behinderung» betrachten, derentwegen man der Betroffenen nicht so viel zumuten kann. Diese gutgemeinte Haltung entmutigt und verunsichert die Eßgestörte jedoch, weil sie spürt, daß ihr nicht zugetraut wird, ihr Leben zu bewältigen. In diesem Fall sollten der Betroffenen mehr Verantwortlichkeiten gegeben werden; das stärkt ihr Gefühl, kompetent und als Person respektiert zu sein.

Überforderung vermeiden

Vermeiden Sie es, Ihrem Kind die Probleme Erwachsener anzuvertrauen (Eheprobleme, Geldsorgen, berufliche Schwierigkeiten etc.). Diese Informationen überfordern und ängstigen es, auch wenn es dies nicht offen zeigt. Die Betroffene braucht das Gefühl, daß ihre Eltern als Autoritäten, als Quelle der Sicherheit und Geborgenheit hinter ihnen stehen, damit sie sich beruhigt der eigenen Selbständigkeitsentwicklung zuwenden kann.

Ausgewogenheit in den Beziehungen schaffen

Meistens haben bulimische Personen entweder eine sehr intensive Beziehung zur Mutter oder – was seltener vorkommt – zum Vater; der jeweils andere Elternteil wird als entfernt wahrgenommen. Die Ausgewogenheit im Verhältnis zu beiden Eltern fehlt. Es wäre wünschenswert, wenn der entferntere Elternteil (üblicherweise der Vater) sich mehr für seine Tochter interessieren würde und ihr auf diese Weise näherkommen könnte. Für die Mutter ergibt sich dadurch die Aufgabe und Möglichkeit, sich aus der Rolle der «besten Freundin» der Tochter nach und nach zurückzuziehen, eigenen Interessen nachzugehen und sich verstärkt gleichaltrigen Frauen oder ihrem Mann als Vertrauenspersonen zuzuwenden.

Das Recht auf Privatsphäre respektieren

Jeder Mensch braucht Zeit und Ruhe, um über persönliche Dinge nachzudenken, um die eigene Meinung zu bestimmten Fragen des Lebens erforschen zu können. Abgesehen von einem inneren Freiraum benötigt jeder auch einen äußeren Raum, der nur ihm persönlich zur Verfügung steht, in dem er sich geschützt und sicher fühlt und sich ausdrücken kann (z. B. ein eigenes Zimmer, ein Tagebuch, ein Kästchen zum Aufbewahren von «Schätzen» etc.). Diese Rückzugs- und Ausdrucksmöglichkeiten sind gerade für Teenager wichtig, um die Konturen der eigenen Persönlichkeit ausbilden beziehungsweise erfassen zu können. Man hat festgestellt, daß in Familien eßgestörter Personen das Recht, allein zu sein, Geheimnisse zu haben, sich von anderen abzugrenzen, häufig nicht geachtet wird. Eins der neu erstellten Familiengesetze sollte daher lauten:

> **Jede Person hat das Recht auf eine Privatsphäre!**

Nicht nur die Kinder, auch die Eltern haben ein Recht auf Privatsphäre – ohne dann gleich Rabeneltern zu sein! Gewöhnen Sie sich daher an, nicht jederzeit verfügbar zu sein. Machen Sie eventuell Zeiten mit Ihrem Kind aus, wann Sie ansprechbar bzw. erreichbar sind. Trauen Sie sich, das Leben zu genießen und eigene Unternehmungen zu starten, obwohl Ihre Tochter eßgestört ist. Haben Sie ein offenes Ohr dafür, wenn die Betroffene sich beschwert, daß Sie zuwenig Zeit mit ihr verbringen. Aber lassen Sie nicht zu, daß die Eßstörung Ihr Leben bestimmt!

Das Leben miteinander regeln

Die Bulimie ist eine persönliche Angelegenheit der eßgestörten Person. Es bedarf jedoch Absprachen in bezug auf die Punkte, die das alltägliche Leben der anderen betreffen. Klare Regelungen entlasten alle: Sie können die Betroffene nicht davon abhalten, das gestörte Eßverhalten weiter zu praktizieren, aber sie können das Leben miteinander erheblich erleichtern. Die Angehörigen können endlich wieder ihr gewohntes Leben aufnehmen, sich ihren Interessen und auch eigenen Problemen zuwenden. Auch der Kontakt untereinander kann sich dann endlich wieder auf etwas anderes beziehen als auf die Eßstörung bzw. Essen oder Nicht-Essen.

Allgemeine Regeln im Umgang miteinander
- Die Grenzen und Wünsche des anderen respektieren.
- Nachfragen, anstatt die Bedürfnisse des anderen zu «erraten».
- Miteinander reden; dem anderen mitteilen, was man beobachtet, welche Meinung man darüber hat und was man zu tun gedenkt.
- Offen und ehrlich sein.

Damit die Regelungen tatsächlich eine Entlastung für alle darstellen, sind folgende Punkte zu beachten:
- Die Absprachen sollten wirklich gemeinsam getroffen werden. Die Gesetze werden zwar letztendlich von den Eltern etabliert, sollten aber mit allen Beteiligten abgesprochen werden, zumindest sollten die Argumente jeder Person angehört werden.
- Die Regeln sollten im einzelnen genau beredet und nicht einfach vorausgesetzt werden.
- Sie sollten klar und realistisch (also durchsetzbar) sein.
- Sie sollten das Alter und die Selbständigkeit des anderen einbeziehen. Die Ehepartnerin oder die Mitbewohnerin kann man nicht wie einen Teenager behandeln, eine Siebzehnjährige nicht wie eine Zwölfjährige.
- Die Gesetze sollten konsequent eingehalten werden, damit die Grenzen klar und spürbar sind.
- Sie sollten ab und an gemeinsam überprüft werden, ob sie noch zutreffen oder ob sie veränderungsbedürftig sind.

Thema: Essen und Haushalt

Lassen Sie Debatten um das Thema «Essen» nicht zum Machtkampf werden. Erklären Sie die *gemeinsamen Mahlzeiten* zur «streßfreien Zone». Jeder darf selbst bestimmen, was er essen und nicht essen möchte. Das bedeutet: Die Eßgestörte selbst ist die einzige, die über ihr Essen und Nicht-Essen entscheiden sollte. Lockern Sie das strenge Reglement, das bisher in bezug auf das gemeinsame Essen bestand: Die Betroffene kann sich ihre Mahlzeit auf Wunsch selbst zubereiten oder mit am Tisch sitzen, ohne etwas zu essen, oder den Mahlzeiten fernbleiben. Selbst wenn sie Probleme mit der Kontrolle hat, *Sie* sind nicht diejenige(n), die die Kontrolle übernehmen sollte(n). Geben Sie ihr die Chance, eigene Entscheidungen in bezug auf ihr Eßverhalten zu treffen und den Umgang mit dem Essen (und ihrem Leben) zu lernen.

Klären Sie genau ab, inwieweit die Eßsüchtige für ihre Heißhungeranfälle *Lebensmittel aus dem gemeinsamen Haushalt* verwenden darf. Eine Möglichkeit, klare Grenzen zu schaffen, wäre die Anschaffung eines «Freßbeutels» oder «Freßsacks», dessen Inhalt nur der Betroffenen zur Verfügung steht (siehe Ratgeberteil für Betroffene).

Entscheiden Sie gemeinsam, ob die eßgestörte Person *Hausarbeiten* machen soll bzw. will, die mit Essen zu tun haben (Einkaufen, Kochen etc.) oder ob sie statt dessen besser andere Pflichten übernimmt. Auch hier gilt: Fragen Sie die Betroffene, verlassen Sie sich nicht auf Vermutungen!

Richten Sie die *Einkaufsgewohnheiten* der Familie (Häufigkeit, Lebensmittelwahl etc.) nicht auf die eßgestörte Person aus. Jedes Familienmitglied sollte – trotz der eßgestörten Person – das essen können, was es möchte. Manche Eltern schaffen Vorräte ab und kaufen dafür häufiger ein, andere kaufen nur noch «gesundes» Essen oder Diät-Nahrung, haben keine Süßigkeiten oder ähnliches mehr im Haus, wieder andere kaufen extra viel ein etc. Diese «Extrawürste» führen nur dazu, daß die Betroffene nicht mehr mit der Realität konfrontiert wird. Sie muß der Schwere ihres Problems nicht ins Auge blicken, sich nicht damit auseinandersetzen. Diese Fluchtmöglichkeit mindert entsprechend ihre Motivation, etwas gegen ihr Eßproblem zu tun.

Statt dessen geht es darum, daß die Eßgestörte die Konsequenzen ihres bulimischen Verhaltens selbst trägt. Das bedeutet beispielsweise: Es wird von ihr erwartet, daß sie nach Heißhungeranfällen das dafür verwendete bzw. entwendete Essen ersetzt; das von ihr

verschmutzte Bad oder die Küche säubert; verdorbene Nahrungsmittel entsorgt, die sie «gehortet» hatte.

Vereinbaren Sie diesbezüglich klare und realistische Regeln. Stellen Sie auch Regeln auf für den Fall, daß die eßgestörte Person sich
nicht an die Regeln hält. Setzen Sie in einfachen, klaren Worten
einen Vertrag auf. Bestehen Sie auf der Einhaltung der Absprachen,
und finden Sie keine Entschuldigungen für die Eßgestörte.

Thema: Geld

Geld sollte nicht dazu benutzt werden, das Eßverhalten der Betroffenen zu kontrollieren. Viele Eltern versuchen, die Eßgestörte durch
das Aussetzen von Geldprämien dazu zu bewegen, das gestörte Eßverhalten aufzugeben. Diese Maßnahme reduziert bzw. degradiert
das Eßproblem auf eine Frage der (mangelnden) Motivation und
berücksichtigt nicht, daß eine Besserung nicht nur eine Willenssa-
che ist.

Falls die Betroffene Geld stiehlt, sichern Sie Ihr Geld, und kon-
frontieren Sie die Eßgestörte jedesmal damit, wenn etwas gestohlen
wurde. Das eigene Geld kann die Eß-/Brechsüchtige ausgeben, wie
sie es möchte. Erst wenn die Angelegenheiten anderer berührt sind,
dürfen diese sich einmischen und über eine Lösung verhandeln.

Die Betroffene sollte nicht mehr, aber auch nicht weniger Geld
für sich zur Verfügung haben, als es für ihr Alter üblich ist.

Thema: Essen gehen

Manche Eßgestörten haben Panik davor, öffentlich essen zu gehen,
für andere ist es nicht so ein großes Problem. Fragen Sie deshalb
nach, wie es damit bei Ihrer Angehörigen aussieht, anstatt aufs Raten angewiesen zu sein. Falls diese das Essen gehen als zu «gefährlich» oder zu unangenehm empfindet, zwingen Sie sie nicht dazu,
weichen Sie auf andere gemeinsame Aktivitäten aus.

Wichtig ist auch in diesem Bereich, daß die Betroffene die Konsequenzen ihres Verhaltens spüren und selbst tragen muß. Überlassen
Sie es deshalb auch der Eßgestörten selbst, Gründe für das Wegblei-

ben von zum Beispiel Gruppen- oder Familienessen mit den betreffenden Leuten zu besprechen. Hören Sie auf, Ausreden für sie zu erfinden.

Thema: Ratschläge geben

Eßgestörte sind extrem unsicher, was die Bewertung ihres äußeren Erscheinungsbildes angeht. Daher wollen sie oft die Meinung anderer zu ihrem Aussehen wissen. Geben Sie keine Ratschläge in bezug auf Gewicht, Kleidung oder Aussehen. Denn die Versicherung, daß die Betroffene gut bzw. schlank aussieht, bringt nur zeitweise Beruhigung. Längerfristig behindert es ihre Möglichkeiten, eigene Fähigkeiten zur Selbstbeurteilung zu entwickeln. Außerdem besteht die Möglichkeit, daß sie sich zum Beispiel durch ein Kompliment unter Druck gesetzt fühlt, immer so aussehen zu müssen, oder es als Hinweis darauf interpretiert, daß sie vorher schlecht ausgesehen hat. Sie kann sich unangenehm beobachtet und beurteilt fühlen.

Sagen Sie der Eßgestörten ehrlich, daß Sie kein gutes Gefühl dabei haben, wenn sie das Aussehen bzw. Gewicht so in den Vordergrund stellt im Vergleich zu ihren anderen Qualitäten. Weisen Sie auch darauf hin, daß es Sie mehr interessiert, wie es ihr geht, wenn sie sich um ihr Gewicht oder ihr Aussehen sorgt, und welche Gefühle sie hat.

Insgesamt ist es wichtig, zu beobachten, wieviel Wert in der Familie insgesamt auf Aussehen und Gewicht gelegt wird und wie sehr sich die Gespräche darum drehen. Möglicherweise muß sich der gesamte diesbezügliche Schwerpunkt der Familieninteressen verändern.

Stellen Sie sich nicht dafür zur Verfügung, sich ständig die Sorgen der Betroffenen anzuhören, ohne daß diese wirklich bereit ist, in diesen Gesprächen nach konstruktiven Lösungen zu suchen. Die Möglichkeit, jederzeit ihre Probleme bei Ihnen «abladen» zu können, vermindert das Bedürfnis der Eßgestörten, mit jemand anderem (z.B. einem Psychologen) darüber zu sprechen. Geben Sie ihr nicht das Gefühl, daß Sie ihr Problem ignorieren, aber sagen Sie ihr offen und ehrlich, daß ständiges Wiederholen der gleichen Litanei keine Besserung bringt.

Es soll noch einmal betont werden: Die Absprachen beziehen sich nur auf Punkte, in denen Ihre alltäglichen Angelegenheiten berührt sind, und sollen dazu dienen, Ihre Rechte zu wahren. *Der Vertrag ist kein Mittel, die Eßstörung bzw. die Betroffene zu kontrollieren!* Der Plan sollte flexibel sein und von Zeit zu Zeit gemeinsam besprochen bzw. aktuellen Veränderungen angepaßt werden.

Machen Sie sich darauf gefaßt, daß in der Anfangsphase alle Beteiligten sehr unsicher in bezug auf die Befolgung der Regeln sein werden. Die neue Art, miteinander umzugehen, ist gewöhnungsbedürftig und kann viele verwirrende Gefühle auslösen. Nehmen Sie sich Zeit für die Umstellung, und beobachten Sie alle Veränderungen genau. Auch wenn die Betroffene Ihnen schon x-mal gesagt hat, Sie sollen sich nicht in ihre Eßprobleme einmischen, wird sie vielleicht mit Angst reagieren, sobald Sie beginnen, diese Bitte tatsächlich zu befolgen. Sie wird möglicherweise denken, daß Sie kein Interesse mehr an ihr haben. Sehr häufig «testen» Eßgestörte in der ersten Zeit, ob die Zuneigung der Eltern bzw. des Partners noch vorhanden ist. Durch demonstrative Hilflosigkeit oder durch Nichtbefolgen der gemeinsamen Absprachen laden sie Eltern oder Partner subtil dazu ein, die Kontrolle über ihr Leben zu übernehmen. Widerstehen Sie dieser Versuchung – es würde nur eine Neuauflage der alten Kontrollschlacht bedeuten! Eine klare Haltung Ihrerseits ist wichtig, da die Betroffene auch Ihre Standfestigkeit und damit Ihre Zuverlässigkeit überprüfen will. Sobald sie spürt, daß sie sich auf Ihre Geradlinigkeit verlassen kann, traut sie sich, diese Testphase zu beenden, und kann sich der eigenen Entwicklung (und Heilung) zuwenden. Halten Sie sich daher konsequent an die Regeln. Zeigen Sie Ihre Zuneigung für die Betroffene, indem Sie sich für die *Person* und ihre Gedanken und Gefühle interessieren *anstatt* für die *Eßstörung*. Auf offensichtliche Hilferufe der Betroffenen kann reagiert werden, indem Sie offen und ehrlich über das jeweilige Problem sprechen und gemeinsam eine Lösung suchen.

Auf sich selber achten

Die meisten Angehörigen eßgestörter Personen kommen in die Beratung mit dem ernsthaften Willen, alles zu tun, was der Betroffenen helfen könnte, das gestörte Eßverhalten aufzugeben. Üblicherweise haben sie selbst schon eine ganze Menge «Rettungsmaßnahmen» ausprobiert und wissen nicht mehr weiter. Sie versprechen sich von dem Gespräch mit der Expertin ein Patentrezept, das alle Probleme zwar nicht auf einen Schlag, aber doch in kurzer Zeit lösen kann. Sie haben meist Schuldgefühle, sich nicht richtig und/oder genug um die Beseitigung der Eßstörung bemüht zu haben. Nun erwarten sie einen Rat, wie und wo sie sich intensiver um die Betroffene und ihr Eßproblem kümmern sollen, um die Schwierigkeiten zu lösen. Entsprechend skeptisch und beunruhigt reagieren sie, wenn sie hören müssen, daß ihre Möglichkeiten, die Eßstörung direkt zu beeinflussen, sehr begrenzt sind. Fast alle Angehörigen sind irritiert, wenn sie erfahren, daß ihre Chance zu helfen zum größten Teil darin besteht, sich zurückzuhalten, loszulassen und die Entscheidung über den Fortbestand der Eßstörung ganz der Betroffenen selbst zu überlassen. Nicht wenige Eltern wollen die Beratung angesichts dieser «Ungeheuerlichkeit» empört abbrechen. Für sie ist die Vorstellung unerträglich, ihr Kind mit derartig wichtigen Entscheidungen allein zu lassen. Ein solcher Schritt scheint ihnen gleichbedeutend mit dem Auftrag, ihr Kind «im Stich» zu lassen. Im weiteren Verlauf des Beratungsgesprächs zeigt sich dann üblicherweise, daß sich hinter dieser Empörung die Furcht davor verbirgt, sich die Begrenztheit der eigenen Möglichkeiten und damit verbundene Hilflosigkeitsgefühle einzugestehen. Die meisten sind sehr verunsichert, weil sie sich nicht vorstellen können, wie sie das «Loslassen» in die Tat umsetzen sollen und was die richtige «Dosis» an Selbständigkeit und Nähe bzw. Abhängigkeit für alle Beteiligten ist.

Auffällig ist auch die verblüffte Reaktion, wenn Angehörige im Laufe des Beratungsgesprächs gefragt werden, wie es ihnen – abgesehen von ihren Sorgen um die eßgestörte Person – geht. Es ist dann jedesmal deutlich zu spüren, wie ungewohnt diese Frage für sie ist. Sie scheinen ihre ganze Energie auf die Probleme mit der Eßstörung konzentriert zu haben. Das eigene Leben ist in den Hintergrund gerückt, persönliche Wünsche, Probleme und Ziele sind zweitrangig geworden bzw. werden kaum noch wahrgenommen. Die meisten sind sehr betrofffen, wenn ihnen bewußt wird, wie wenig sie selbst im Grunde in ihrem eigenen Leben vorkommen.

Die beschriebenen Reaktionen sind verständlich. Sie zeigen deutlich, daß nicht nur die Eßgestörte selbst, sondern auch die Angehörigen Unterstützung brauchen, um die Probleme in den Griff zu bekommen. Die Auseinandersetzung mit den Schwierigkeiten rund um die Eßstörung ist für alle Beteiligten ein längerfristiger und arbeitsintensiver Prozeß, der selten einfach und geradlinig verläuft und manche Überraschung bereithält. Zum Beispiel stellen viele Angehörige bei der Suche nach einer Antwort auf die Frage «Worüber würden Sie sich Sorgen machen, wenn es die Eßstörung von X nicht gäbe?» folgendes fest: Außer der Sorge um das Wohl der Betroffenen gibt es gute persönliche Gründe, sich so intensiv mit der Eßstörung zu beschäftigen, daß für anderes kaum noch Energie übrigbleibt. Denn diese Konzentration lenkt von anderen drängenden Lebensproblemen ab, die einer Klärung bedürften. Diese Erkenntnis ist im Grunde erleichternd, birgt jedoch auch Bestürzung und Schmerz, löst vielleicht Angst und Unsicherheit aus.

Leider kann Sie die Lektüre dieses Buches nicht vor den oft schmerzhaften Gefühlen schützen, die auf dem Weg zur Heilung auftreten und die manchmal schwer zu ertragen sind. Aber niemand erwartet von Ihnen, daß Sie alle auftretenden Schwierigkeiten allein bewältigen. Auch wenn es schwerfällt, organisieren Sie sich Hilfe und Beistand. Falls Sie sich dazu entschlossen haben, besprechen Sie Ihr Vorhaben mit der Eßgestörten. Es geht darum, ihr offen mitzuteilen, was Sie geplant haben. Sie brauchen jedoch nicht die Einwilligung der Betroffenen! Der Entschluß, professionelle Hilfe in Anspruch zu nehmen, ist einzig und allein Ihre persönliche Entscheidung. Denn nicht nur die Eßgestörte, auch Sie brauchen längerfristig eine Möglichkeit, Ihre Sorgen, Ängste, Unsicherheiten und Schuldgefühle zu äußern. Suchen Sie sich jemanden, der Ihnen hilft, die Konzentration auf die Eßstörungssymptomatik zu lockern, sich dem eigenen Leben zuzuwenden, eventuellen Lebensproblemen, die stets hinter der Eßstörung zurückgetreten sind, ins Auge zu blicken, und zu beginnen, ein eigenes Leben zu führen.

Informationen über verschiedene Psychotherapierichtungen und -formen sowie über Kosten, Dauer und Erfolgsaussichten einer psychotherapeutischen Behandlung finden Sie in Teil II dieses Buches.

Das Leben genießen

Auf dem Weg zur Heilung können Ihnen einige ernst zu nehmende Schwierigkeiten begegnen, die nahelegen, daß Sie sich eine verläßliche Reisebegleitung als Beistand organisieren. Darüber soll aber nicht vergessen werden, daß diese Reise auch eine Vielfalt angenehmer Überraschungen für Sie bereithält, die einen Ausgleich für all die Unannehmlichkeiten schaffen. Je klarer und konsequenter die Grenzsetzungen und je offener die Kontakte in der Familie mit der Zeit werden, desto weniger Macht hat die Eßstörung über die allgemeine Stimmung. Sie werden feststellen, daß es auch ein Leben neben der Eßstörung geben kann. Erlöst von der ängstlichen Konzentration auf die Bulimie können Sie (wieder) Spaß miteinander haben, neue Dinge ausprobieren und alte Interessen und Gemeinsamkeiten wiederentdecken. Sie verlieren das Trugbild einer perfekten Familie und gewinnen dafür Lebendigkeit und Echtheit, zu der Tränen und Streit genauso gehören wie Lachen und Harmonie. Es gibt also allen Grund, die Reise optimistisch zu beginnen.

Ich wünsche Ihnen viel Glück auf diesem Weg und hoffe, daß dieses Buch Stoff für viele anregende Gespräche liefern wird!

Anhang

Adressen

Selbsthilfegruppen und Beratungsstellen

Die im folgenden genannten Selbsthilfegruppen und Beratungsstellen bieten Kontakte, Informationen und Beratung für Personen mit Eßstörungen und Angehörige. Sie vermitteln Ihnen Adressen von bestehenden Selbsthilfegruppen oder unterstützen Sie bei der Neugründung.

Falls sich keine dieser Stellen in Ihrer Nähe befindet, können Sie sich an die nächstgelegene Frauenberatungsstelle, psychosoziale Beratungsstelle oder Suchtberatungsstelle wenden oder die ANAD (Adresse siehe unten) anschreiben.

Dort nennt man Ihnen Anschriften von Beratungsstellen, Selbsthilfegruppen und Psychotherapeuten in Ihrer Umgebung, die Erfahrungen mit der Behandlung von gestörtem Eßverhalten haben. Außerdem werden Adressen von Selbsthilfeverbänden vermittelt, die Ihnen bei der Gründung einer Selbsthilfegruppe helfen.

Dick & Dünn e. V.
Beratung bei Eßstörungen
Innsbrucker Str. 42
10825 Berlin
Tel.: 0 30/7 82 25 77

Die Waage e. V.
Schopstr. 1
20255 Hamburg
Tel.: 0 40/4 91 49 41

KABERA
Beratungsstelle bei
Eßstörungen e. V.
Kölnische Str. 22
34117 Kassel
Tel.: 05 61/78 05 05

Dick & Dünn e. V.
Beratung bei Eßstörungen
Ruth Dahm
Carl-Mosters-Platz 4
40477 Düsseldorf
Tel.: 02 11/39 72 00

Frankfurter Zentrum für
Eßstörungen e. V.
Hansaallee 18
60322 Frankfurt/M.
Tel.: 0 69/55 01 76

Therapiezentrum für
Eßstörungen
Markstr. 15 II
70372 Stuttgart
Tel.: 07 11/56 98 56

Cinderella e. V.
Aktionskreis Eß- und
Magersucht
Westendstr. 35
80339 München
Tel.: 0 89/5 02 12 12

ANAD
Anorexia – Bulimia e. V.
Ungererstr. 32
80802 München
Tel.: 0 89/33 38 77

Kliniken

Klinikum für Rehabilitation
Klinik Flachsheide
– Station für Eßgestörte –
Forsthausweg 1 c
32105 Bad Salzuflen
Tel.: 0 52 22/39 80

Klinik am Korso
Fachzentrum für gestörtes
Eßverhalten
Ostkorso 4
32545 Bad Oeynhausen
Tel.: 0 57 31/18 10

Paracelsus-Wittekindsklinik
Klinik für psychosomatische
Medizin
– Eßstörungsstation –
Am Mahnmal 5
49152 Bad Essen
Tel.: 0 54 72 / 40 60

Psychosomatische Fachklinik
Bad Dürkheim
Kurbrunnenstr. 12
67098 Bad Dürkheim
Tel.: 0 63 22 / 93 40

Baar Klinik
Fachklinik für
Verhaltensmedizin und
Psychosomatik
Alte Wolterdinger Str. 68
78166 Donaueschingen
Tel.: 07 71 / 85 11

Psychosomatische Fachklinik
Windach
Fachklinik für
Verhaltenstherapie
– Eßstörungsstation –
Schützenstr. 16
86949 Windach
Tel.: 0 81 / 9 37 20

Berus-Klinik
Zentrum für
Psychosomatik und
Verhaltensmedizin
Orannastr. 55
66802 Überherrn
Tel.: 0 68 36 / 3 90

Psychotherapeutische Klinik
– Eßstörungsabteilung –
Christian-Belser-Str. 79
70597 Stuttgart (Sonnenberg)
Tel.: 07 11 / 6 78 10

Medizinisch-Psychosomatische
Klinik Roseneck
Am Roseneck 6
83209 Prien
Tel.: 0 52 81 / 61 90

Literatur

Eßstörungen allgemein

Aliabadi, Christiane / Wolfgang Lehnig: Wenn Essen zur Sucht wird. Ursachen, Erscheinungsformen und Therapie von Eßstörungen. Berg.-Gladbach 1988 (Bastei-Lübbe)

Bruch, Hilde: Eßstörung. Zur Psychologie und Therapie von Übergewicht und Magersucht. Frankfurt/M. 1991 (Fischer Tb)

Frauen lernen Leben e. V.: Die unerträgliche Schwere des weiblichen Seins. 1991. Frauen lernen Leben e. V., Hansemannstr. 43, 50823 Köln

Grauer, Angelika / Peter F. Schlottke: Muß der Speck weg? Der Kampf ums Idealgewicht im Wandel der Schönheitsideale. München 1987 dtv)

Ihnen, G.: Wenn ich erst richtig schlank bin. 1990. Dick & Dünn, Innsbrucker Str. 25, 10825 Berlin

Lawrence, Marilyn (Hg.): Satt aber hungrig. Frauen und Eßstörungen. Reinbek 1989 (Rowohlt Tb)

Mader, Petra / Beate Ness (Hg.): Bewältigung gestörten Eßverhaltens. Hamburg 1987 (Neuland Verlagsgesellschaft)

Mader, Petra: Gestörtes Eßverhalten. Adipositas – Bulimia nervosa – Anorexia nervosa – latente Adipositas. Hamburg 1991 (Neuland Verlagsgesellschaft)

Orbach, Susie: Anti-Diätbuch. Über die Psychologie der Dickleibigkeit, die Ursachen von Eßsucht. München 1991 (Frauenoffensive)

Orbach, Susie: Anti-Diätbuch II. Eine praktische Anleitung zur Überwindung von Eßsucht. München o.J. (Frauenoffensive)

Roth, Geneen: Essen als Ersatz. Wie man den Teufelskreis durchbricht. Reinbek 1989 (Rowohlt Tb)

Bulimie

Dana, Mira/Marilyn Lawrence: Die verschwiegene Krankheit. Bulimie. Warum Frauen zwanghaft essen. München 1990 (Heyne)

Focks, Petra/Gabriele Trück: Maskerade der Weiblichkeit. Eß-Brechsucht. Gratwanderung zwischen Anpassung und Verweigerung. Pfaffenhofen 1990 (Centaurus)

Göckel, Renate: Eßsucht oder die Scheu vor dem Leben. Eine exemplarische Therapie. Reinbek 1988 (Rowohlt Tb)

Göckel, Renate: Endlich frei vom Eßzwang. Stuttgart 1992 (Kreuz)

Habermas, Tilman: Heißhunger. Historische Bedingungen der Bulimie nervosa. Frankfurt/M. 1989 (Fischer Tb)

Kloth, Birgit: Zum Kotzen. Tübingen 1991 (Attempto)

Langsdorff, Maja: Die heimliche Sucht, unheimlich zu essen. Frankfurt/M. 1985 (Fischer Tb)

Plagwitz, Angelika Maria: Sucht und Sehnsüchte. Ein Erfahrungsbericht zur Bulimie. Köln 1990 (Deutscher Ärzte-Verlag)

Bulimie/Magersucht

Boskind-White, Marlene/William C. White: Bulimarexie. Ein Ratgeber zur Überwindung von Freß- und Magersucht. München 1991 (Droemer Knaur Tb)

Constam, Dorette: Befreiung aus dem Hungerturm. Hilfe für Magersüchtige. Wuppertal 1991 (Blaukreuz)

Erpen, Heinrich: Die Sucht, mager zu sein. Der Kampf mit dem eigenen Körper. Stuttgart 1990 (Kreuz)

Klessmann, Edda/Horst-Alfred Klessmann: Heiliges Fasten, heilloses Fressen. Die Angst der Magersüchtigen vor dem Mittelmaß. Göttingen 1990 (Hans Huber)

Lawrence, Marilyn: Ich stimme nicht. Identitätskrise und Magersucht. Reinbek 1986 (Rowohlt Tb)

Weber, Gunthard / Helm Stierlin: In Liebe entzweit. Ein systemischer Ansatz zum Verständnis und zur Behandlung der Magersuchtsfamilie. Reinbek 1991 (Rowohlt Tb)

Wolfrum, Christine / Heike Popenfuss: Thema Kinder. Wenn die Seele nicht satt wird. Wege aus Bulimie und Magersucht. Düsseldorf 1993 (Patmos)

Bewertung von Schlankheitsmitteln

Stiftung Warentest (12/88): Sonderheft Arzneimittel. Abführmittel – Das Geschäft mit der Ungeduld. Stiftung Warentest, Lützowplatz 11–13, 10785 Berlin.
Stiftung Warentest (12/88): Sonderheft Arzneimittel. Appetithemmer – Krücken mit Tücken. Stiftung Warentest, Lützowplatz 11–13, 10785 Berlin.
Stiftung Warentest (3/93): Schlankheitsmittel – Hungerbremsen ohne Biß. Stiftung Warentest, Lützowplatz 11–13, 10785 Berlin.

Sucht

Battegay, Raymond: Die Hungerkrankheiten. Unersättlichkeit als krankhaftes Phänomen. Frankfurt/M. 1987 (Fischer Tb)
Gross, Werner: Hinter jeder Sucht ist eine Sehnsucht. Hilfen für den Umgang mit unseren Alltagsdrogen. Freiburg 1985 (Herder)
Gross, Werner: Sucht ohne Drogen. Arbeiten, Spielen, Essen, Lieben... Frankfurt/M. 1990 (Fischer Tb)
Gross, Werner: Was ist das Süchtige an der Sucht? Hamburg 1992 (Neuland Verlagsgesellschaft)
Merfert-Diete, Christa/Roswitha Soltau (Hg.): Frauen und Sucht. Die alltägliche Verstrickung in Abhängigkeit. Reinbek 1984 (Rowohlt Tb)
Woodman, Marion: Heilung und Erfüllung durch die große Mutter. Eine psychologische Studie über den Zwang zur Perfektion und andere Suchtprobleme als Folgen ungelebter Weiblichkeit. Interlaken 1987 (Ansata)

Weibliche Sozialisation

Brownmiller, Susan: Weiblichkeit. Frankfurt/M. 1987 (Fischer Tb)
Dowling, Colette: Der Cinderella-Komplex. Die heimliche Angst der Frauen vor der Unabhängigkeit. Frankfurt/M. 1984 (Fischer Tb)
Dowling, Colette: Perfekte Frauen. Die Flucht in die Selbstdarstellung. Frankfurt/M. 1989 (S. Fischer)
Psychologie heute (Hg.): Frauen. Thema Schönheit. Sonderband Heft 4. Weinheim 1992 (Beltz)
Scheu, Ursula: Wir werden nicht als Mädchen geboren, wir werden dazu gemacht. Zur frühkindlichen Erziehung in unserer Gesellschaft. Frankfurt/M. 1977 (Fischer Tb)

Wardetzki, Bärbel: Weiblicher Narzißmus. Der Hunger nach Anerkennung. München 1991 (Kösel)

Wolf, Naomi: Der Mythos Schönheit. Reinbek 1993 (Rowohlt Tb)

Körper

Dethlefsen, Thorwald/Rüdiger Dahlke: Krankheit als Weg. Deutung und Be-Deutung der Krankheitsbilder. München 1990 (Goldmann Tb)

Dychtwald, Ken: Körperbewußtsein. Eine Synthese der östlichen und westlichen Wege zur Selbst-Wahrnehmung, Gesundheit und persönlichem Wachstum. Essen 1981 (Synthesis)

Minker, Margaret: Mit eigenen Augen sehen. Selbstliebe lernen. Körpergefühl verbessern. Ein Handbuch für Frauen. München 1989 (Mosaik)

Psychologie heute (Hg.): Die Körper, die wir sind. Mit Leib und Seele leben. Sonderband. Weinheim 1985 (Beltz)

Siems, Martin: Dein Körper weiß die Antwort. Focusing als Methode der Selbsterfahrung. Eine praktische Anleitung. Reinbek 1986 (Rowohlt Tb)

Sexueller Mißbrauch

Maltz, Wendy: Sexual Healing. Ein sexuelles Trauma überwinden. Reinbek 1993 (Rowohlt Tb)

Merz, Helene: Die verborgene Wirklichkeit. Geschichte einer Verstörung. Frankfurt/M. 1988 (Fischer Tb)

Steinhage, Rosemarie: Sexueller Mißbrauch an Mädchen. Ein Handbuch für Beratung und Therapie. Reinbek 1989 (Rowohlt Tb)

Steinhage, Rosemarie: Sexuelle Gewalt. Kinderzeichnungen als Signal. Reinbek 1992 (Rowohlt Tb)

Familie

Ashner, Laurie/Mitch Meyerson: Wenn Eltern zu sehr lieben. Reinbek 1993 (Rowohlt Tb)

Gordon, Thomas: Familienkonferenz. Die Lösung von Konflikten zwischen Eltern und Kind. München 1989 (Heyne Tb)

Gordon, Thomas: Familienkonferenz in der Praxis. Wie Konflikte mit Kindern gelöst werden. München 1989 (Heyne Tb)

Richter, Horst-Eberhard: Patient Familie. Entstehung, Struktur und Therapie von Konflikten in Ehe und Familie. Reinbek 1972 (Rowohlt Tb)

Mutter – Tochter

Franck, Barbara: Ich schau in den Spiegel und sehe meine Mutter. Gesprächsprotokolle mit Töchtern. München 1986 (Goldmann Tb)

French, Marilyn: Tochter ihrer Mutter. Roman. Reinbek 1988 (Rowohlt Tb)

Friday, Nancy: Wie meine Mutter. Frankfurt/M. 1990 (Fischer Tb)

Hammer, Signe: Töchter und Mütter. Über die Schwierigkeiten einer Beziehung. Frankfurt/M. 1977 (Fischer Tb)

Vater – Tochter

Kuckuck, Anke/Heide Wohlers (Hg.): Lebenslänglich Vaters Tochter – Ausbrüche. Reinbek 1994 (Rowohlt Tb)

Leonard, Linda: Töchter und Väter. Heilung einer verletzten Beziehung. Frankfurt/M. 1990 (Fischer Tb)

Steinbrecher, Sigrid: Die Vaterfalle. Die Macht der Väter über die Gefühle der Töchter. Reinbek 1992 (Rowohlt Tb)

Konflikte in Liebe und Partnerschaft

Bach, George R./Peter Wyden: Streiten verbindet. Spielregeln für Liebe und Ehe. Frankfurt/M. 1992 (Fischer Tb)

Lerner, Harriet Goldhor: Wohin mit meiner Wut? Neue Beziehungsmuster für Frauen. Frankfurt/M. 1990 (Fischer Tb)

Norwood, Robin: Wenn Frauen zu sehr lieben. Die heimliche Sucht gebraucht zu werden. Reinbek 1992 (Rowohlt Tb)

Tannen, Deborah: Du kannst mich einfach nicht verstehen. Warum Männer und Frauen aneinander vorbeireden. München 1993 (Goldmann Tb)

Willi, Jürg: Die Zweierbeziehung. Spannungsursachen – Störungsmuster – Klärungsprozesse – Lösungsmodelle. Analyse des unbewußten Zusammenspiels in Partnerwahl und Paarkonflikt: das Kollusions-Konzept. Reinbek 1975 (Rowohlt Tb)

Willi, Jürg: Was hält Paare zusammen? Der Prozeß des Zusammenlebens in psycho-ökologischer Sicht. Reinbek 1993 (Rowohlt Tb)

Allgemeine Lebenshilfe

Bloom, Lynn Z. / Karen Coburn / Joan Pearlman: Die selbstsichere Frau. Anleitung zur Selbstbehauptung. Reinbek 1979 (Rowohlt Tb)

Branden, Nathaniel: Ich liebe mich auch. Selbstvertrauen lernen. Reinbek 1989 (Rowohlt Tb)

Carnegie, Dale: Freu dich des Lebens! Die Kunst, beliebt, erfolgreich und glücklich zu werden. Berg.-Gladbach 1993 (Bastei-Lübbe)

Krause, Gerhard: Positives Denken – der Weg zum Erfolg. 13 Bausteine für ein erfülltes Leben. Reinbek 1985 (Rowohlt Tb)

Kummer, Irène: Ich bin die Frau, die ich bin. Eine lebendige Beziehung zu sich und anderen finden. München 1991 (Kösel)

Schultz-Medow, Evelyn: Nehmen Sie kein Blatt vor den Mund! Ein Rede-Kurs für Frauen. Reinbek 1988 (Rowohlt Tb)

Tausch, Reinhard: Hilfen bei Streß und Belastung. Umgang mit belastenden Gefühlen. Reinbek 1993 (Rowohlt Tb)

Wagner-Link, Angelika: Aktive Entspannung und Streßbewältigung. Wirksame Methoden für Vielbeschäftigung. Stuttgart–Ehningen 1992 (Taylorix/Expert)

Therapie-/Beratungsführer

Deutsche Arbeitsgemeinschaft für Jugend- und Eheberatung e. V.: Beratungsführer. Die Beratungsstellen in Deutschland (Leistungen, Träger, Anschriften). 1990 (Merkur-Druck); erhältlich bei: Deutsche Arbeitsgemeinschaft für Jugend- und Eheberatung e. V., Münchner Str. 20, 85774 Unterföhring

Psychologie heute (Hg.): Welche Therapie? Psychotherapie heute. Weinheim 1987 (Beltz)

Schwertfeger, Bärbel / Klaus Koch: Der Therapieführer. Die wichtigsten Formen und Methoden. Ein Leitfaden. München 1989 (Heyne)

Seifert, Theodor / Angela Waiblinger (Hg.): Die 50 wichtigsten Methoden der Psychotherapie, Körpertherapie, Selbsterfahrung und des geistigen Trainings. Stuttgart 1993 (Kreuz)

Selbsthilfe

Ernst, Sheila / Lucy Goodison: Selbsthilfe Therapie. Ein Handbuch für Frauen. München 1990 (Frauenoffensive)

Gudjons, Herbert: Spielbuch Interaktionserziehung. 185 Spiele und Übungen zum Gruppentraining in Schule, Jugendarbeit und Erwachsenenbildung. Bad Heilbronn 1992 (Klinkhardt)

Moeller, Michael Lukas: Anders helfen. Selbsthilfegruppen und Fachleute arbeiten zusammen. Frankfurt/M. 1992 (Fischer Tb)

Orbach, Susie: Anti-Diätbuch II. Eine praktische Anleitung zur Überwindung von Eßsucht. München (Frauenoffensive)

Petzold, Hilarion/Ralf Schobert: Selbsthilfe und Psychosomatik. Anleitung zu wechselseitiger Hilfe. Paderborn 1991 (Junfermann)

Danksagung

Bei der Realisierung dieses Buches haben mich einige Personen auf ganz unterschiedliche Weise unterstützt. Dafür möchte ich mich herzlich bedanken!

Durch die Arbeit mit meinen Klientinnen und ihren Angehörigen konnte ich mein theoretisches Wissen mit Leben füllen. Auf der Basis dieser Erfahrungen ist das Buch entstanden.

Professor Volker Pudel hat mir ermöglicht, meinen Weg zu gehen. Ich schätze ihn als vielseitigen, ideenreichen und toleranten Menschen.

Dank auch an Joachim Pfau. Durch seine Klarheit und Unnachgiebigkeit wurden entscheidende Weichen gestellt.

Eckard Prinz, Dharna Elke Hölig, Heinrich Schüler, Margot Spörhase und Jörg Linnhoff haben mir durch ihre Freundlichkeit, ihr Interesse und ihre tatkräftige Unterstützung sehr geholfen.

Mein besonderer Dank gilt den Betroffenen, die mit mir über mein Manuskript diskutiert und mir wertvolle Anregungen gegeben haben.